上海理工大学“精品本科”系列教材

PACS:医学影像存档与通讯系统

陈兆学　主　编

郑建立　聂生东　副主编

东南大学出版社
SOUTHEAST UNIVERSITY PRESS
·南京·

图书在版编目(CIP)数据

PACS：医学影像存档与通讯系统 / 陈兆学主编. —南京：东南大学出版社，2016.8（2020.12 重印）

ISBN 978 - 7 - 5641 - 6564 - 2

Ⅰ. ①P… Ⅱ. ①陈… Ⅲ. ①数字技术-应用-医学摄影-研究 Ⅳ. ①R445

中国版本图书馆 CIP 数据核字(2016)第 129734 号

PACS：医学影像存档与通讯系统

出版发行	东南大学出版社
出 版 人	江建中
社　　址	南京市四牌楼 2 号
邮　　编	210096
网　　址	http://www.seupress.com
经　　销	全国各地新华书店
印　　刷	南京工大印务有限公司
开　　本	787 mm×1092 mm　1/16
印　　张	13
字　　数	320 千字
版　　次	2016 年 8 月第 1 版
印　　次	2020 年 12 月第 3 次印刷
书　　号	ISBN 978 - 7 - 5641 - 6564 - 2
定　　价	38.00 元

前　言

PACS是放射学、影像医学、数字化图像技术、计算机技术及通信技术交叉结合的产物，它将医学图像转化为数字形式，通过高速计算设备及通讯网络，完成对图像信息的采集、存储、管理、处理及传输等功能，使得图像资料得以有效管理和充分利用。本教材详细地介绍了PACS的基本知识和相关医学图像处理和计算机技术的最新知识，尤其对DICOM 3.0标准作了较为系统的介绍。通过本教材可使得学生对PACS系统及其相关技术有一个系统而全面的了解和把握。由于其多学科交叉和融合的特点，本教材可为学生毕业后从事医学影像设备的设计、医学信息处理平台的研制和开发打下必要的基础，同时其跨学科特点又非常有助于学生对所学各类知识的综合与消化，有助于其知识素质的提高。因此本教材可以作为影像和医学信息工程类专业本科或大专生PACS课程的基本教材，也可作为从事PACS研发和维护等专业技术人员的参考书。

作为一门跨学科的综合性很强的课程，PACS尚没有难度适中、内容繁简得当、适于医学影像技术专业本专科生培养的教材可资使用，网上能够查到的参考资料庞杂，术语翻译和表达难以统一，不利于PACS教学和相关知识的传播与交流。本教材在总结多年教学经验基础上，在上海理工大学“精品本科”系列教材建设项目资助下，综合既有相关课程教学资料，并适当补充一些最新行业相关内容基础上编写而成，具有鲜明的时代特色和良好的课程教学适用性。由于作者水平有限，本教材编写和内容组织定有不少不当和不足之处，请各位读者不吝指正。

编者

2015年12月

目 录

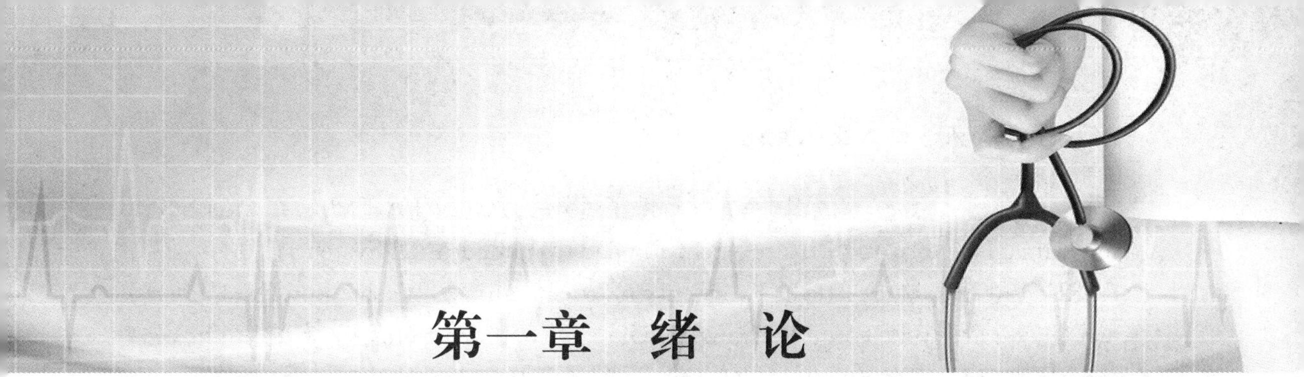

第一章 绪 论

1.1 PACS 的概念的形成、结构和分类

医学图像最早主要是以 X 线胶片的形式出现，胶片同时起着存储介质和传输介质的作用。为了提高胶片的利用价值，影像科室不得不建立各自的片库来贮存数量庞大的胶片，采取手工方式对胶片进行管理。传统手工管理方式有很多缺陷。第一，效率很低，不能满足临床需要，如果遇到急诊时就更明显。第二，资料的查询速度慢，图像复制、传递不便，无法实现图像的即时传递和检索。第三，不能对图像进行后处理，如窗宽和窗位的调整，因而质量不能满足要求的胶片往往需要重新摄影，给摄影技师和患者带来不便或经济负担。第四，保存场地需不断增加，成本较高，规模扩展和保管不易，无法有效地解决胶片的丢失和变质问题。第五，无法实现远程医疗（Telemedicine）。数字成像技术和计算机技术在放射学领域的广泛应用和发展产生了大量的新的医学影像成像技术，如计算机断层扫描（Computed Tomography，CT）、核磁共振（Magnetic Resonance Imaging，MRI）、心血管造影（X-Ray Angiography，XA）、超声波扫描（Ultrasound，US）、正电子发射断层成像（Positron Emission Tomography，PET）、单光子发射计算机断层成像（Single-Photon Emission Computed Tomography，SPECT）、计算机 X 射线成像（Computed Radiography，CR）、数字化 X 射线成像（Digital Radiography，DR）等，使得临床医学图像的数量剧增，传统用简单胶片管理医学图像的方式显然已不适用。计算机网络技术带来的信息资源共享促使放射科和整个医院向无胶片化（Filmless）方向迈进，现在医学图像以数字形式保存在服务器上，医师可在诊断工作站上查看医学图像，取代了原有的胶片阅片，大大提高了诊断效率和医疗服务的水平。

随着数字化技术在放射医学中的应用，有关专家和学者提出了一系列相应的概念，如美国 Dr. Paul Capp 在 20 世纪 70 年代提出了“数字放射学”（Digital Radiology）的概念，德国柏林技术大学的 Heinz U. Lemke 教授在 1979 年提出了数字图像通信和显示的概念，而美国 Ohio 大学的 Judith M. S. Prewitt 在 1981 年首次提出了 PACS（Picture Archiving and Communication System）的概念。1982 年 1 月，SPIE（Society of Photo-optical Instrumentation Engineers）在美国加州 Newport Beach 召开了第一届 PACS 国际会议，标志着 PACS 概念在学术界的正式形成。此后，这项会议与医学成像会议（Medical Imaging Conference）合并，每年 2 月在美国南加州举行。在日本，1982 年 7 月，JAMIT（Japan Association of Medical Imaging Technology）举办了第一次国际讨论会，这项会议与医学成像技术会议（Medical Imaging Technology Meeting）合并后，每年举办一次。在欧洲，自 1983 年以来，Euro PACS 组织每年都举办会议讨论和交流 PACS 有关问题。在美国，最早的与 PACS 相关的研究计划是 1983 年由美国军方赞助的一个远程放射学研究计划。1985年，美国军方又资助了另外一项DIN/PACS(Installation Site for Digital Imaging Network/Picture Archiving and Communication System)计划，该项目由MITRE公司管理，在Seattle的University of Washington和Washington DC的Georgetown University and George Washington University Consortium具体实施，Philips医疗系统公司和AT&T参与其中。同年，美国国家癌症中心(US National Cancer Institute)资助Los Angels的University of California开始其第一个PACS相关的研究计划，该计划称为Multiple Viewing Stations for Diagnostic Radiology。1990年10月，NATO-ASI(Advanced Study Institute)在法国Evian举行了一个关于PACS的国际会议，来自17个国家的大约100名科学家参加了会议。会议总结了当时在PACS系统研究开发方面的状况，并促使美国陆军医疗司令部(US Army Medical Command)制定了另一项名为DISS(Diagnostic Imaging Support Systems)的计划，该计划的目标是在美国建立一个大规模的军用PACS系统。目前，与PACS相关的重要会议包括CAR和IMAC。CAR(Computer Assisted Radiology)是Lemke教授自1985年以来组织的年度会议。IMAC(Image Management and Communication)则自1989年以来每年举办两次，由乔治敦大学的Seong K Mun教授组织。

PACS是Picture Archiving and Communication Systems的缩写，意为影像归档和通信系统，PACS的4个字母的解释分别为：P——图像；A——图像归档；C——图像通信；S——完整的系统。在技术上，PACS是数字化信息技术、软件工程、数据库技术和网络通讯技术应用到医学领域的产物。作为主要应用在医院影像科室的系统，PACS基本的任务就是把日常产生的各种医学影像(包括核磁共振、CT、超声、各种X光机、各种红外仪、显微镜等设备产生的图像或视频)通过各种接口(模拟、DICOM或网络)以数字化的方式海量保存起来，当需要的时候基于一定的授权机制能够很快地调回使用，同时还有一些辅助诊断管理功能。它具有在各种影像设备间传输数据和高效组织存储各种数据的重要作用。因此，PACS是使用数字成像技术、计算机技术和网络技术对医学影像进行数字化处理的系统，是专门为图像管理而设计的包括图像存档、检索、传送、显示、处理和拷贝或打印的硬件和软件的系统。其目的是为了有效管理和利用医学图像资源。概括起来，它主要解决医学影像的采集和数字化、图像的存储和管理、数字化医学图像高速传输、图像的数字化处理和重现、医学图像信息与其他信息集成五个方面的问题。目前，PACS直观上的主要功能和应用体现在：在图像数据库存储不同成像设备产生的数字化图像(即归档)；使不同科室的使用者能够通过本身具有图像处理功能的工作站存取不同类型的图像；用数字化医学影像存档和传输标准将医院各科室临床主治医师、放射科医师和专科医师以及各种影像、医嘱和诊断报告联成一高效网络；用Web、E-mail等现代电子通讯方式来做远程诊断和专家会诊；用专业二维、三维分析软件辅助诊断；用专业医疗影像诊断报告软件撰写诊断报告等。如此，PACS可真正实现医学影像的无片化管理，在节约昂贵胶片材料的同时，可节省大宗量胶片管理所需要的地理空间。PACS可基于数字化的通讯和传输标准实现医学影像资源的共享和数字化处理，简化就医流程并方便医、教、研工作，提高诊断效率和诊断水平。通过医学影像的无损采集和传输，还可实现远程会诊，实现跨区域乃至国际间医学影像数据资源和诊疗专家资源共享。PACS彻底改变了传统的图像保存和传递方式，数字图像保存在磁盘、磁带、光盘上，占地小，成本低，保存时间长。还可利用计算机信息技术，将不同型号、类别、地点的设备产生的图像，在统一的数字图像格式标准下进行存储，使用户按需求检索、调阅，并可以在自己的终端上对图像做各种处理，辅助诊断和治疗。PACS 基于计算机信息技术可以高速、高效地检索、复制、传递图像，真正实现了医学图像信息资源和昂贵医学设备的共享以及图像的跨科室、医院、地区流动，减少了等待检查结果的时间，方便了医生检索相关图像，有利于迅速诊断和治疗，无损、高效的图像传输提高了远程会诊的质量。计算机强大的图像处理功能，可以在读片终端上对图像做各种处理，进行更细致的观察；具有更多的图像显示方式，如窗宽/窗位调节、三维重建、虚拟内窥镜、图像融合等等，提供了更多的临床诊断信息。基于专家系统还可将人类在利用医学图像诊断和治疗上的知识积累转变为计算机智能软件，使医学图像诊断治疗技术走向更深的层次。

PACS 系统在物理结构上采用各种网络将不同类型的计算机连接起来，包括医学成像设备、图像采集计算机、PACS 控制器以及图像显示工作站和专用打印机以及各种专用的网关设备或软件等。PACS 的基本物理和功能结构示意如图 1.1。

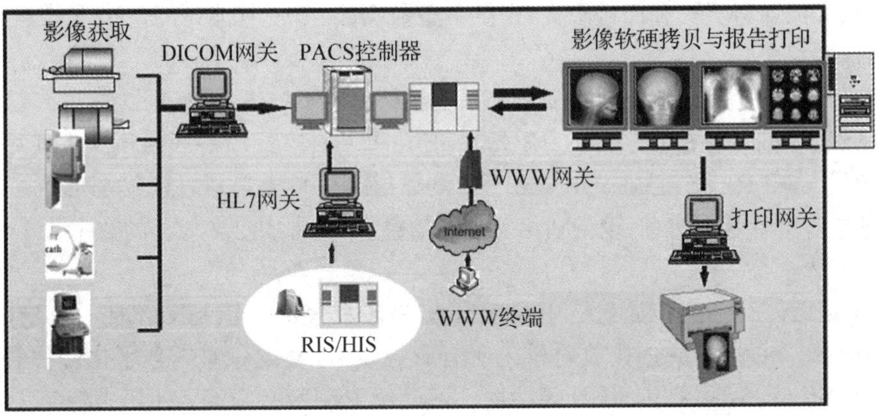

图 1.1 PACS 医学影像与传输系统

其中，影像获取(Image Acquisition)部分是 PACS 系统的基本影像来源，在 PACS 系统中具有十分重要的地位。影像采集设备包括各类断层扫描成像系统及各种射线照相技术所形成的胶片的数字化扫描采集设备以及 X 线数字成像、超声成像、内镜成像、病理切片等采集医学图像的设备。

影像采集系统的主要功能有以下几点：①从各成像设备采集影像数据；②对采集到的所有不符合影像存档与传输标准的数据，进行格式转换；③将最终影像传送给 PACS 控制器。其中对各成像设备影像数据的采集方式视具体成像设备而定，成像设备决定了图像的获取形式及最终的图像质量。一般数字化医学图像获取有两种方式：直接获取数字图像及模拟影像的数字化。直接获取数字图像包括直接获取数字图像文件和利用数字视频获取方法直接从图像显示系统捕获数字化数据。模拟影像的数字化则包括固定胶片扫描(激光扫描)、移动胶片扫描和电视图像的数字化。

PACS 中信息和数据可以从图像采集工作站、WWW 终端、医院信息系统(HIS)和放射科信息系统(RIS)等送往 PACS 控制器。PACS 控制器是 PACS 系统的核心，它主要包括数据流控制器、数据库服务器和存储管理系统等三大部分。与 PACS 系统进行信息交互的各类网关可以将遵循非标准协议格式的 PACS 数据转换为 PACS 标准协议格式，在数据交换中起着重要的辅助作用，它们包括 DICOM/HL7 网关、WEB 网关、DICOM 网关、打印网关等。

影像软硬拷贝与报告打印部分主要包括各种影像工作站和专用打印机系统，它主要负责显示或打印患者的各种影像，供医生进行观察和诊断，同时它还要具有足够的图像处理能力和结构化报告生成功能，为医生对病情进行诊断提供辅助手段。如在影像工作站上的软件应能满足医生最常用的使用功能，如图像缩放、图像变换及滤波、图像分析、开窗、漫游、剪影、区域处理、边缘增强、细化与检测、着色、生成和操纵三维图像等，具体业务包括影像减影、三维重建、仿真内窥镜显示、骨密度测定、图像融合、三维手术模拟以及手术计划显示等。软硬拷贝影像工作站根据应用的不同可分为 5 类，包括用于影像采集的工作站、用于影像诊断的工作站(高分辨率监视器 2.5 K×2 K)、用于相关医生和会诊系统的工作站(中分辨率监视器 1 K×1 K)、临床医生桌面工作站以及高分辨率硬拷贝打印工作站。

PACS 功能的正常实施离不开计算机网络的支持。计算机网络的一个基本功能是为最终用户(如放射科大夫和门诊医生)提供一条数据路径，使其能访问位于不同地方的信息(如图像和报告)。

着眼于不同的系统目标、应用需求和系统结构可对 PACS 作如下分类：

设备级 PACS：纯图像的 mini PACS，一般在单一科室或单一影像模式下使用的，比如说超声波 mini PACS、心脏 mini PACS (大都指的是心导管)和核医学 PET 等。mini PACS 只包含患者基本信息、设备和相关位图信息等，尚未满足影像科的数字化工作流程管理的需要。

部门级 PACS：一般指放射科用的 PACS，一般只包括 CT、MRI、CR/DR，有时包括普通超声波影像设备。它连接放射科内所有影像设备，实现科室内数字化影像管理，具有患者信息登录、预约、查询、统计等功能。部门级 PACS 必须涵盖 RIS 功能，以放射科室为主，兼顾其他影像科室。

全院级 PACS：也称为 Full PACS 或企业级 PACS，支持的模式包括五大类：CT、MR、超声波、核医学与正电子以及所有 X 光类 (如胸、普通、乳腺、DSA、骨质等等)。在国内和亚洲一些地区，全院级 PACS 还可能包括各种内窥镜、显微镜、心电图等。它涉及放射科、超声科、内镜室、病理科、导管室、核医学科等相关影像科室，必须和医院 HIS 系统融合。

区域级 PACS：主要用于医疗机构间共享资源，发展异地诊断和远程会诊。区域级 PACS 对 PACS 的体系结构、数据传输与存储特别是安全认证、授权等方面提出了新的要求。

1.2　PACS 的发展历史

从 PACS 的技术发展历史来看，可分为三个阶段：20 世纪 80 年代中期到 90 年代中期的孕育与初级发展阶段；90 年代中期到 20 世纪末的发展与成熟阶段；20 世纪末到现在的升级和集成、完善阶段。

第一阶段中，计算机自身性能有限，CPU 主频仅几十兆，内存只有 64 兆字节左右，而且价格昂贵。相关研究主要集中在如何用有限的计算机资源处理大容量的数字图像，如用各种算法优化、硬件加速等。而显示技术也不能保证图像显示质量的一致性。由于缺乏统一的标准，不同设备中的图像难以交换。故这一时期的PACS系统以单机为主，速度慢，功能单一，基本上没有RIS (Radiology Information System)，显示质量不高，PACS显然不能满足临床的需要。人们普遍认为不可能用软拷贝代替胶片，对PACS应用认可度不高。当时大多数系统是小型PACS，主要是将放射科的一些影像设备进行连接，以胶片的数字化为首要目标，实现医学影像的传输、管理和显示。这一时期PACS的典型特点是"用户寻找数据(Users Find the Data)"。即当数据进入PACS后，用户必须亲自给出查询条件，并在PACS中查询相应的图像及其相关数据。这种模式需要大量的人工参与和对PACS工作流的手动干预，才能充分发挥PACS的效能。

第二阶段，随着计算机技术、网络技术的发展，特别是PC机性能的大大提高，PACS用户终端的速度和性能加强了。而显示技术的发展和显示质量控制软件的出现，使图像显示质量基本达到读片要求，PACS的诊断价值开始得到临床的认可。在诊断报告和信息保存等需求的推动下，RIS系统出现。各种医学影像设备在临床的应用使得人们开始关注工作流的问题，即在检查登记、图像获取、存储、分发、诊断等步骤中PACS如何与RIS沟通，提高工作效率。随着DICOM 3.0标准的逐渐形成，自1995年以来，商用的PACS系统相继问世，突出表现在以实现整个医院所有影像网络为目标的Full PACS系统上。它逐步将各类非放射科影像，如超声、病理乃至心电等纳入PACS范围之内；开始同HIS、RIS等其他医疗系统相互共享信息；进一步提高了读片诊断的效率，并方便了临床其他科室的应用。这一阶段PACS的典型特点是"数据寻找设备(Data Find the Devices)"。由于在这类PACS中引入了"自动路由(Auto-Routing)"、"数据预取(Data Prefetching)"等概念，进入PACS中的数据可根据用户预先设定的规则及来自外部系统(如HIS/RIS)的信息，将图像自动送到指定的设备。

在20世纪末到目前的第三阶段中，DICOM 3.0标准已经被广泛接受，PACS、RIS开始与HIS全面整合，并被用于远程诊断。随着显示质量控制软件技术的进一步发展以及新的显示设备的出现，在技术上已经完全淡化了温度、寿命对显示器显示质量的影响。在PACS系统中也引进了大量临床专用软件用于辅助诊断和治疗。医院无胶片化的进程的进一步深化，也进一步迫使人们开始花大量精力研究PACS系统的安全性。PACS系统和RIS、HIS等其他系统的集成与融合趋势越来越明显，相互间的界限逐步变得模糊，并开始在工作流程上进一步整合，更强调整体化的医疗保健解决方案，注重资源的充分共享和流程运作的一体化。另外，不同地域的PACS也开始尝试互相连接，以在更大的区域范围内共享医疗信息，实现真正意义上的远程会诊。现在的PACS产品开始具备"信息和影像寻找用户(Information and Images Find the User)"的典型特点。在这类PACS中，数据可依据用户预先设定的规则和来自外部系统的信息，将图像及其相关数据自动送到指定的设备并分配给具体的用户。这代PACS需要与外部系统(如HIS/RIS)进行紧密的集成才能够实现，无疑这种模式能够实现PACS工作流的自动化。

总之，PACS从20世纪80年代初开始孕育并发展。但是在随后大约十年的时间内，由于医学影像数据量庞大，原则上需要大容量的存储设备、高性能的显示设备及高速的计算机网络，因此，当时建立一个PACS系统费用非常昂贵。同时在技术上各厂商的医学图像设备输出的图像格式不统一，难以实现影像数据的有效共享，使PACS的发展受到经济上、技术上等多方面的制约。在这样情况下，PACS 没有也不可能被广泛地实用化。随着 90 年代计算机图形工作站的产生和网络通讯技术的发展，有关图像和通讯的标准如 DICOM 标准也被相应制定并完善，PACS 在技术上已经基本没有障碍，在经济上 PACS 也处于能被较多医院接受的水平上，PACS 因此进入了相对成熟期，开始走出实验室，逐渐地被商业化和产品化。目前随着 DICOM 3.0 标准的广泛接受和普及，PACS、RIS 开始与 HIS 全面整合，并被用于远程诊断系统，PACS 的发展与应用已经进入普及和成熟阶段。

1.3 PACS 有关的信息系统、协议与规范

许多医院都在努力设计自己的计算机信息系统，这些系统通常用于存放与检索病人的文本和图像信息，而这些信息散布于各个信息系统中，典型的包括医院信息系统（Hospital Information System，HIS）、放射科信息系统（Radiology Information System，RIS）及图像归档和通信系统（PACS）等。

医院信息系统的概念早在 20 世纪 60 年代就已出现，开始提出 HIS 概念的时候，存在着种种技术上的原因，而 HIS 提出的目的就是基于计算机技术将数据和功能集中起来考虑，从而增加医院效率。作为一个计算机化管理系统，HIS 的主要作用如下：支持医院医疗和病人检查治疗等有关的工作；处理医院的一些常规经济工作（如交费、财务等）；评估医院的运营和花销状况。通常实现的 HIS 系统只是传输字符数据，而实际上 HIS 可掌握某些特殊类型的数据，如心电图检查的波形结果等。近年来，在医疗保险制度改革的促进下，国内 HIS 迅速普及，HIS 已经成为医院正常经营的必备条件。目前国内面向管理的 HIS 已经十分成熟，HIS 的流程已基本稳定，基本管理模型也已经稳定成型，这是导致 HIS 快速发展的重要基础。在人、财、物、技管理的基础上，一些医院正在探索扩大应用范围，提高应用深度，如开发门诊信息系统、病房电子病历系统、手术室系统等。

放射科信息系统（RIS）用于支持放射科的诊断与信息管理。它统管放射科的患者信息以及收费情况、检查过程描述以及时间设定、诊断报告、患者来访时间安排、胶片存放及检查室的时间安排，旨在减少管理的开支，改善放射科检查的质量。

RIS 与 HIS 彼此既相互独立，又有一定的联系，很多 RIS 是作为 HIS 中多个子系统之一而存在的。HIS 里面存的主要是病人和医院各项管理的文字资料。RIS 主要负责病人预约、放射设备、放射有关医师医嘱、放射报告等管理。具体说来，RIS 的主要功能包括：患者登记；预约时间；诊断报告；处理患者图片夹的记录；管理患者、检查以及检查资源的状态；创建、格式化以及存储诊断报告和数字签名；追踪图片夹；维护实施的收费信息；进行文档与统计的分析。需要强调指出的是，和 PACS 系统不同，RIS 很大程度上是要和医院的管理流程相一致的，其目的主要就是为了减轻放射科的管理工作，改善影像检查结果的传送质量。因 RIS 主要管理的是放射科病人的病历和交费信息、拍片过程描述、诊断报告发送、病人检查次序安排等工作，故应该针对具体医院的情况量身订做，并且最好由 HIS 和 PACS 的厂商合作开发。在大多数情况下，RIS 是独立运行的，在必要时和 HIS 与 PACS 进行相关数据交换。如 HIS 里面的病人基本资料要自动传给 RIS，RIS 里面的病人和检验资料要传给 PACS，RIS/PACS 里的影像报告结果要传回给 HIS 等等。

实验室信息系统(Laboratory Information System,LIS)是对于医院工作流程和病理实验室管理至关重要的程序模块集成处理系统,必要时也需要跟PACS系统互联以辅助诊断和分析,如LIS中标本模块储存标本必要的信息,需与图像配合,用以理解和解释图像信息。因此,在实验室的工作流程中也需要信息系统和成像系统之间紧密的、动态的整合与交流。

由于医院环境极其复杂,不同的专业科室有着不同的需求,单个开发商的产品难以覆盖所有专业领域,因此在一个医院里往往存在着大量异构的、自主的、分布的、来自多个开发商的成像设备、数据库、信息系统和基于知识的应用系统等,这不符合信息共享的原则。在医疗信息系统的发展中,国外很多科研机构和医疗系统开发商为了优化"信息效率",都致力于解决医疗信息系统的集成问题,提出了很多卓有成效的方案。其中特别受到关注的是DICOM和医疗数据交换标准HL7。这两者的制定和推广大大地促进了医疗信息系统间的集成。HL7即医疗第七层协议,规定了系统之间交换医疗信息的字符数据格式,它的应用领域涉及医院信息系统中病房和病人信息管理、化验室信息系统、放射科信息系统等各个方面。DICOM则规定了医学图像及其相关信息的交换方法和交换格式,可以实现各种医学图像设备、图像归档和通讯系统(PACS)以及与其他信息系统之间的图像及相关数据的交换。但在DICOM和HL7标准应用若干年后,北美放射学会(RSNA)和医疗信息和管理系统学会(HIMSS)以及医疗企业专家们发现:一些医疗信息系统如HIS、RIS和PACS等,尽管各自都遵循了对应的标准,却仍像"孤岛"一样缺乏系统之间的连接和通讯,对医疗信息集成厂商为医疗用户实施系统集成造成了很大困难。即使是标准的系统之间仍然要开发昂贵的接口,究其原因,主要在于上述标准描述的信息结构相当笼统和抽象,并缺乏对系统设计和操作所要求的具体内容的支持,即对业务流程和集成原则未作规定,无法保证互联系统间图像、数据信息的可用性、一致性和高效性。为了解决上述问题,RSNA和HIMSS对医疗信息系统的集成问题作了大量的工作,其中最为引人瞩目的是以放射学工作流程为主的医用信息系统集成(Integrating the Healthcare Enterprise,IHE)。IHE联合医疗信息系统的用户和厂商共同促进了各种系统信息的集成,在提供医疗服务的过程中,为病人和用户提供专业、高效和节省费用的服务和方法。事实上,PACS、HIS和RIS集成的技术难点在于没有统一的信息交换标准。F. J. Martens曾经论述:HIS/RIS和PACS至少在以下四个方面有所不同:处理的事务不同;对消息和数据元素的解释不同;消息的语法不同;通信协议子集不同。正是这些差异使得系统间的集成困难重重。现有的多种集成方案和技术都存在着一些缺陷,这限制了PACS、HIS、RIS系统的进一步发展。专家们发现,只有在整个医疗机构中使用一个持续的框架,才能保证各个信息系统的连接性和信息的顺畅流动。这个框架必须独立于任何厂商,才能做到在各个系统间病人资料的共享。这个框架必须将整个系统进行有效划分,才能既保持系统的灵活性又限制其复杂度。而医用信息系统集成就是专家们集体讨论后提出的框架。从近年来的应用来看,IHE的确建立了一个有效的工作流程来改善不同系统间的连接。它既以病人为核心,又充分考虑到了医疗工作者的工作习惯。

在PACS数据集成研究中,与PACS有关的还包括网络、多媒体、数据库、计算机操作系统等方面的接口标准、协议或规范,如XML、TCP/IP通讯协议、ODBC接口、SQL标准、JPEG静态图像压缩标准、MPEG系列动态图像压缩标准等。

1.4 PACS 国内外研究现状与分析

PACS 是医学信息化领域发展的中心和热点。国外的 PACS 建设起步较早,技术比较成熟。欧美发达国家与 PACS 相关的网络基础设施的建设比较早,发展速度也很快,用于图像处理和显示的专业设备一直得到重视和发展。美国在 PACS 研究和应用领域处于领导地位。欧洲和日本医学信息系统的研究也非常活跃,它们的 PACS 系统也已经比较成熟。目前已有多家厂商推出了产品化的 PACS 系统,服务于国外市场,包括 GE、SIEMENS、Kodak、PHILIPS 等。面对中国市场巨大的发展和应用潜力,大多数国外大型公司如 SIEMENS、GE 等已开发了基于中文平台的 PACS。由于开发厂商比较重视行业标准,如 HL7、DICOM 等,欧美 PACS 产品的稳定性、交互性、可靠性、准确性和安全性明显高于国内,不同系统之间数据共享、交互性较好,但多数移植于西方医院管理模式和工作流程,不完全符合中国医院的情况,而且价格昂贵,维护和管理服务费用也明显高于国内开发的系统,本地化研究尚需深入。从基本用户角度,与国内医院相比,国外医院的管理水平较高,医院的业务流程清晰,应用 PACS 的积极性较高。进入 21 世纪以来,PACS 在国外呈高速发展趋势,2001 年欧美市场增长率达 20%以上。随着网络 IT 技术的发展,在美国出现了许多医疗影像诊断与 Internet 相结合的 PACS 系统,实现了真正意义的远程会诊和无胶片化。在欧洲,PACS 与 HIS 融合,形成日趋快速拓展的医学信息网,并开发了越来越多的应用。在亚洲一些发达国家和地区,如日本、韩国以及我国的台湾地区,在政府的大力扶持之下,经过几年的发展,PACS 系统已经实用化。

在国内,PACS 从 90 年代开始呈现出蓬勃发展的势头,目前已有北京中科恒业公司、北京天健公司、上海岱嘉公司、深圳安科公司、东软股份公司等多家公司对 PACS 系统进行了研究和开发,并基本形成了自己的产品,在一些医院也进行了不同程度的实验和应用,取得了不少宝贵的经验。国内很多高校如清华大学、北京大学、浙江大学等高等院校也有为数不少的研究人员对 PACS 技术及其实现原理进行了较为深入的研究和探索,取得了不少有价值成果。从医院角度来说,近年来各类单机工作站已被大多数中小医院接受,实现了设备的数字化功能升级,显示出了一定的经济效益。但国内医院大多为公立医院,管理水平、资金实力与国外医院有较大差距。由于体制原因,国内医院在优化医院业务流程、降低损耗、提高效率等方面明显动力不足,障碍重重。随着我国加入 WTO 后,外商进入医疗市场的冲击,国内民营医院崛起,国家对现有医疗制度改革力度加大,医患纠纷中举证倒置制度的实施,越来越多的医院认识到只有加强管理,提高竞争力才能生存下去,作为改变医院落后的传统业务管理流程的信息系统如 HIS、PACS、RIS 等已成为医院的投资热点。但多数中小医院计算机应用水平还较低,基本上还处在建立医院信息管理系统阶段,真正拥有大型 PACS 的医院还很少,迫切需要符合国内医院管理模式和工作流程的 PACS 系统以及与 HIS、RIS 集成的遵循 IHE 技术框架规范的 PACS 系统。在强大需求的推动下,我国大型医院管理信息系统的开发和应用已经达到发达国家的平均水平,一些优秀的系统甚至已经接近国际先进水平。但由于国内的医疗信息系统开发商大都不太重视行业标准,国内生产的 HIS/RIS 系统非标准接口问题非常严重,不同开发商开发的系统数据共享困难,交互性差,大量的开发商在做低水平的重复劳动。而且多数 PACS 系统也没有有效的工作流程和自动化管理功能,在线信息少,响应速度慢，也不能向临床诊断提供所需的全部功能，在网络安全、保密和符合法律要求方面也不可靠。在 PACS 的研究开发方面，我国仍然尚处于起步阶段，与国外的 PACS 系统相比还有较大的差距。事实上，到目前为止，我国还没有完全制造出能够满足医学图像处理和显示的专业设备，许多核心部件和软件引擎都是靠进口。总之，在当前的环境下，我国医院 PACS 的建设过程中有如下一些问题是急切需要解决的。

(1) 图像采集：由于历史原因，目前国内医院仍然存在很多没有标准接口或没有任何接口的老设备，采集这些设备的图像并有效进行数字化存储和管理是国内 PACS 发展需关注的关键问题之一。

(2) 图像存储和传输：由于医学图像是用于诊断疾病所用，因此对图像的要求很高，同时，一所小的综合性医院一年的图像可能达到几百个吉字节，这也就给图像的保存和传输带来了问题。因此研究开发高可靠性、高效率的 PACS 存储传输系统就成了 PACS 建设的关键性问题。

(3) 与其他系统的互连：目前很多医院有医院信息系统(HIS)或放射信息系统(RIS)，但这些系统的设计比较早，基本上是按照各个厂商自己的标准设计的，也没有提供对外接口，很多情况下几乎无法解决互连问题。

(4) 现有的 PACS 产品不符合中国国情：国外的产品对硬件的要求很高，价格昂贵，系统的操作流程完全按照国外惯例制定，界面大多没有汉化，因此不太符合中国的实际情况。而很多国内产品其核心引擎基本上从国外引进，不仅软件的升级换代受到别人限制，而且整个系统的操作流程也受到了一定限制。

上述问题既是 PACS 在新世纪的发展方向，也是其真正发挥作用和效益的先决条件。目前，PACS 在我国还远没有普及，原因之一就是上述问题没有解决。研究及解决当前我国医院 PACS 系统中的一些关键性的技术问题，建立符合我国国情，符合我国医院现状，尤其是广大中小医院现实情况的 PACS 系统，是国家“金卫工程”的主要内容之一。

1.5 PACS 的经济和社会效益分析

PACS 的实施，具有巨大的经济和社会效益。

首先，PACS 提高了医学影像保存的质量，为临床和教学工作提供了更可靠的保证。在 PACS 中，影像的复制和传递变得更为容易，使得远程会诊变得实际可行。其次，PACS 提高了现代化医院管理水平。PACS 系统简化了从病人登记、诊断报告的发送等待、信息统计等工作的过程，从而提高了影像科室的工作效率，减少了人工处理这些工作的误差，是医院有效地进行规范化管理和质量控制的必备前提。第三，采用数字化影像技术，利用大容量储存管理方式永久存储医学影像，实现了无胶片化的管理，节省了大量的胶片费用。根据科学计算，光盘存储成本是胶片成本的 1/8，仅此一项每年就可以为医院节省消耗 30 万元到 60 万元(以日工作量为 30 人次计算)，同时也节省了大量的存片空间。

近几年来，PACS 系统已在欧美等国家的医院信息化管理中得到广泛应用。例如在 1997 年美国计划投资 5 亿美元为海军医院建立 PACS 系统，同时已将数字化医院作为建设目标。美国 PACS 先驱者，著名的巴尔的摩 VA 医疗中心初步实现 PACS 计划后，在不增加人员及设备的情况下，由于工作效率的提高，翌年接诊的病人上升了近7 096；奥地利维也纳 Danube 医院在 PACS 运行后，与该市同类医院相比，住院检查时间从 9～11 天/人减少为 6.9 天/人，按此推算，如我国床位数 600 张左右的大型医院平均住院日减少 2 天/人，则相当于增加 90 张床位，以每张每天收入 600 元计算（含成本），年收入可达 1 900 万元。我国台湾地区的一所 500 多张床位的小港医院分三阶段实施了 PACS 系统。第一阶段医院实现科室的数字化连网后，胶片减少了 70%，经核算，节约的胶片费用（包括冲洗设备、消耗材料、相关人员工资、利息及通货膨胀率等）相当于 5 年左右即可收回 PACS 投资。

PACS 系统的实施和建设，既增加了医院对其周边的影响力，同时也提高了医院在行业内的竞争力。临床医生在工作站上即可调阅病人的检查图像，及时获得放射科医生提供的病人的检查诊断报告书，极大缩短了患者的就医时间；复诊患者以往的影像资料也能够直接调出，极大提高了整体工作效率和服务水平。同时医院可以开展远程会诊业务，能够将更多的外地患者留在本院，使病员流失现象减少，增加了医院的经济收入和社会效益。

(1) 提高医院的社会竞争力

PACS 的引入使影像科的工作流程得到彻底改变，有调查表明，新的工作模式和阅片方式得到了广泛的接受和欢迎。应用 PACS 后，医生可以通过工作站的显示器直接进行阅片，目前 PACS 图像浏览器具备非常多的后处理功能，如可以调整图像的窗位和窗宽，可对局部进行放大等，这些功能可以帮助医生提高诊断的准确度，特别是能够调整图像的窗宽以及窗位使医生较容易分辨拍摄的骨骼、人体脏器、头发，这在一定的程度上能够减少摄片给图像质量带来的影响。数字影像对于摄影条件的宽容度是非常大的，信息量比原来的胶片方式也明显提高，因此，诊断效果要明显强于传统胶片（俗称硬拷贝）。PACS 使图像存储方便快捷、处理细致、输出清晰，使无胶片影像教学成为现实。PACS 能够将教学类图像制作成动画、电影以及 PPT（幻灯片）形式，同时能够将理论与实习互相结合，这样既能够优化教学内容，合理安排课程，又能提高对影像学的理解，还能够提高学习效率和积极性。在科研中，由于 PACS 资料容易调阅，研究者可以互相分析病情，进行研究讨论，有利于提高医疗水平。总之，PACS 的使用对医院的医疗质量、科研及教学都是极大的促进，提高了医院的社会竞争力。

(2) 提升医院的整体信誉度

PACS 的应用，优化了影像科室的工作流程，改变了传统模式的不足，建立了科学、合理的工作模式。实施 PACS 后，设立了检查登记处、取报告处和诊断中心。其工作模式如下：门诊病人在检查登记完成以后从交费的记录中选出已交费的相关信息，并制作成检查申请单记录，住院的病人在住院医生工作站处开出检查申请记录单即可完成费用的登记。在影像检查室，技师可按照计算机上显示出来的候诊队列信息来依次叫号并确认病人，通过影像设备对病人进行检查，产生的 DICOM 3.0 标准影像可以通过 PACS 系统自动传送到诊断中心的工作站上。医生能够在诊断中心专业级显示器上读片。门诊病人在检查结束以后，到取报告的地方领取检查报告以及打印出来的胶片；住院病人做完检查后可以直接返回病房，结果可由临床医师直接在医生工作站调出。依托 PACS 系统对影像科室工作流程的重组，使得病人的检查时间大为缩短，让病人在最短时间内得到准确的检查和治疗。同时门诊病人检查等待的时间减少了，住院病人住院时间缩短了，医院"以病人为中心"的服务宗旨得到具体的体现，给病人带来了经济实惠，提升了医院的整体信誉度。

（3）提升医院的知名度

PACS建设不仅给医院带来了经济效益，也使整个社会的医疗资源得到了很好的利用，特别对于地域广阔、医疗技术水平差别较大的我国，远程影像学很有意义，也非常有发展必要。通过PACS的网络建设，可以达到异地访问的目的，充分发挥大医院专家优势，能够使异地患者同样享受高水平的专家诊断，可以实现医学影像研究，使医院的知名度得以提升。

PACS系统在一定程度上提高了医院的管理水平，非常有效地改善了小城市以及边远地区欠缺专业医疗支持的现实状况，同时能够大量节省医院日常的开支，可以说是一件利院利民的事情。伴随着医疗服务的需求连续不断增长，PACS系统的优越性最终将是更有利于提高医疗质量，减少患者的等待和停留时间，进而为医院带来更多的经济效益和社会效益，为患者带来最为直接的经济实惠。

习题

1. 简述PACS的概念、结构和分类。
2. 简述PACS的三个发展阶段。
3. 列举与PACS有关的医院信息系统，并简要论述一下它们之间的关系。
4. 列举与PACS有关的标准、协议或规范。
5. 用自己的理解表述PACS的优越性及其当前发展所面临的主要问题。

第二章　PACS中医学图像表达与显示

2.1　医学成像模式的多样性及影像分辨率要求

1895年11月，伦琴发现X线，不久就用于疾病的诊断，进而形成了放射诊断学这门学科，奠定了医学影像学的基础。20世纪50年代开始应用超声进行人体检查，出现了超声成像。20世纪70年代开始又相继出现了X线计算机断层成像、核磁共振成像、单光子发射型体层成像、正电子发射型体层成像等技术，为人类提供了探察组织器官形态、结构功能信息的有效手段。医学成像模式的分类大致可归纳为如图2.1所示。

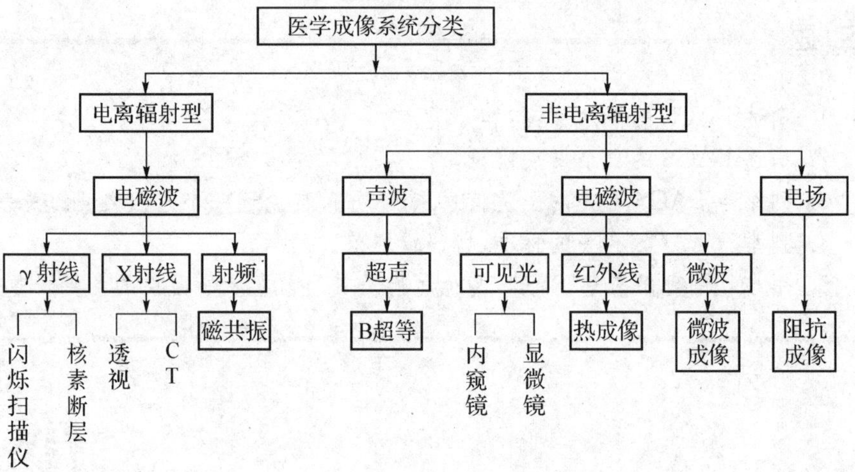

图2.1　医学成像系统分类

医学成像的基本原理主要分为以下几类：

(1) 电磁能量对人体的穿透率；

(2) 超声波穿过人体的反射率；

(3) 有选择地注入人体内的放射性药物所发射的场射线。

进而又可以粗略地将其分为两类：

(1) 基于某种形式的能量(如X射线等)与人体组织相互作用的物理过程；

(2) 基于人体生命过程中自身具有的性质或发出的某些信息(如红外线、阻抗等)。

随着电子学和计算机技术的发展，医学成像技术方面的创新也层出不穷，各种新的成像模式不断出现。众多的成像设备和成像模式对于医学图像分辨率和灰阶要求及其影像表达方式也多种多样。以感光银盐颗粒为基础的传统胶片，其像素尺寸要比阴极射线管(CRT)的电子束扫描光点细很多。事实上，普通14 in×17 in(1 in=2.54 cm)X线胸片胶片的分辨率大约为6.0 LP/mm(线对/毫米，分辨率的单位，相邻的黑白两条线可以称为一个线对)。CR(计算机放射摄影)系统 14 in×17 in 成像的像素矩阵大小为 2.0 K×2.5 K,即约 3.0 LP/mm。目前用以显示并读取 CR 图像的 CRT 高分辨率高性能图像工作站其可寻址的像素矩阵虽然为 2.0 K×2.5 K,但限于 CRT 电子束光点尺寸、显示信号的带宽以及栅扫线数等诸多因素的影响,真正可分辨的像素矩阵数要比 2.0 K×2.5 K 小许多,其分辨率大约仅达 2.5 LP/mm。因此,从 20 世纪 70 年代末开始,欧美许多国家的放射医生便着手用高分辨率图像工作站对 CRT 软拷贝读片与普通 X 线胶片读片方式进行对比研究,涉及胸部、腹部、骨骼、四肢及乳房等多个部位的放射图像。尽管迄今尚未达到完全一致,但在主要方面却取得了基本共识。表 2.1 就是目前得到广泛认可的对各种影像检查空间分辨率及灰阶深度的基本要求,各国医院多以这个要求来装备 PACS 系统。例如,韩国汉城三星医疗中心是一家拥有 1100 张床位的大型医院,已基本实现无胶片化。全院 PACS 网上有 140 台工作站分布于各科室,对以基本诊断为宗旨的放射科配备四屏幕高分辨率肖像型工作站,每屏分辨率为 2.0 K×2.0 K;各科住院病房则配备双屏幕肖像型工作站,每屏分辨率为 1.0 K×1.0 K;各门诊科室则配备普通风景型单屏幕工作站,分辨率为 1.0 K×1.0 K。美国 PACS 的先驱者,著名的巴尔的摩 VA 医疗中心则在各主要临床科室均配备双屏幕高分辨率肖像型工作站(分辨率为 2.0 K×2.0 K)。我国由于 PACS 起步晚,诊断准确性问题一直未受到放射学界的足够重视,出于经济上的考虑,不少医院采用 1280 像素×1024 像素或 1024 像素×768 像素矩阵普通监视器,这样做的风险是降低诊断精度。

表 2.1 对数字化影像检查空间分辨率与灰阶深度的基本要求

影像类型	空间分辨率(像素数)	灰阶深度(bits)
X 线胸片或 CR	至少 2048×2048	12
乳房照相	4096×4096	12
CT	512×512	12
MRI	512×512	12
B 超(冻结像)	512×512	8
血管造影(静态像)	1024×1024	8
核医学	256×256	8

目前 CR 图像的空间分辨率达到了 6.0 LP,像素矩阵至少要求 2048 像素×2500 像素,这就要求作为取代胶片成为诊断图像载体的显示器必须具有非常高的分辨率。CT 图像分辨率一般是 512 像素×512 像素,好一点的普通显示器就能满足诊断标准了,而对于 CR、DR 而言,需用 2 K×2.5 K 的竖窗才能满足诊断要求。

此外,在 1998 年的北美放射学会(RSNA)年会上,美国 Beth Isreal 医疗中心介绍了他们用 2048 bit×2560 bit×12 bit 立式肖像型(Portait)高分辨率监视器与普通 1024 bit×768 bit×8 bit 但可放大一倍的卧式风景画型(Landscape)监视器对 80 例怀疑有肺病的患者进行的对比研究。这些患者均是在 3 个月内相继来院就诊的,在 CR 上拍摄了胸片，同时也在螺旋 CT 上进行了检查，两种监视器都可调节窗宽窗位。共有 3 名放射医生分别轮流在 2 台监视器上读像诊断，记下肺部有无疾病。报告正确与否最终以 CT 报告为标准。结果每名放射医生在 1 K 监视器上都至少漏诊 1 次(尽管使用了放大功能)，而在 2 K 监视器上 3 名放射医生无一漏诊，且最终都为 CT 扫描所证实。因此，他们认为，虽然理论上 1 K 监视器放大1 倍的分辨率与 2 K 相当，但实际上，由于放大结果只是显示了图像的一部分，信噪比降低，很难避免漏诊。美国"计算机在放射学中的应用学会"(The Society for Computer Application in Radiology)建议凡以基本诊断为目的的放射科诊断工作站，其监视器应为肖像型，分辨率至少为 2 K×2 K，亮度达到 50 朗伯，数目以 2～4 台为宜。

2.2 医学图像的窗宽窗位调节

由于临床诊断的需要，医学图像需要具有较大的空间分辨率和灰阶深度，并且像素最高灰度值一般需超过 8 bit。如目前在医学临床应用中，观察气胸、肺间质或骨骼的细微裂纹，需要分辨率为 4096 像素×4096 像素，而最大灰度值为 12 bit 的医学图像；要在乳腺图像上发现微钙化点簇或对比度低的乳腺肿瘤则要求高达 6144 像素×6144 像素的分辨率和 12 bit 的灰度值。国内医院中所用的普通电脑显示器通常不能直接显示这种高精度医学图像，医学上一般采用专门用于医学图像的高分辨率数字显示器来解决高精度医学图像的显示问题。常用的医用显示器有四种分辨率：1280 像素×1024 像素、1600 像素×1200 像素、2048 像素×1536 像素和 2560 像素×2048 像素，分别对应 1 MP、2 MP、3 MP 和 5 MP。

考虑到通常使用的电脑显示器由于动态范围有限，并受到操作系统的限制，对于灰度图像所能显示的最大灰度值是 8 bit。而数字化的高精度医学图像的最大灰度值通常不低于 12 bit，利用普通的电脑显示器难以直接显示全部灰度信息。在 PACS 图像诊断过程中，在取出每一像素的值后往往要进行转换，即通过开窗显示技术，在不影响视觉效果的前提下，将高精度医学图像的较大范围内的灰度值逐段映射为普通显示器可以显示的 0～255 范围之内的灰度来显示，并通过不断地调节窗宽和窗位将所有的高精度医学图像信息逐段显示出来。该过程也被称为窗宽窗位的调节。窗宽表示图像数据的显示范围，窗位表示图像数据显示的中心值。通过设置不同的窗宽窗位，把窗口区域的图像数据线性地转换到显示器的最大显示范围内，这样就可以动态地调整窗宽和窗位，观察医学影像的全部信息。窗宽窗位调整的思路是：把窗宽窗位范围内的灰度通过线性灰度变换进行拉伸或压缩，小于窗宽的置为 0，大于窗宽的置为 255。具体计算公式如下：

$$G(V)=\begin{cases}0 & x<c-w/2\\ [x-(c-w/2)]\times g_m/w & c-w/2\leqslant x\leqslant c+w/2\\ g_m & x>c+w/2\end{cases}\tag{2-1}$$

其中，g_m 是显示器所能显示的最大值，对于一般显示器来说，g_m 取 255；c 为窗位；w 为窗宽，$G(V)$为显示器显示的值。在进行疾病诊断中医生一般会根据医学图像的类型和检查的身体部位不同去查看几种典型的窗宽、窗位。例如在 CT 图像中医生频繁使用的是骨骼($c=400, w=2\ 000$)、胸腔($c=50, w=350$)、肺部($c=-600, w=1\ 500$)、腹部($c=45, w=250$)等。

2.3 PACS和DICOM图像信息基本组织结构

在医学影像的产生过程中，病人接受检查(Study)通常可能不止一种，如CT、US、MR等多种。每项检查可能产生不止一张影像，而是一系列(Series)影像。比如一个患者到医院就诊，为了判断他的病灶，医生需要指定不同的检查(例如CT、MR、超声)，每一项检查都需要由相对应的仪器完成，但仪器产生的是一系列的影像(例如CT产生10张一组的影像，MR产生10张和20张各一组的影像)，而且必须把影像和其相关的信息关联在一起，才能在有检索需求时快速找到该病人做过的所有检查资料，如病人姓名、病历号码、检查项目、检查日期等。这些相关资料中有些也需转换成为影像的一部分，以用作调阅时的参考，客观上必须有一个标准作为影像资料储存与传输的模型，以便把所有有关的复杂信息集成起来。这涉及PACS及DICOM中图像信息的组织问题。

PACS和DICOM图像信息模型是从放射科处理图像的方式中衍生出来的，它是基于来自不同形态方式上的假设，如图2.2。图像从多种形态上被收集到患者的病历中。患者病历中的图像是以检查的类型(与图像序列有一定的关系)排序。每一种形态类型的用户对这些排序都有自己的术语，如检查、运行、扫描、切片等。当不同来源的图像数据集合到一个单一的环境中时，必须将不同来源的图像数据排序，这仅在所有图像数据依照同一个信息模型构造时才有可能。在DICOM的信息模型上主要有四个层次，分别是患者(Patient)、检查(Study)、序列(Series)和图像(Image)，这四个层次分别对应了相关类型的信息的生成阶段和不同来源。Patient中包含了该病人的所有基本资料(姓名、性别、年龄等)和医生指定的检查；在Study中包含了检查种类(CT、MR、B超)和指定检查的Series；在Series中包含检查的技术条件(毫安，FOV，层厚等)和图像Image。

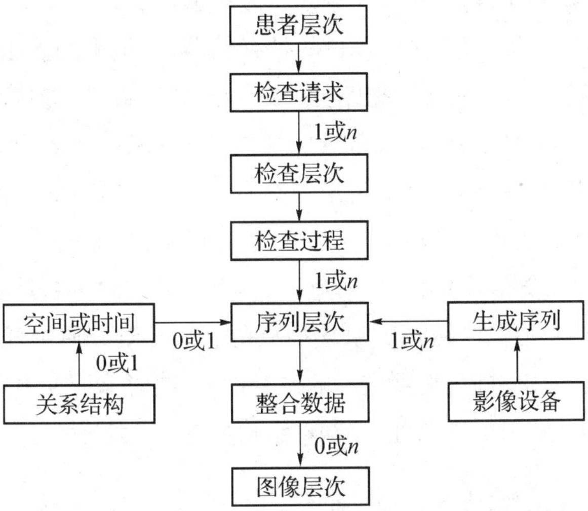

图2.2 DICOM信息模型的主体结构

下面分别予以详细介绍：

患者层次包含属于某个检查的患者标识和人口统计信息。由于一个患者可能同时存在多个检查，当所有信息层次被考虑时，患者层次是最高层次。该层信息可以直接取自医院中已有的管理信息系统，如HIS、RIS等。

检查层次是信息模型中最重要的层次。在通常的实践中使用检查层次进行单个检查请求相关信息的收集。一个检查是某个特定类型检查请求的结果。一个放射科的所有活动都围绕着对检查的正确处理。在检查层次上，保持着标识信息，并可以包含有与该检查有关的医院管理信息系统中的信息引用。一般，一个请求可能会涉及不同形态的检查过程，这导致一个或多个图像的序列的产生，具体取决于检查所定义的协议。检查作为"根"将所有图像数据收集到一起。一个患者可能由于其他或以前的检查而存在多个检查。

序列层次是在检查层次下收集了所有的图像序列。序列层次标识了生成图像的形态类型、序列生成的日期、检查类型的细节和使用的设备。序列是来自单一形态有关图像的集合。图像组合到序列中的方式取决于它们的临床用途。图像在形态上是如何获取的对分组并不重要。但是不同的属性会将图像获取过程标识，并在显示图像时表现出来。在许多情况下，图像关系是通过图像获取发生的方式定义的。当按顺序获取具有待定空间或普通的关系时，这种获取结果的图像可以组成到一个序列中。当存在于图像之间的关系不再有效时，必须重组构成新序列。

信息模型的最低层次是图像层次，每个图像包含图像获取的位置以及图像数据本身，取决于图像获取方法的类型。图像层次包含有一幅（单屏）、两幅（双屏）和在相对短的时间内收集的多幅图像（多帧图像）。多帧图像的使用避免了高层次上信息的重复，但这仅在帧间关系可以用简单方法描述时才有可能，例如时间或系统移动的增量在所有帧之间都是相等的。生成多帧图像比单帧图像更复杂，会消耗更多的资源。

在PACS所依据的DICOM标准中规定了多种通用的存储介质，如容量为230 MB、650 MB或2.3 GB等的光盘，这些大容量的外存储器，必须采用多级目录管理才能有效地使用。DICOM通过DICOMDIR文件实现医学影像存储于便携式媒体时对多级目录管理的支持。在一个存储介质上，DICOM的文件组织是按照患者、检查、序列、图像这四个层次进行的。患者、检查、序列具有目录的性质，可以根据需要选择，也可以省略，图像则是以最终的文件形式出现。DICOM介质目录描述文件，即前述DICOMDIR文件，作为一种特殊的DICOM文件，说明了整个介质上DICOM文件的层次性结构信息，在文件内部是通过子—兄节点的二叉树形式链接而成的。这样对介质中任何图像文件进行操作时，只要检索该目录文件即可得到文件的位置信息，同时DICOMDIR文件是不容许更改的，以确保影像相关资料的安全性，其基本结构如图2.3所示。

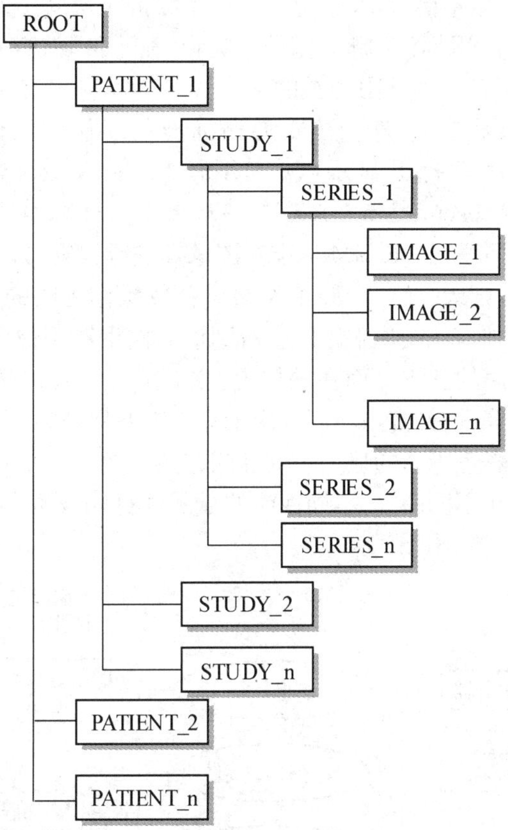

图 2.3　DICOMDIR 文件结构

DICOMDIR 文件以根目录为基础，以索引方式配置记录相关资料的实体位置，这种组织方式的优点是它与具体的文件系统的实现是独立的。操作系统中的文件子系统只要能提供基本的文件操作功能，即可实现逻辑上的患者-图像文件的层次结构，而不依赖于操作系统对多级子目录的支持。

2.4　PACS 医学图像一致性表示

医学图像是 PACS 的核心，除了图像的存储和传输外，医学图像的表示也是一个相当重要的内容，它涉及使用者对图像的最终感受，进而影响到对图像的理解和对疾病的诊断。来自医学图像的数字信号可以被精确地和有目的地测量、描述、传送和重建。然而，信号的可视化解释依靠于显示图像时所用的具不同特性的系统。因此，由相同信号产生的图像在不同的显示设备下可能会有完全不同的可视化表现。数字医学图像在显示和打印时，会出现输出的不一致性问题，而图像的准确和一致性显示则是医生诊断的重要基础。因此，在医学图像中，重要的一点是保持同一数字图像各种具体表达的一致性。例如，在一个工作站的视频监视器上显示或作为幻灯片播放，它们都应该保持一致性。如果缺乏规范，不能形成在不同设备下图像可视化表示的标准，那么极有可能出现这样一种现象：即一幅图像在某一设备下被观察时，有非常好的诊断价值；但是在另一设备上被观察时却与前者大不相同，这样就大大地减少了其诊断价值。

PACS 中图像一致性表示（Consistent Presentation of Images，CPI）基于定义标准的

对比度曲线和标准灰度显示函数,并指定一些事务维护对灰度图像的一致性显示和它们的表示状态信息(包括使用标注、栅格、翻转/旋转、显示区域、缩放等)。要求支持硬拷贝、软拷贝以及混合情况,针对不同种类的显示和硬拷贝输出使图像可以被校准。它具体包括软、硬两方面的要求:软件上要求遵循标准灰度显示函数(Gray Scale Display Function, GSDF)、灰度软拷贝显示状态(Gray Scale Softcopy Presentation Status, GSPS)和显示查找表(Presentation Look Up Table,PLUT),实现灰度影像显示和打印的一致性,即要求一方面遵循 DICOM 标准对图像等进行编码,另一方面 PACS 数据库中要对操作过程信息进行记录,保留诊断工作站对图像操作更改的历史信息,这样在必要时既能够还原到原始图像,又能让临床医生看到诊断医生对图像所作的人工处理步骤等信息,更加有利于对疾病的认识。而在硬件上,主要从显示器的选择以及胶片生成过程涉及的激光相机、胶片等进行规范,使用专用工具校准并保证显示一致性。

随着技术的发展,彩色影像的显示一致性问题也将为人们所重视。发展软拷贝显示和硬拷贝输出技术,以在不同品牌、不同性能的显示和打印设备上保证图像输出一致性,对于 PACS 系统至关重要(图 2.4)。

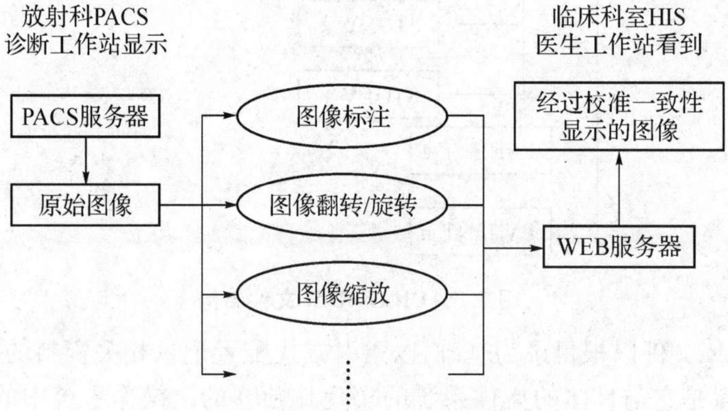

图 2.4　图像一致性表示

事实上,为了保证图像一致性就必须要充分考虑人眼视觉特性。人眼视觉特性一直是人们研究的一个热点问题,人类视觉可以分辨的灰阶数目受多种因素影响,主要包括物体的大小、物体的亮度、环境的亮度、物体周围的图像、图像噪声、眼睛适应亮度的时间、测试模式、物体结构的规则性(不规则的结构至少需要 2 倍对比度)、显示器功能(Display Display Function ,DDF)、恰能分辨的亮度差(Just Noticeable Difference,JND)等。目前基于视觉实验数据的人眼传递函数模型主要分为基于低通滤波器的指数模型和高斯模型,以及基于带通滤波器的 Barten 模型和复合模型。研究表明:总体上 Barten 模型和复合模型均与实验数据有较好的一致性,是目前适合用于描述人眼传递特性的视觉模型。其中复合模型由于考虑了更多的影响因素,模型更全面,但也更复杂;而 Barten 模型参数较简单,计算量较小,在 PACS 中正是采用该模型来保证图像一致性的。DICOM 显示系统采用数字驱动层次产生亮度和光密度的变化来表示图像。图像传输的可预测性应用,如形态、感兴趣的数值(Value of Interest,VOI)和查找表(LUT)等,都需知道显示系统的特性曲线。若将显示系统的响应函数及曲线标准化,就可使在不同的显示系统中传输图像(如在一个网络环境中)变得简单而易用。Barten 模型解释了人的视觉系统需要多少对比度来分辨物体。基于 Barten 模型,DICOM 定义了数字图像灰度值和显示亮度之间的关系，称为标准灰度显示函数。由于该模型是基于人类对于较大范围亮度的感知而产生的模型和测量标准，而并非基于任一种图像显示设备或是任一种图像格式的形态特征描述，也不依赖于用户的个人喜好，因此它很容易被其他诸如DICOM查找表之类的结构所正确地调用。实际上，DICOM的主要目标是从数学的角度为所有的图像表示系统定义一类合适的标准灰度显示函数。对于标准灰度显示函数，P值即表示值几乎是线性的与人类感知反应度相关。拥有更大亮度区域范围和(或)更高亮度的显示系统将有能力展现更多的细微差异。由于感知度是依靠图像内容和观测者的主观感觉两方面的因素而定的，因此，亮度差异对于一个观测者来讲，同样不能严格遵循感知度的绝对线性化。为了达到绝对的线性化感知度，应用时必须通过在DICOM标准中所定义的某些线性或非线性方法来调整图像的表示值，以符合用户的期望。如果没有这个已定义的显示函数，那么在网络上遇到这类基于范围更广、类型更多的显示系统的调节问题时，一切将变得很复杂，处理起来也相对困难。本质上，标准灰度显示函数是图像表示的一部分。在采用灰度显示函数之前有很多其他图像修饰的环节将设备采集数据映射为标准灰度显示函数的输入值——表达查找表(LUT)输出的P值(表示值)。如图像的获取设备将在图像产生的同时对图像作适当的调整；而其他环节将产生一些窗口或是层次来为图像的表示选择合适的动态范围。因此，定义灰度标准显示函数不仅固定了来自LUT的P值输出显示表达的单位，而且还能够用作标准化显示系统的数字驱动层次。标准灰度显示函数将P值映射为标准显示系统中的亮度的对数值。标准显示系统所产生的这个映射过程是由其独立完成的，在图像获取的DICOM模型、显示链和标准化显示系统之间的交叉地带上，用P值表示时，便趋向于设备的独立化和概念上的视觉线性化。换句话说，不管标准化显示系统的性能如何，相同的P值范围都将表现得非常相似。为了将用户数据映射为DICOM标准灰度显示函数所需的P-Value值，DICOM提供的医学图像显示转换过程如图2.5所示，需要经过Modality LUT、VOI LUT、Presentation LUT三个转换过程，最终输出的P值才是可以直接显示的图像数据。

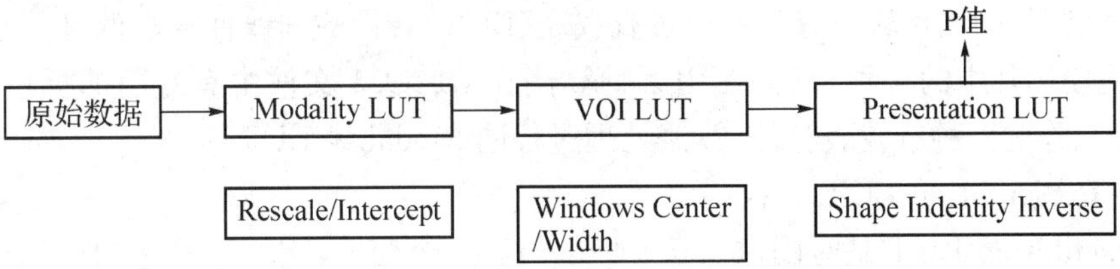

图2.5 DICOM医学图像显示转换过程

(1) Modality LUT转换

通常很难保证在一种设备上生成的图像和在其他生产厂商同类型设备上生成的图像在度量上是一致的，为此就需要将不同设备厂家产生的图像的原始数据转换到一个标准的度量空间，Modality LUT转换就是完成这个功能的。医疗设备的生产厂商都会在自己的图像中采用DICOM标准规定的格式说明如何将自己的数据转换为标准图像数据，DICOM中规定可以使用通过查找表(Look Up Table，LUT)查找和通过Rescale/Intercept转换两种方法中的一种。

查找表方法(Modality LUT)是一种非线性变换算法。一个查找表由很多数据项组成，每一个数据项为相应原始数值转换后所对应的数据值。

Rescale/Intercept 变换是一种线性变换，使用的公式是标准图像像素值＝原始图像像素值×斜率＋截距，斜率和截距在 DICOM 文件中可以读取。通过这一步转换后，图像像素就从与设备相关变成与设备无关了。

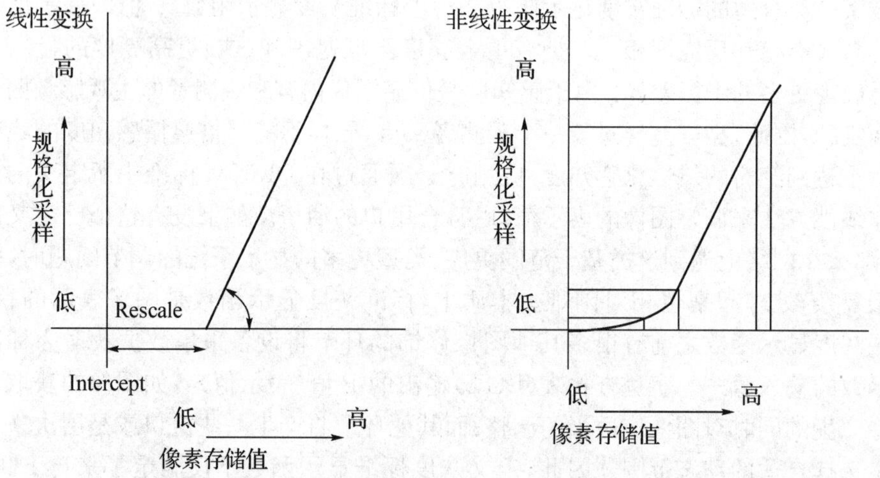

图 2.6　线性映射和非线性映射示意图

(2) VOI LUT 转换

由于医学图像数据动态范围大(像素深度通常不低于 4096 个灰度级)，一般显示器很难提供如此高的动态范围进而一次显示整幅图像的全部信息细节，在对图像的处理中一般都是先选择一个操作者感兴趣的区域，然后将该区域的图像信息映射到显示器所能显示的整个数据范围，这样就增加了该区域图像信息的对比度。这个过程在 DICOM 标准中称之为感兴趣值(Value of Interest，VOI)LUT(Look Up Table)转换。临床医生感兴趣的窗宽、窗位调节功能就是 VOI LUT 转换的一种实现。VOI LUT 转换可以使用设置窗宽、窗位的线性转换算法和通过查找表(LUT)转换的非线性算法两种算法中的一种且只能使用其中的一种，具体使用哪种算法在 DICOM 文件中有专门的标记来设置。VOI LUT 作为一种查找表算法，算法处理过程同 Modality LUT。

(3) Presentation LUT 转换

Presentation LUT 是对图像像素要做的最后一个变换，它用于特定图像的显示。这一模块参照人类视觉特征曲线非线性的特点，变换输入数据，使得转换完成后的输出值为 P 值，也可按照具体的使用环境进行必要的修正，如 Gamma 校正等。P 值和指定显示设备的特性曲线无关，是标准显示设备的输入项，因此独立于任何显示设备的特性曲线，与人眼的灰度视觉特性成正比，可直接作为已经校正的软拷贝或硬拷贝的输入。Presentation LUT 转换也有两种转换方法，一种是通过 Presentation LUT 进行转换的非线性转换方法，一种是通过 Presentation Shape 的转换方法，这两种转换方法只能使用一种。Presentation LUT 转换的过程基本与上面介绍的两种 LUT 算法相同。Presentation Shape 算法使用 INDENTITY 和 LIN OD 两者中的一个。INDENTITY 为经过 VOI LUT 转换得来的数据值，即 P-Values 值，不需要转换，一般图像的软拷贝使用这个值；LIN OD 是实现图像的硬拷贝时使用的。一般认为 P 值为图像像素值的线性映射(如果该影像文件中包含描述 LUT，则 P 值为像素值通过 LUT 后的输出值）。

显示系统的特性曲线与标准灰度显示函数的特性曲线一般说来是不同的，相关设备可能会包含合并在一起的处理方法，特别是在变换中定义的能够使设备与灰阶标准显示函数达到一致的那些方法。如上将设备数据映射到 DICOM 标准灰度显示函数所需要 P 值的一系列转换过程中，并不是所有图像都要求经过每个转换步骤，不同设备的图像可根据自身特点对流程进行适当的裁剪。DICOM 为这些显示系统的测试形式提供了实例。这些显示系统一般都有这样一个特点，即它们的性能和工作状态能够被标量，其过程与标准灰度显示函数的评价相似。但需要指出的是，由于用于临床诊断的医学图像多为灰度图像，DICOM 没有详细规定用于彩色图像的特定显示函数。

习 题

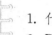

1. 什么是窗宽、窗位？
2. DICOM 图像信息的基本组织结构如何？
3. 什么是 DICOMDIR 文件？它有什么特点？
4. 简述 DICOM 图像一致性保持的特点及基本原理。

第三章　PACS中的图像压缩技术

医学图像的描述，一般采用的是位图的方式，即逐点表示出各位置上的颜色、亮度等信息。对单色图像只有亮度信息，称为灰阶(医学图像灰阶数目往往超过256)。而对彩色图像多采用的是RGB三原色的方式表示，即一个点用红、绿、蓝三个分量的值表示。一般可以用三个矩阵分别表示三个RGB分量，也可以仅用一个矩阵表示整个图像，在这种情况下，矩阵中每一点是由三个值组成的。为了保证临床诊断的准确性和可靠性，数字化医学图像的采集往往具有空间分辨率和量化精度高、数据量大的特点。医学图像分辨率的典型值为2048像素×2048像素，甚至更高，其像素深度为8～16位/像素。例如，为满足诊断要求，胸部的X光片和乳腺的X光片一般需要达到50DPI(Dot Per Inch)的空间分辨率和4096级灰阶分辨率，一幅这样的图像通常是2048×2048×12 bit的图像，CT和MRI等成像技术一般是在512像素×512像素的空间分辨率、12位灰度级下对断层扫描图像信息进行数字化采集，每次采集40帧或80帧层位片，每帧图像为512点×512点，40帧总长约20 MB，80帧长40 MB。医学影像的数据量大，CT图像一般为0.5 MB，CR图像一般为8 MB，DR图像一般为16 MB，数字化乳腺图像可达到40 MB，1例DSA的资料可达吉字节数量级。各类数字医学图像的基本容量如表3.1所示。

表3.1　各种医学图像容量

名称	一幅图像容量(像素)	每次图像数(幅)	总容量(MB)
DSA	512×512×8	15～40	4～10
MRI	256×256×12(16)	60	8
CT	512×512×12(16)	40	20
CR	2048×2048×12	2	16
数字化X光片	2048×2048×12	2	16

基于图像处理知识，图像分辨率和灰度量化级数越高，图像的质量越好。因此，提高分辨率和灰度量化等级是改善医学图像质量的有效措施，但是空间分辨率和灰度量化等级的提高将使图像数据量急剧增加。以三甲医院为例，其日图像存储增量约为15 GB，年存储增量约为5.4 TB，数据量无疑是非常巨大的。对于PACS来说，海量的图像数据不仅占据大量的内存和存储空间，而且也占据着大量的传输带宽，使得应用成本变得很高。原始医学图像占用存储量大，在传输与存储过程中效率较低。要实现医院内部甚至远程医院之间的医学图像数据的共享，都迫切要求采用有效与便捷的图像压缩方法以减少图像中的冗余信息，在不损失或少损失图像信息的情况下，达到减少图像存储所需要的字节数的目的，这对于缩短通信传输时间、减少存储空间都是十分必要的。医学图像数据的压缩编码将会带来非常显著的经济效益和社会效益，其优势主要体现在：紧缩数据的

存储容量——空间域的压缩；在现有的有限带宽上更快地传输图像——时间域的压缩。临床上医学图像常采用无损编码方式，因为它能够精确地重构原始图像，但无损图像编码的缺点是压缩比低，仅为1～4，难以满足数据量巨大的医学图像存储和传输的需要；而有损编码的压缩比可高达50，甚至更高，但有损编码可能带来伪影、假纹理、分辨率下降、环状效应等。因此，尽管高压缩比的有损图像压缩算法可以缓解网络传送带宽和存储器数据存储容量不足的限制，但由于其不可避免会使图像质量下降，不利于医生的精确诊断，还容易引起法律和医疗纠纷问题。开发适用于临床应用的高效医学图像编码算法，一直是众多专家研究的焦点。

3.1 图像压缩编码方法及分类

图像数据是高度相关的，存在大量冗余信息，在不损失图像数据有效信息的前提下去掉这些冗余信息，可以有效地压缩图像。如果不同的方法表示给定信息使用了不同的数据量，则在使用较多数据量的表示方法中必然存在无用信息，这就是数据冗余。数据冗余是图像编码中的关键概念，概括起来，数据冗余主要有以下几种形式：空间冗余、时间冗余、编码冗余、知识冗余、结构冗余和心理视觉冗余等。

①空间冗余：相邻像素之间较强的相关性带来的冗余。

②时间冗余：运动图像序列中的不同帧之间的相关性带来的冗余。

③编码冗余：每个像素使用的比特数大于图像的熵而带来的冗余。

④知识冗余：对有些图像的理解包含与某些先验知识有关的信息。

⑤结构冗余：图像中存在很强的纹理结构或自相似性。

⑥心理视觉冗余：包含对人眼不敏感的部分图像信息。

图像压缩的基本方法一般是通过改变图像的表示方式来达到的，压缩和编码是难以分开的两个概念。图3.1就是一种比较简单的医学图像编码示意图。

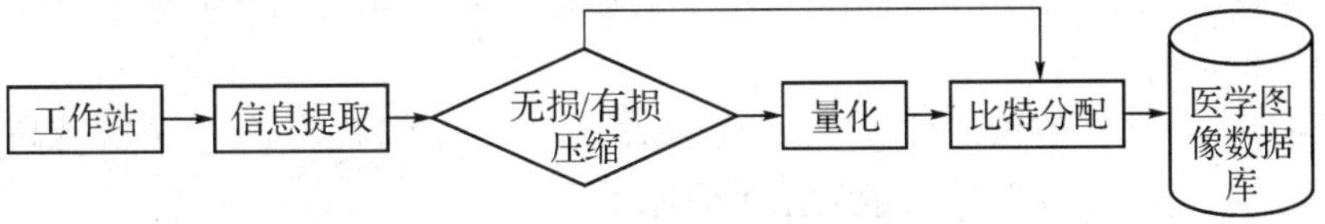

图3.1 医学图像编码示意图

数据冗余为图像编码提供了依据。图像编码就是充分利用图像中的各种冗余信息，以尽量少的比特数来表示图像达到压缩的目的。充分利用视觉系统生理心理特性和图像信源的各种特性，现代的各种压缩编码方法主要分为以下几类：统计编码、子带编码、变换编码、预测编码、分形编码、模型编码等。图像编码是一个十分活跃的研究领域，新的算法不断出现，应用数学与信号处理领域的一些新的方法在图像编码方面也会很快得到应用，比如小波分析、神经网络等。通常，无损编码的压缩比为1∶1～4∶1，而有损压缩可以达到高得多的压缩比(60∶1～80∶1)，这是以牺牲图像的重建质量为代价的。特定的图像编码算法具有其相应的适用范围，并不是对所有类型的图像都有效。一般而言，大部分基于图像统计信息特性的压缩算法具有较广的适用性，而一些特定的算法适用范围则较窄，例如分形编码则主要用于自相似性较高的图像。现在比较流行的编码技术中除了采用现代的数学变换等方法外，更重要的是采用混合编码技术，即多种编码思想巧妙地结合在一起,在不影响图像重建质量的前提下,可以达到尽可能提高图像压缩率的目的。

图像的压缩编码由于没有一个共同的标准作为基础,不同系统间的数据结构不能兼容,为此国际电信联盟(International Telecommunication Union,ITU)和国际标准化组织/国际电工委员会(International Organization for Standardization/International Electrotechnical Commission,ISO/IEC)先后制定了一系列静态图像的编码标准。1991年通过的以自适应余弦变换为核心的JPEG(Joint Photographic Experts Group)标准和以小波变换为基础、采用了嵌入式编码技术的JPEG 2000是其中最重要的两个标准。JPEG压缩效率高,但它的最大问题在于当高压缩比时会产生严重的方块效应,造成伪影和边缘模糊。与JPEG相比,JPEG 2000具有更先进的性能和更完善的功能,在达到更高图像质量和更高压缩效率的同时,还能满足在移动和网络环境下对互操作性和分辨率可伸缩性的要求,因此其应用领域也更为广泛。目前,这两种压缩标准都被吸收入DICOM 3.0标准中作为医学图像的候选压缩编解码方案。

由于涉及医疗责任和法律的原因,西方医疗界对医学图像的有损压缩采取了相当谨慎的态度。反映在PACS应用中,主要推荐使用无损或近无损的压缩方法。具体讲,DICOM中使用了简单的游程编码RLE和JPEG标准中的无损压缩算法或准无损的JPEG-LS,在最新的版本中也支持JPEG 2000压缩编码方法。

ACR标准要求,采用有损压缩的医学影像,必须对压缩方法及压缩的倍率给予清晰的标示和注释,以便使得医师能够确切地知道其操作的影像是否已被压缩以及被压缩的程度。

3.2 图像编码的评价标准与图像质量和编码效率的评价

在图像编码中为增加压缩率有时会放弃一些不太重要的内容,所以解码所得到的图像与原始图像可能不完全相同,需要对图像的压缩质量进行评价和比较。一般来说,图像编码的关键点有三个:

①压缩量:对同样数量的数据,压缩量越大,节约的空间就越大,效率就越高。

②算法:如何利用存储的少量数据重建原图像。

③失真:重建出来的图像失真要小,要精确地体现原图像。

可以根据上述三个关键点来评价图像压缩。对图像压缩技术的评价方法有很多,主要有两种:图像质量和编码效率的评价。

图像质量的评价又分为两种:客观保真度准则和主观保真度准则。

客观保真度准则是指所损失的图像信息可用编码图像与解码重建图像的函数表示。常用的是均方根误差、均方信噪比(Signal-to-Noise Ratio,SNR)和峰值信噪比(Peak Signal-to-Noise Ratio,PSNR)。

定义$f(x,y)$为源图像,$\hat{f}(x,y)$为重建图像。对任意x和y,定义$f(x,y)$和$\hat{f}(x,y)$之间的误差为$e(x,y)=\hat{f}(x,y)-f(x,y)$。若图像的大小为$M\times N$,则输入图像与解码重建图像的均方根误差$e_{rms}$为:

$$e_{rms}=\left[\frac{1}{MN}\sum_{x=0}^{M-1}\sum_{y=0}^{N-1}\left|\hat{f}(x,y)-f(x,y)\right|^{2}\right]^{\frac{1}{2}}$$

均方信噪比定义为：

$$SNR_{ms}=\frac{\sum_{x=0}^{M-1}\sum_{y=0}^{N-1}\hat{f}(x,y)^2}{\sum_{x=0}^{M-1}\sum_{y=0}^{N-1}\left|\hat{f}(x,y)-f(x,y)\right|^2}$$

上式开方即得到均方根信噪比 SNR_{ms}，实际应用中常将 SNR 归一化。

定义 $\bar{f}=\frac{1}{MN}\sum_{x=0}^{M-1}\sum_{y=0}^{N-1}f(x,y)$，则有 $SNR=10\lg\left[\frac{\sum_{x=0}^{M-1}\sum_{y=0}^{N-1}\left|f(x,y)-\bar{f}\right|^2}{\sum_{x=0}^{M-1}\sum_{y=0}^{N-1}\left|\hat{f}(x,y)-f(x,y)\right|^2}\right]$。如果定义 $f_{\max}=\max\{f(x,y),x=0,1,\cdots,M-1;y=0,1,\cdots,N-1\}$，则峰值信噪比为：

$$PSNR=10\lg\left[\frac{f_{\max}^2}{\sum_{x=0}^{M-1}\sum_{y=0}^{N-1}\left|\hat{f}(x,y)-f(x,y)\right|^2}\right]$$

对于8位的图像，通常取 $f_{\max}=255$。一般而言，当峰值信噪比大于30 dB时，人眼分辨不出来输入图像和重建图像。为了更好地评估重建效果，还需要结合主观保真度准则进行分析。客观保真度准则所得到的结果与人眼评定的结果并不总是一致的，因此主观评价方法就成为不可缺少的方法。图像质量的主观评价结果与以下几方面的因素有关，包括评价人员的经验、所选用的图像、观看条件等，这些因素都会不同程度地影响测试结果。为了避免这些因素对测试结果引起偏差，精心设计试验非常有必要。对医学图像来说，主观评价方法有主观分级、双盲双选项强迫选择和诊断精确性评价。诊断精确性评价在医学图像中作用很重要，最常见的方法是接受者工作特性曲线（Receiver Operating Characteristic Curve，ROC），这是一种统计方法，针对不同的任务决定哪些图像的编码效果更好或更差。除此之外，结构相似度指数（Structural Similarity Index Measurement，SSIM）由于与人眼的视觉特性相吻合近年来在评价图像质量方面也得到了广泛的应用。

衡量编码效率主要有以下几个参数：

比特率：bpp（bits per pixel），每像素的位数。

编码效率：$\eta=H(x)/L(x)$，其中 $H(x)$ 为图像的熵，$L(x)$ 为编码后的平均码长。

冗余度：$r=1-\eta$。

压缩比：$c=m/m_d$，其中 m 为压缩前的平均比特率，m_d 为压缩后的平均比特率。最大压缩比的理论值为 $c_{\max}=m/H(x)$，输入图像为8位时，压缩比与比特率的关系为 $c=8/bpp$。一般来说，图像的压缩效率用bpp表示，可以看出在同等质量条件下，bpp越小，压缩效率越高。

对于有损图像压缩的评价，上述各个参数都可以使用，但对于无损压缩的评价，则主要是使用比特率和压缩比。

3.3 常见的图像编码方式

图像数据之所以进行压缩除了上面介绍的冗余外，还有一点就是人眼作为接收信息的器官，其对边缘缓慢变化不是很敏感，以及人眼对图像的亮度信息敏感，而对颜色分辨率相对较差等，在高压缩比的情况下，重建的图像仍有着满意的主观质量。基于这两点，发展出图像编码的两类基本方法：将相同或相似数据归类，用较少的数据描述，为无损编码；利用人眼的视觉特性有针对性地简化不重要的数据，为有损编码。可以把图像编码的传统方式归结为如图 3.2 所示。

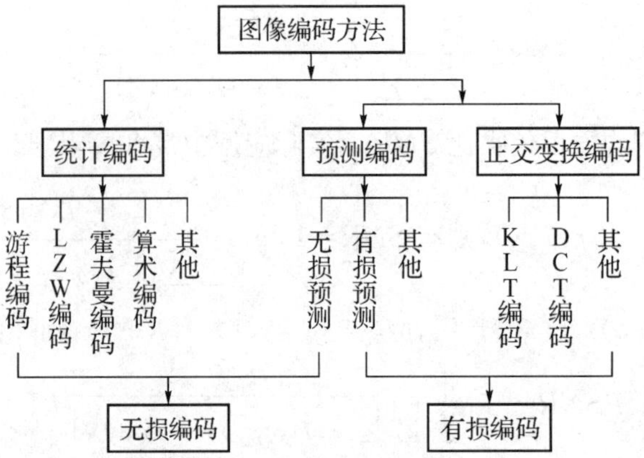

图 3.2 图像编码方式

3.3.1 统计编码

根据灰度值的概率分布特性进行的编码称为统计编码。在统计编码中若对所有的像素灰度值都赋予等长的码字为定长编码,如自然码,这种编码只有在像素数是 2 的整数次幂,所有像素灰度等概率下才能实现。而对于不同概率分布用不同的码字表示,为变长编码。大多数情况下,像素灰度值出现的概率不等,因此对图像压缩来说,变长编码比定长编码有利。游程编码、Huffman 编码和算术编码等都是变长编码。

游程编码(Run Length Encoding)是一种相对简单的编码技术。它的原理是将连续的符号用一个符号或字符串来代替。图像处理中,由较少灰度级构成的图像通常包含有相同灰度或颜色的相邻像素组成的一些区域,因此可以沿特定方向上具有同样灰度值的相邻像素序列组成一组,其延续长度称为游程。在计算机生成的图像特别是二值图像中,采用游程编码可大大提高压缩比,但由于自然图像的真彩色和渐变方面和计算机图像有所不同,所以对于自然图像的压缩效果大不如计算机二值图像。游程编码的容错性较差,在传输过程中如果某位出现错误则无法恢复到原始数据。

LZW(Lempel-Ziv&Welch)编码是一种基于字典的编码方法。它首先建立一个串表,将每个第一次出现的字符串放入串表中并用一个数字来表示,此数字与此字符串在串表中的位置有关,将这个数字存入编码文件中。当这个字符串再次出现时,即可用表示它的数字代替并将相应数字存入文件中。编码完成后将串表丢弃,在解码时,串表可根据编码数据重新生成。这种算法既没有深奥的理论背景,也没有复杂的数学公式,只是用一种巧妙的方法将字典技术用于编码,表面上这种思路和 Shannon 等人的统计学方法完全不同,但在效果上也可以逼近熵值,Gif 格式用的就是这种算法。

Huffman 编码的原理是对于信源中出现次数较频繁的数据采用较少的位数来进行编码,而对于信源中出现次数较少的数据则用较多的位数来表示。如果码字长度严格按照符号出现概率大小的相反的顺序排列,则平均码字长度一定小于按任何其他符号顺序排列方式的平均码字长度。在编码已被证明具有最优变长码性质,平均码长最短,接近熵值,是 JPEG 标准的熵编码方法。

Huffman 编码中对数据的按位编码是关键的一步,所以一般 Huffman 编码都要进行两次扫描，首先是产生数据的统计结果，根据概率赋予不同的位数，这个过程会产生一个 Huffman 表，然后进行第二遍扫描，完成数据编码工作。在完成第一遍的扫描和编码后会得到 Huffman 表，这个表在解码的时候需要用到，如果没有此表，则解码无法完成。

下面是一个 Huffman 编码的具体例子。

X	P_1	码字编码过程
x_1	0.25	10
x_2	0.25	01
x_3	0.20	11
x_4	0.15	000
x_5	0.10	0100
x_6	0.05	1100

$L=2\times 2\times 0.25+2\times 0.20+3\times 0.15+4\times 0.1+4\times 0.05=2.45$

$H=-(2\times 0.25\times \log 0.25+0.2\times \log 0.2+0.15\times \log 0.15+0.1\times \log 0.1+0.05\times \log 0.05)=2.42$

$\eta=98\%$

$r=2\%$

算术编码是把整个输入的信息编码为一个介于 0 到 1 之间的小数，称为一个编码符号。首先是对输入符号的概率进行估计，这个过程叫做建模，模型越精确，编码越接近最优结果。算术编码对概率的估计有两种，一种是静态算术编码，一种是自适应算术编码，前一种编码的输入符号的概率是固定的，而后一种则可以动态调整。本质上，算术编码是一种从整个符号序列出发，采用递推方式实现连续编码的方法。在算术编码中，源符号和码字之间的对应关系并不存在。1 个算术码字要赋给整个信源符号序列，而码字本身是 0 和 1 之间的 1 个实数区间。随着符号序列中的符号量增加，用来代表它的区间减少而用来表达区间所需的信息单位数量变大，每个符号序列中的符号根据区间的概率减少区间长度。下面通过一个实际例子进行描述。

例如有 4 个符号 00，01，10，11，相应的出现概率分别为 0.1，0.3，0.4 和 0.2。对每个符号分配一概率区间的结果如表 3.2 所示。

表 3.2　算术编码的符号分配率区间

符号	概率	区间
00	0.1	[0,0.1)
01	0.3	[0.1,0.4)
10	0.4	[0.4,0.8)
11	0.2	[0.8,1.0)

假设有一条信息：01 11 00，在处理每个符号时，与这条信息相关的区间缩小为分配该字符的那部分区间，随着处理的进行，区间变得越来越小，可以通过下面的具体编码过程进行说明。

01 ⟶ 区间＝[0.1,0.4)

11 ⟶区间=[0.1+(0.4−0.1)×0.8,0.1+(0.4−0.1)×1.0)=[0.34,0.4)

00 ⟶区间=[0.34+(0.4−0.34)×0,0.34+(0.40−0.34)×0.1)=[0.34,0.346)

01 ⟶区间=[0.1,0.4)

11 ⟶区间=[0.1+(0.4−0.1)×0.8,0.1+(0.4−0.1)×1.0)=[0.34,0.4)

00 ⟶区间=[0.34+(0.4−0.34)×0,0.34+(0.40−0.34)×0.1)=[0.34,0.346)

这条信息可以编码为区间[0.34,0.346)，该区间的任何一个实数都可以用于表示整个符号序列，如0.345。

算术编码是一种流码，而Huffman编码则是符号码。两者的主要差别如下：

①符号码是对输入的每个符号固定地分配一个二进制码，而流码则不是对单个符号编码，而是开一窗口，对窗口内的符号串进行"整体"编码。

②Huffman编码和算术编码都是统计编码，但前者需要准确的符号概率表，而后者只需要做出概率分布预测，是一种Bayes统计方式的更新。

③Huffman编码是逐个符号进行的，而且是唯一可解的前缀码，无须指明文本结束符。但算术编码是流码，必须指明文本结束符，并为之编码。

3.3.2 预测编码

预测编码是一种相对简单、质量较佳的编码方法，现代统计学和控制理论是其基础，差分脉冲编码调制就是其中的一种。它是用已经编码传送的像素预测实际要传送的像素，从实际要传送的像素值中减去预测的像素值，传送它们的差值。传送差值所需的比特率要低，因为图像像素间存在着很强的相关性，采用预测编码，可以减少这种相关性，提高压缩率。例如，因为像素的灰度是连续的，所以在一片区域中，相邻像素之间灰度值的差别可能很小。如果只记录第一个像素的灰度，其他像素的灰度都用它与前一个像素灰度之差来表示，可达到压缩的目的。如248,2,0,1,1,2，实际上这6个像素的灰度是248,250,250,251,252,254，表示255需要8个比特，表示3只需要2个比特，进而实现压缩。

对于预测编码来说，如果模型足够好且样本序列在时间上相关性较强，那么误差信号的幅度将大大小于原信号，从而可以用较少的值对其差值量化达到较大的压缩。但是没有一个系统能找到其完整的数学模型，能找到的最好预测器是以某种最小化误差对下一采样进行预测。实验结果表明以最小均方预测误差设计的预测器不但能获得最小均方预测误差，同时在视觉效果上也是较好的。

预测编码基于离散信号之间的相关性，利用前面一个或几个输出对下一输出进行预测，然后根据实际值和预测值的差进行编码。如果能够精确地预测下一个输出是什么或者数据源能够以数学模型来表示，那么此编码的效率将非常高。上面只是一种理想状态，实际的信号源不可能具备以上两个假设，所以预测器在预测下一个值时允许出现误差。一般用均方误差MSE(Mean Squared Error)来表示该误差函数，在均方误差最小的准则下，使其误差最小，称为最佳预测编码。

预测编码按照不同的方式可划分为各种不同类型。利用线性方程计算预测值的编码方法称为线性预测编码，而利用非线性方程计算预测值的编码方法称为非线性预测编码。线性预测编码方法，也称为差值脉冲编码调制法(Differential Pulse Code Modulation,DPCM)。其中，如果根据同一帧样本进行预测的编码方法叫帧内预测编码。根据不同帧样本进行预测的编码方法叫帧间预测编码。如果预测器和量化器参数按图像局部特性进行调整，称为自适应预测编码(Adaptive Differential Pulse Code Modulation,ADPCM)。在帧间预测编码中，若帧间对应像素样本值超过某一阈值就保留，否则不传或不存，恢复时就用上一帧对应像素样本值来代替，称为条件补充帧间预测编码。在活动图像预测编码中，根据画面运动情况，对图像加以补偿再进行帧间预测的方法称为运动补偿预测编码方法等。

DPCM采用了一种样本值与预测值差分进行编码的方式，编码时并不采用样本的实际值或预测值，根据过去几个采样值的线性组合，预测当前采样值，进而通过预测误差和预测系数进行编码。不采用样本实际值或预测值的优点是由于相邻样本之间存在空间或时间相关性，则相邻样本之差要小于样本本身，这样表示差分信息时只需要很小的存储位就可以了。

ADPCM是一种综合了APCM和DPCM的特点的编码技术。APCM是自适应脉冲编码调制的简称，该编码技术可根据信号幅度的大小自动调节量化阶差，该编码技术的显著优点是其自适应性。ADPCM综合了APCM中的自适应技术和DPCM的差分技术，是一种很好的编码方法。其核心想法是首先采用差分技术，只对差分信息进行编码，然后采用自适应方法改变量化阶差，不同大小的差值用不同的量化阶进行编码。

图3.3是一有损预测编码系统示意图，$\hat{f}_n$ 是 f_n 根据以前像素的预测值，$e_n=f_n-\hat{f}_n$，用 $\hat{f}_n$ 估计 f_n 的均方差为 $E\{[f_n-\hat{f}_n]^2\}$，一个较好的预测器应该满足使此均方误差最小。

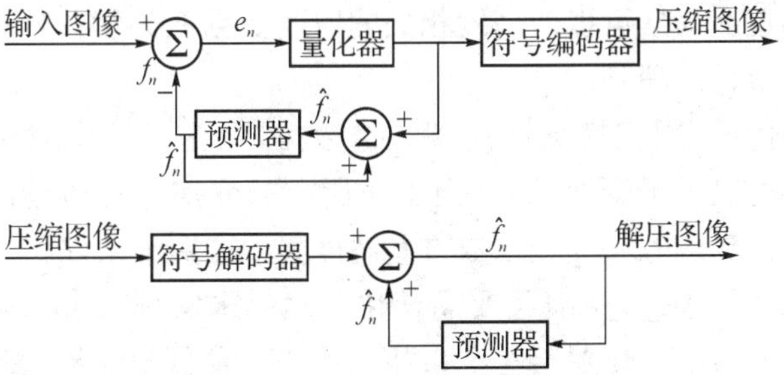

图3.3 有损预测编码系统

对于一幅二维静止图像，设空间坐标(i,j)像素点的实际样本为 $f(i,j)$，$\hat{f}(i,j)$是预测器根据传输的相邻的样本值对该点估算得到的预测(估计)值。编码时不是对每个样本值进行量化，而是预测下一个样本值后，量化实际值与预测值之间的差。计算预测值的参考像素，可以是同一行扫描行的前几个像素，这种预测叫一维预测；也可以是本行、前一行或者前几行的像素，这种预测叫二维预测；除此之外，甚至还可以是前几帧图像的像素，这种预测就是三维预测。一维预测和二维预测属于帧内预测，三维预测则属于帧间预测。

3.3.3 变换编码

变换编码的原理是先对信号进行某种函数变换(如常见的傅立叶变换)，使图像从一种表示空间变换到另一空间，然后在变换后的域上，对图像进行编码。由于图像的大部分信号都是低频信号，从时域变换到频域时，能量大多集中在一端，这样便于对图像进行采样及编码处理，同预测编码不同，这是一种建立在变换域而非时域之上的编码方式。事实上，任何事物都对应着多个由自身特征基构成的描述空间，若这些特征基能描述出不同的事物，则特征基是完备的，若特征基互不相关，则称其为正交，正交的作用在于每个特征基上描述的信息和其他特征基不相关，因而消除了冗余信息。正交变换编码相当于在变换域进行处理，其原理是通过正交基把图像从空间域转换为能量集中的变换域进行量化和编码，对大多数图像变换得到的较小的变换域系数可以粗糙量化或完全忽略掉而只产生很小的失真，属于有损压缩编码系列，具体框图如图 3.4 所示。

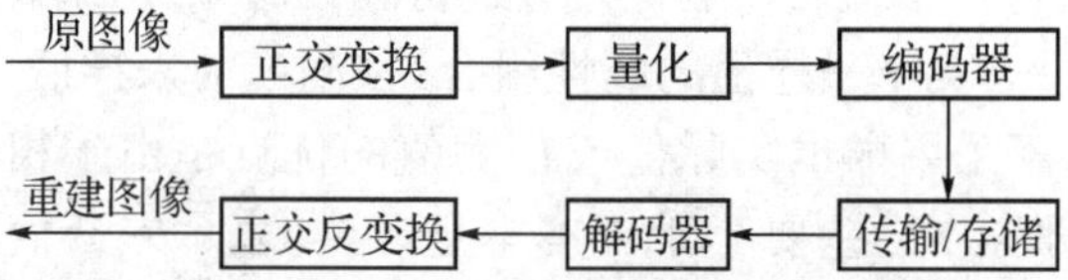

图 3.4　正交变换编码解码原理框图

正交变换编码之所以能够压缩数据，主要是因为具有如下一些性质：

①具有熵保持性质，通过正交变换不丢失信息，可以用传输变换系数来达到传送信息的目的。

②具有能量保持的性质。

③能量的重新分配和集中，在重建质量允许的前提下，舍弃一些能量较小的系数，或对能量大的系数分配较多的比特，对能量较小的系数分配较少的比特，进而达到压缩的目的。

④去相关性。正交变换可以使高度相关的空间数据变为相关性较弱的变换系数，这样使相关性中的冗余得以消除。

正是由于这些性质，用变换系数代替图像数据，在变换域中对图像数据进行压缩。大多数正交变换都可以用于变换编码，但不是所有的变换都是最佳的，最佳变换应能使系数之间的相关性全部解除和变换系数方差高度集中这两个条件。

变换为压缩创造了条件，压缩还要靠量化和编码来实现。可以采用均匀量化，也可采用有损预测编码的最优量化器给每个系数设计一个最优量化器，变换编码中的编码方法可以采用统计编码的方法。

图像压缩中常用的正交变换有离散余弦变换(Discrete Cosine Transform，DCT)、KL 变换(Karhunen-Loeve Transform，KLT)、小波变换等。其中 KL 变换为最佳变换，其基向量是原始图像协方差矩阵的特征向量。不同的图像对应着不同的基向量，因此没有快速算法，KL 变换只适宜于理论分析，不适合工程应用。传统的 JPEG 标准就使用了 DCT 变换和熵编码等方法，而 JPEG 2000 则运用了小波变换代替了其中的 DCT 变换。实际上现在很流行的算法一般把很多种方法结合起来，随着对小波变换、神经网络和分形技术等更加深入的研究，这个趋势更加明显。如下对离散余弦变换、KL 变换和小波变换用于图像压缩的基本原理进行简单介绍。

(1) 离散余弦变换(Discrete Cosine Transform，DCT)

离散余弦变换是傅立叶变换的一种特殊情况，如果被展开的函数是实偶函数，则其傅立叶级数展开项只包括余弦，称之为余弦变换。

一维离散余弦变换和反变换的公式为：

$$\text{FDCT}: F(u)=\sqrt{\frac{2}{N}}\cdot C(u)\sum_{i=0}^{N-1}f(i)\cos\frac{(2i+1)u\pi}{2N}$$

$$\text{IDCT}: f(i)=\sqrt{\frac{2}{N}}\sum_{u=0}^{N-1}C(u)F(u)\cos\frac{(2i+1)u\pi}{2N}$$

一维 DCT 可直接用于处理如声音等一维信号，如果要处理图像，则需要将 DCT 拓展到二维，二维离散余弦变换的公式为：

$$\text{FDCT}: F(u)=\frac{2}{N}\cdot C(u)C(v)\sum_{i=0}^{N-1}\sum_{j=0}^{N-1}f(i,j)\cos\frac{(2i+1)u\pi}{2N}\cos\frac{(2j+1)v\pi}{2N}$$

$$\text{IDCT}: f(i)=\frac{2}{N}\sum_{u=0}^{N-1}\sum_{v=0}^{N-1}C(u)C(v)F(u,v)\cos\frac{(2i+1)u\pi}{2N}\cos\frac{(2j+1)v\pi}{2N}$$

在实际应用中，一般取 $N=8$。将 $N=8$ 代入上式中，则可得到在 JPEG 压缩中所需要的 DCT 变换公式。图像的能量主要集中在低频部分，在高频部分也存在一些图像信息。原始图像经过 DCT 变换后，由于低频分量包含了图像的主要信息，而高频分量与之相比就不那么重要了，所以可以忽略高频分量，将高频分量去掉就要用到量化，这是产生信息损失的根源。离散余弦变换计算复杂度低，而且还有快速算法，所以被广泛地应用于图像和视频压缩上。JPEG、MPEG 和 H. 261、H. 263 等均用到了离散余弦变换。

(2) KL 变换

KL 变换经常用于处理遥感图像，在尽可能不损失信息的情况下，把原图像从高维多波段空间的像素投影到低维空间，这样降低了特征空间的维数，即可压缩图像，又能有效地提取图像的特征信息。KL 变换可使原来的多波段图像变为一组不相关的图像分量，其中包含原始图像信息的主分量方差较大，因此图像的细节可由此主分量表达。KL 变换的公式如下：

任意时刻一个 $N\times N$ 抽样图像 $f_i(x,y)$，可用 N^2 维矢量 $\boldsymbol{X}_i$ 来表示：

$$\boldsymbol{X}_i=[x_{i1},x_{i2},\cdots,x_{ij},\cdots,x_{iN^2}]^T, i=1,2,\cdots,N$$

式中：x_{ij} 为第 i 次实现的矢量 $\boldsymbol{X}_i$ 的第 j 个分量。

矢量 $\boldsymbol{X}$ 的协方差矩阵 $\boldsymbol{C}_x$ 为：

$$\boldsymbol{C}_x=E[(\boldsymbol{X}-M_x)(\boldsymbol{X}-M_x)^T]$$

式中：E 表示数学期望。

当变量之间存在一定的相关关系时，可以通过原始变量的线性组合，构成为数较少的不相关的新变量代替原始变量，而每个新变量都含有尽量多的原始变量的信息。KL 变换能够很好地去除相关性，因此在人脸识别和车牌号码识别中被广泛地使用。

(3) 小波变换

小波变换最早由法国工程师 J. Morlet 在 1974 年提出，一开始时由于各种原因发展缓慢，直到 1986 年数学家 Y. Meyer 偶然构造出了一个真正的小波基，小波变换才迅速发展起来。与傅立叶变换的全局变换不同，小波变换是一种在空域(时域)和频域上的局部变换，这种变换可以有效地提取图像中的特定信息。通过伸缩和平移等运算，还可对信号进行多尺度的精细分析，能解决传统的傅立叶变换不能解决的难题。小波变换的含义是把某一被称为基本小波(Mother Wavelet)的函数作位移τ后，再在一不同尺度α下，与待分析信号$x(t)$作内积，其公式为：

$$WT_x(\alpha,\tau)=\frac{1}{\sqrt{\alpha}}\int_{-\infty}^{\infty}x(t)\varphi^*\left(\frac{t-\tau}{\alpha}\right)\mathrm{d}t$$

式中：α为尺度因子，τ表示位移。

式中等效的频域表示为：

$$WT_x(\alpha,\tau)=\frac{\sqrt{\alpha}}{2\pi}\int_{-\infty}^{\infty}X(\omega)\Psi^*(\alpha\omega)\mathrm{e}^{\mathrm{j}\omega\tau}\mathrm{d}\omega$$

式中：$X(\omega)$为$x(t)$的傅立叶变换，$\Psi(\omega)$为$\varphi(t)$的傅立叶变换。

3.4 PACS常用的图像压缩标准简介

在DICOM 3.0中，提供了对JPEG、RLE、JPEG-LS、JPEG2000四种图像压缩算法的支持。JPEG是目前使用最广的静止图像压缩标准。在JPEG标准中，包含了有损压缩和无损压缩的多种方法。JPEG压缩的基本过程是被压缩图像分割成8×8的方格，先进行差分编码以减小码长，再用霍夫曼或算术编码进行无损压缩，或者用离散余弦编码进行有损压缩。JPEG允许编码器有不同的编码过程，这些编码过程用连续的编号表示，区别在于编码方案中的数据量化和采样精度不同。DICOM标准采用了其中的4种：基本型(Baseline，编号1)、扩展型(Extended，编号2和4)和无损型(Lossless，编号14)。JPEG标准实现的压缩比高，效果也不错。

RLE压缩由以下步骤组成：图像先转换为复合像素编码(Composite Pixel Code)序列，再产生字节片断(Byte Segment)，每个字节片断经RLE压缩产生RLE片断，最后在串接的RLE片断前面加上RLE头。DICOM中采用的RLE编码算法如下：

对多个重复字节序列，用＜－重复字节数＋1＞＜重复字节值＞两个字节编码代替。

对非重复字节序列，用＜字节数－1＞＜非重复字节序列＞代替。

JPEG-LS压缩算法是一个国际标准，代号为ISO/IS-14495-1。该标准定义了单一的有损(接近无损)编码过程，编码过程中通过限制绝对误差为零可以实现无损压缩。无损和有损(接近无损)编码采用基于统计模型的预测算法，在编码前先计算像素与周围像素间的误差并对其上下文进行建模，编码中平坦区域采用游程编码。这种压缩方式在无损模式下实现的压缩效果比JPEG的无损压缩过程好，同时复杂度较低。尽管JPEG-LS编码过程与JPEG规定的不同，但是编码比特流所使用的语法却非常接近。JPEG-LS标准使用单一的编码过程可对最多16位比特深度的图像进行编码。

JPEG 2000是一个新的图像压缩国际标准，代号为ISO/IS-15444-1。标准规定了应用程序间交换压缩图像数据的编码表示法的规范和实现指南，目标是在一个统一的集成系统中，可以使用不同的成像模式，对不同类型不同性质的图像都可以进行压缩。JPEG2000不仅解决了JPEG和JPEG-LS存在的不足，而且还增加了很多新的功能，其中感兴趣区编码、图像渐进式传输、运动(序列)图像压缩、三维图像压缩以及图像安全性都非常适合应用于医学图像。

为了对DICOM中图像压缩有较为深入了解，本节着重对目前临床广泛应用的JPEG标准和最有应用潜力的JPEG 2000标准进行较为详细的介绍。

3.4.1　JPEG 标准

JPEG(Joint Photographic Experts Group)是一个由 ISO 和 IEC 两个组织机构联合组成的一个专家组，负责制定静态的数字图像数据压缩编码标准，这个专家组开发的算法称为 JPEG 算法，并且成为国际上通用的标准，因此又称为 JPEG 标准。JPEG 是一个适用范围很广的静态图像数据压缩标准，既可用于灰度图像又可用于彩色图像。JPEG 专家组开发了两种基本的压缩算法，一种是采用以离散余弦变换(Discrete Cosine Transform,DCT)为基础的有损压缩算法，另一种是采用以预测技术为基础的无损压缩算法。使用有损压缩算法时，在压缩比为 25∶1 的情况下，压缩后还原得到的图像与原始图像相比较，非图像专家难于找出它们之间的区别，因此得到了广泛的应用。例如，在 VCD 和 DVD-Video 电视图像压缩技术中，就使用 JPEG 的有损压缩算法来消除空间方向上的冗余数据。

JPEG 压缩是有损压缩，它利用了人的视觉系统的特性，使用量化和无损压缩编码相结合来去掉视觉的冗余信息和数据本身的冗余信息(图 3.5)。

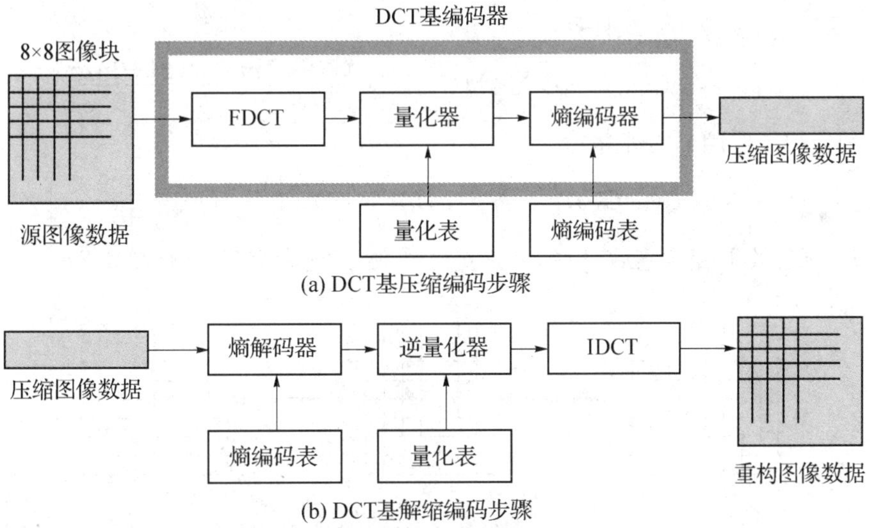

图 3.5　DCT 基压缩解压缩编码步骤

压缩编码大致分成三个步骤：

①使用正向离散余弦变换(Forward Discrete Cosine Transform,FDCT)把空间域表示的图变换成频率域表示的图。

②使用加权函数对 DCT 系数进行量化，这个加权函数对于人的视觉系统是最佳的。

③使用霍夫曼可变字长编码器对量化系数进行编码。

译码或者叫做解压缩的过程与压缩编码过程正好相反。

JPEG 算法与彩色空间无关，因此“RGB 到 YUV 变换”和“YUV 到 RGB 变换”不包含在 JPEG 算法中。JPEG 算法处理的彩色图像是单独的彩色分量图像，因此它可以压缩来自不同彩色空间的数据，如 RGB、YCbCr 和 CMYK。

JPEG 压缩编码算法的主要计算步骤如下：

①正向离散余弦变换(FDCT)。

②量化(Quantization)。

③Z 字形编码(Zigzag Scan)。

④使用差分脉冲编码调制(Differential Pulse Code Modulation，DPCM)对直流系数(DC)进行编码。

⑤使用行程长度编码(Run-Length Encoding，RLE)对交流系数(AC)进行编码。

⑥熵编码(Entropy Eoding)。

下面对正向离散余弦变换(FDCT)变换作几点说明。

(1) 对每个单独的彩色图像分量，把整个分量图像分成 8×8 的图像块，如图 3.6 所示，并作为两维离散余弦变换 DCT 的输入。通过 DCT 变换，把能量集中在少数几个系数上。

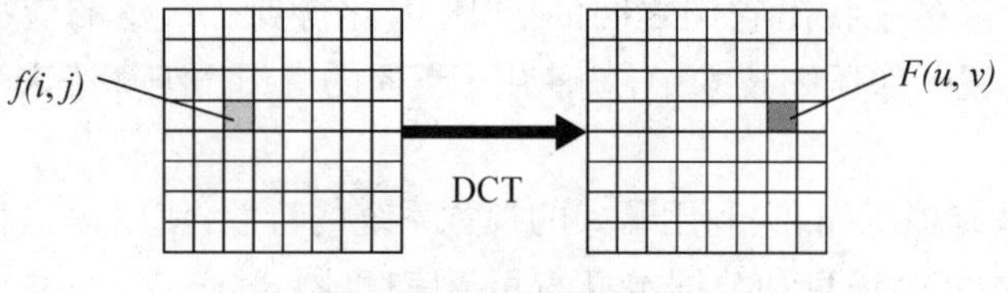

图 3.6　DCT 数据分块

(2) DCT 变换使用下式计算：

$$F(u,v)=\frac{1}{4}C(u)C(v)\left[\sum_{i=0}^{7}\sum_{j=0}^{7}f(i,j)\cos\frac{(2i+1)u\pi}{16}\cos\frac{(2j+1)v\pi}{16}\right]$$

它的逆变换使用下式计算：

$$f(i,j)=\frac{1}{4}C(u)C(v)\left[\sum_{u=0}^{7}\sum_{v=0}^{7}F(u,v)\cos\frac{(2i+1)u\pi}{16}\cos\frac{(2j+1)v\pi}{16}\right]$$

$f(i,j)$经 DCT 变换之后，$F(0,0)$是直流系数，其他为交流系数(图 3.7)。

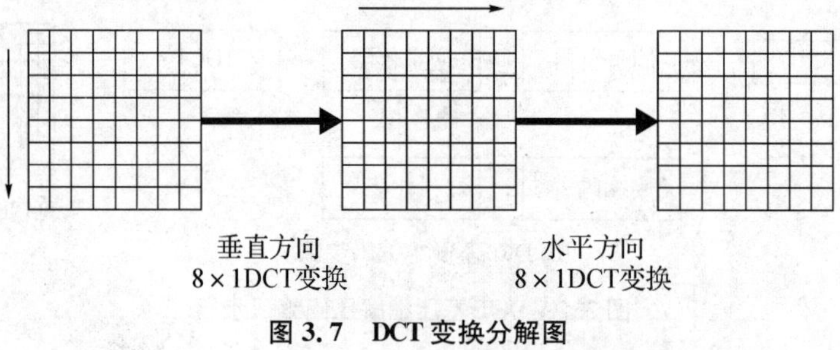

图 3.7　DCT 变换分解图

(3) 在计算两维的 DCT 变换时，可使用下面的计算式把两维的 DCT 变换变成一维的 DCT 变换：

$$F(u,v)=\frac{1}{2}C(u)\left[\sum_{i=0}^{7}G(i,v)\cos\frac{(2i+1)u\pi}{16}\right]$$

$$G(i,v)=\frac{1}{2}C(v)\left[\sum_{j=0}^{7}f(i,j)\cos\frac{(2j+1)v\pi}{16}\right]$$

量化是对经过 FDCT 变换后的频率系数进行量化。量化的目的是减小非“0”系数的幅度以及增加“0”值系数的数目。量化是图像质量下降的最主要原因。

对于有损压缩算法，JPEG 算法使用如图 3.8 所示的均匀量化器进行量化，量化步距是按照系数所在的位置和每种颜色分量的色调值来确定。因为人眼对亮度信号比对色差信号更敏感，因此使用了两种量化表：亮度量化值和色差量化值。此外，由于人眼对低频分量的图像比对高频分量的图像更敏感，因此表 3.3 中的左上角的量化步距要比右下角的量化步距小。表 3.3 中 2 个表中的数值对 CCIR 601 标准电视图像已经是最佳的。如果不使用这两种表，你也可以用自己的量化表替换它们。

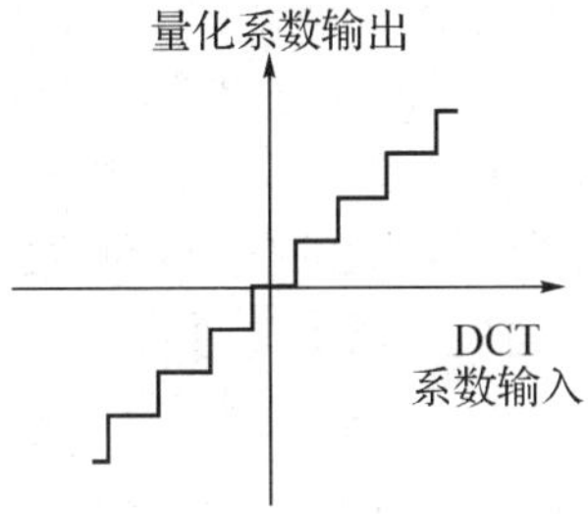

图 3.8 DCT 均匀量化器

表 3.3 亮度量化值表和色度量化值表

17	18	24	47	99	99	99	99
18	21	26	66	99	99	99	99
24	26	56	99	99	99	99	99
47	66	99	99	99	99	99	99
99	99	99	99	99	99	99	99
99	99	99	99	99	99	99	99
99	99	99	99	99	99	99	99
99	99	99	99	99	99	99	99

16	11	10	16	24	40	51	61
12	12	14	19	26	58	60	55
14	13	16	24	40	57	69	56
14	17	22	29	51	87	80	62
18	22	37	56	68	109	103	77
24	35	55	64	81	104	113	92
49	64	78	87	103	121	120	101
72	92	95	98	112	100	103	99

量化后的系数要重新编排，目的是为了增加连续的"0"系数的个数，就是"0"的游程长度，方法是按照 Z 字形的式样编排，如图 3.9 所示。这样就把一个 8×8 的矩阵变成一个 1×64 的矢量，频率较低的系数放在矢量的顶部。

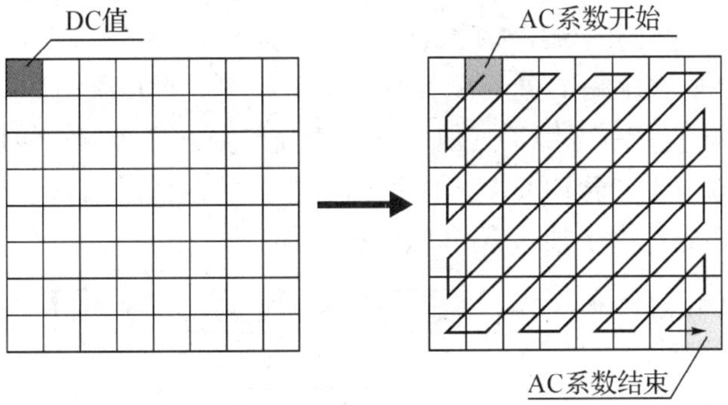

图 3.9 Z 字形排列

8×8 图像块经过 DCT 变换之后得到的 DC 直流系数有两个特点：一是系数的数值比较大；二是相邻 8×8 图像块的 DC 系数值变化不大。根据这个特点，JPEG 算法使用了差分脉冲调制编码(DPCM)技术，对相邻图像块之间量化 DC 系数的差值(Delta)进行编码。

$$\text{Delta}=\text{DC}(0,0)_k-\text{DC}(0,0)_{k-1}$$

量化 AC 系数的特点是 1×64 矢量中包含有许多"0"系数，并且许多"0"是连续的，因此使用非常简单和直观的游程长度编码(RLE)对它们进行编码。

JPEG 使用了 1 个字节的高 4 位来表示连续"0"的个数，而使用它的低 4 位来表示编码下一个非"0"系数所需要的位数，跟在它后面的是量化 AC 系数的数值。

使用熵编码还可以对 DPCM 编码后的直流 DC 系数和 RLE 编码后的交流 AC 系数作进一步的压缩。

在 JPEG 有损压缩算法中，使用霍夫曼编码器来减少熵。使用霍夫曼编码器的理由是可以使用很简单的查找表(Lookup Table)方法进行编码。压缩数据符号时，霍夫曼编码器对出现频度比较高的符号分配比较短的代码，而对出现频度较低的符号分配比较长的代码。这种可变长度的霍夫曼码表可以事先进行定义。霍夫曼表存储在 JPEG 文件结构中的"霍夫曼表定义段"。

JPEG 编码的最后一个步骤是把各种标记代码和编码后的图像数据组成一帧一帧的数据，这样做的目的是为了便于传输、存储和译码器进行译码，这样组织的数据通常称为 JPEG 位数据流(JPEG Bitstream)。

3.4.2　JPEG 2000 概述

随着数字图像应用的不断扩展、计算机性能的不断提高，人们对于静态图像的编码提出了更高的要求。为了弥补 JPEG 的不足，在原有 JPEG 标准的基础上，ISO 于 2000 年底制定了新一代静态图像压缩标准——JPEG 2000。它不仅在压缩效率上优先于之前的任何一种标准，而且还提供了一系列新的技术特征。JPEG 2000 标准采用小波变换和最新的压缩算法，不仅能够获得较好的压缩比。而且对压缩码流可进行灵活的处理，如良好的低比特压缩能力、同时提供有损和无损压缩、信噪比和分辨率的累进传输、感兴趣区域编码、连续色调和二值图像压缩、较强的容错性能和安全性能等，可应用于医疗、遥感、因特网、移动通信、数字摄像、数字图书馆等方面的图像压缩和处理。其中 JPEG 2000 中最重要的特性就是支持用户对感兴趣区域(Regions of Interest，简称 ROI)的编码，ROI 剩下的部分称为背景，ROI 编码就是使 ROI 区域比背景区域优先编码，并且可以获得比背景图像高得多的图像压缩质量。

ROI 编码方法要求压缩图像在 ROI 部分的分辨率或者是质量都要高于背景部分，而在传输时，ROI 部分应具有区别于其他部分的最高传输优先级——该区域编码应优先传输，这样使得在码流中，关于 ROI 部分的编码信息在其他信息前面，如图 3.10 所示为在标准 JPEG 2000 编码过程中加入 ROI 编码的过程。

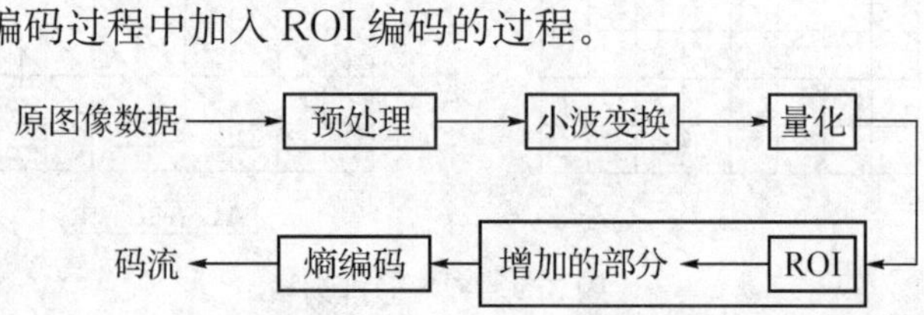

图 3.10　在标准 JPEG 2000 编码过程中加入 ROI 编码过程

感兴趣区域编码有多种算法。如分块模式(Block Based Mode)，普通的基于按比例缩放模式(Scale-Based Method)，最大位移方法(MAXSHIFT Method)等。JPEG2000 的感兴趣区域编码方案采用的是 MAXSHIFT 算法，该算法编码器可以对任何形状的感兴趣区域进行编码，而解码器则不需要感兴趣区域的形状信息，便可解码出相应的图像区域。其中，Block Based Mode 常用于动态感兴趣区域编码。而普通 Scale-Based 算法，其编码算法的原则是，按比例放大(Scale)或位移(Shift)与感兴趣区域有关的小波系数。具体地，在编码时，按比例放大感兴趣区域掩模的小波系数，解码时按比例缩小。所以与感兴趣区域有关的比特能够位于比背景高的比特平面上。在接下来的编码过程中，编码比特流的前面是最重要的感兴趣区域比特平面，后面是非感兴趣区域比特(根据缩放值大小的不同，有些感兴趣区域比特可能会和非感兴趣区域比特一起编码)。最大位移方法实现感兴趣区域编码本质上是基于缩放的一般 ROI 编码的扩展。在确定图像中感兴趣区域后，为该区域产生一个 ROI 掩模(Mask)。ROI 掩模实际上就是对最后重构感兴趣区域有贡献的所有小波系数的集合。对于掩模以外的小波系数(称为背景系数)，将其幅值通过除以 2^s(2 的幂级数)按比例缩小。比例因子 s 的选择要使缩小后的背景系数幅值小于 ROI 掩模中量化系数的最小值。如此处理后，位于 ROI 掩模内的量化系数所处的位平面就高于背景系数所处的位平面，相当于进行了编码比特的位移。在进行的嵌入式编、解码过程中，由于 ROI 区域的位平面高于背景区域，这些 ROI 区域的编码位将优先于背景系数位平面被编码、传输和解码。而且即使当码流被截断或者是编码过程没有全部完成，因为 ROI 区域的压缩码流处在整个码流的前端，故感兴趣区域的重建质量仍然优于背景区域。

如果使用普通的 Scale-Based Method 算法，其缩放值(Scale Value)是任意的，因此仍需要一个形状编码器和一个形状解码器。这必将增加编码器和解码器的复杂性，同时增加了比特率。而且，解码器还必须再一次生成感兴趣区域掩模。这又增加了计算和存储的复杂程度，而 MAXSHIFT 算法通过上述编码时自适应选择缩放值的方法使得感兴趣区域系数里的最小值比所有非感兴趣区域系数的都大显然能够有效解决该问题，如图 3.11 所示为不同编码方式下 ROI 区域系数按位平面从 MSB(Most Significant Bit, MSB)到 LSB(Least Significant Bit, LSB)顺序的分布。在 JPEG 2000 标准中，最大位移 ROI 编码方法的步骤如下：计算小波变换；确定感兴趣区域，相应地计算产生一个 ROI 掩模；找到缩放值 s；量化小波系数；参照掩模，按 2^s 比例缩小背景系数幅值；对所有的系数位平面一次进行熵编码，最重要的位平面首先被编码。

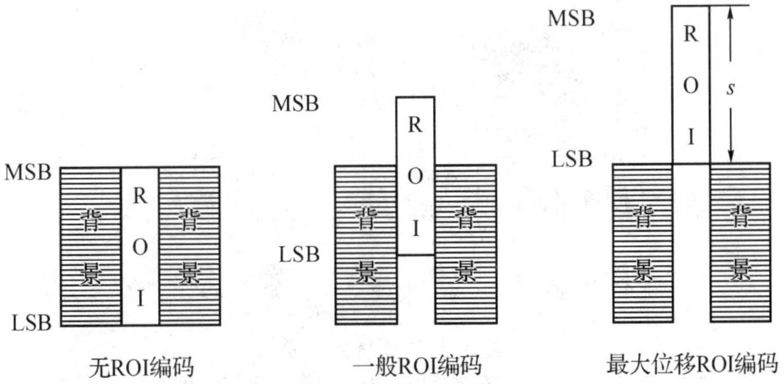

图 3.11 ROI 编码示意图

此外，比例因子 s 和与 ROI 相关的一些信息也被置入编码后的比特流，传输到解码端，解码器倒置执行上述步骤以重建图像。

在接受端解码步骤为：从码流中得到 s；将变化系数与 2^s 比较，如果系数小于 2^s，就将这个系数放大 2^s 倍。

根据 MAXSHIFT 方法的编码过程，解码器所收到比特流中，每一个大于或等于 2^s 的系数一定是属于感兴趣区域的，所有小于 2^s 的系数一定属于非感兴趣区域的背景，且应该被按比例放大(Scale up)以恢复本来数值。因此，解码器算法非常简单，唯一需要做的工作就是按比例放大收到背景系数。

为了使图像同时具有高质量的重建性又保持适当的压缩比，编码后数据中应尽量减少非感兴趣区域的数据量，在不破坏感兴趣区域的前提下，通过产生 ROI 掩模(ROI Mask)即可达到这个目的。ROI 掩模实际上是一个对应于感兴趣区域的比特面，它能够指出哪些小波系数属于感兴趣区域，需要精确传输到解码器端，使感兴趣区域获得理想的图像重建质量。可以定义这样一个二进制掩模：$M(x,y)=1$，小波系数应该被精确传输；$M(x,y)=0$，在不影响感兴趣区域的情况下，可以牺牲(x,y)处的精度。

如此，掩模在数学上相当于图像中感兴趣区域的一个映射，在感兴趣区域内其值为 1，背景(区域外)的值为 0。这就是一个简单的传送到解码器端的感兴趣区域描述，它提供的是图像空间域的信息。利用它，无论是编码器还是解码器都能产生无损的掩模。在每级小波分解后面，都紧跟着小波逆变换，来监测感兴趣区域的展开。在小波分解中，每级 LL 子带(反映图像的概貌)的掩模也随着分解逐行逐列地更新，这样，掩模就能指出哪些系数在本级是属于感兴趣区域的。由此通过小波逆变换重建前一级掩模中的系数。例如，在重建过程中，逆变换的最后一步是将两个子带合成一个。回溯这一过程，就能找到这两个子带中哪些系数产生了感兴趣区域的像素。再上一步过程，是把 4 个子带合并成两个子带的过程。同样地回溯这一步，就找到了这 4 个子带里需要高精度重建的系数。回溯所有的步骤，就可以得到掩模。可以用一个简单的感兴趣区域掩模和一个简单的图像模型来说明感兴趣区域掩模的概念。当解码器端接收到与掩模相对应的小波分解系数后，进行小波逆变换运算，所定义的感兴趣区域就可以以理想的图像质量进行重建，如果是无损压缩感兴趣区域里的系数，那么就可以得到无损的感兴趣区域图像。掩模的生成过程如图 3.12。

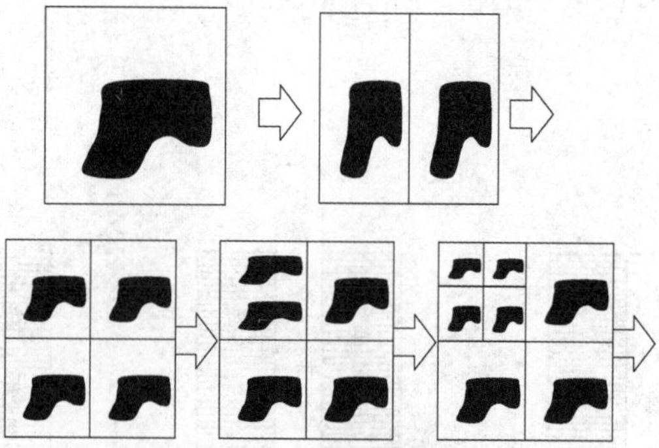

图 3.12　掩模的生成

更具体地，如果在一次分解中，原信号记为 $X(2n)$ 和 $X(2n+1)$，分解后低频子带和高频子带的采样值分别记为 $L(n)$ 和 $H(n)$。在小波分解的每一级后，都有相应的小波逆变换。那么，通过检查由 $L(n)$ 和 $H(n)$ 可以计算出 $X(2n)$ 和 $X(2n+1)$，就可以找到感兴趣区域掩模。例如，对于整数小波(5,3)滤波器有

$$X(2n)=L(n)-\frac{H(n-1)+H(n)}{4}$$

$$X(2n+1)=\frac{L(n)+L(n+1)}{2}+\frac{-H(n-1)+6H(n)-H(n+1)}{8}$$

不难看出，无损重建 $X(2n)$ 和 $X(2n+1)$ 的小波系数为 $L(n)$、$L(n+1)$、$H(n-1)$、$H(n)$ 和 $H(n+1)$，构成了此滤波器的掩模。因此，它们应该位于感兴趣区域掩模中。

对于任意形状的感兴趣区域，要计算感兴趣区域掩模，就必须判断父子带中的每一个采样值是否属于感兴趣区域。对于矩形的感兴趣区域，由于矩形中的所有点都是位于两个对角顶点之间，所以只需要检查这两个对角点即可。生成矩形的感兴趣区域掩模，其计算复杂性比较小。

JPEG 2000 标准的新特性感兴趣区域编码对于医学图像具有重要的现实意义。在医学图像中，病变部分的图像对保真度的要求是非常高的，任何细节上的损伤都是不允许的。因为它可能导致误诊，并引起法律上的纠纷。因此，医学图像一般采用无损压缩，压缩效率不高。采用 JPEG 2000 可以把医学图像中的病变部位进行无损压缩，而对其他区域可以采用更高压缩率的有损压缩，从而大大提高效率。但需要强调指出的是，在 JPEG 2000 所采纳的最大位移方法中，由于可以对任意形状的 ROI 进行编码且不需要将形状信息写入传输码流中，大大简化了解码的设计，有很强的适用性。但由于其缩放比例因子的值是固定的，其 ROI 与背景的重建质量的对比度是不可以调节的，而且由于引入了过多的比特平面会导致编码效率大大降低，甚至还可能出现数据溢出的问题，在未来研究中尚须进一步改进和完善。但不管怎样，JPEG 2000 创建了一个新的图像编码系统，该压缩编码系统的失真率和主观图像质量都优于现有的 JPEG 标准。它能够提供对图像的低码率的压缩，并且对压缩码流可进行灵活的处理，非常有利于远程会诊系统的实现，在未来发展中该标准将与现行 JPEG 标准兼容，并以其优秀的性能应用在 PACS 和远程会诊系统中。

习 题

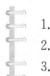

1. 列举不少于五种图像压缩编码方法。
2. 论述 JPEG 2000 的主要特性。
3. 简述感兴趣区域编码的意义。
4. 什么是 MAXSHIFT 算法？
5. 简述 JPEG 和 JPEG 2000 的联系和区别。
6. 简述 JPEG 图像编解码过程。
7. 列举 DICOM 所采用的图像压缩方法。

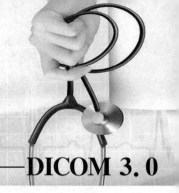

第四章　数字医学成像和通信标准——DICOM 3.0

PACS 在发展过程中遇到很多问题，最主要的就是标准化的问题。早期的医学影像设备输出的信息格式都是由各个制造厂商自行定义的，没有统一的信息格式，在建立 PACS 系统时，为了使网络中的各个设备或工作站能够互相通信，必须在各个节点之间加设一个信息格式转换器。同时这个转换器也需要各个厂商之间相互协调。这给 PACS 的实施带来了很大的不利，不但成本增加，也带来了很大的人力和物力的浪费。人们意识到标准化已经成为了 PACS 发展的关键因素，于是 DICOM 标准便应运而生。DICOM 是 Digital Imaging and Communication of Medicine 的缩写。DICOM 的概念包括了数字医学成像和通信两个方面，其中涵盖了数字医学图像的采集、归档、通信、显示、打印及查询等几乎所有信息交换的协议。DICOM 以开放互联的架构和面向对象的方法定义了一套包含各种类型的医学诊断图像及其相关的分析、报告等信息的对象集，并定义了用于信息传递、交换的服务类与命令集，以及信息的标准响应，详述了唯一标识各类信息对象的技术，提供了应用于网络环境（OSI 或 TCP/IP）的服务支持，结构化地定义了制造厂商遵循的一致性声明（Conformance Statement）。DICOM 标准可在应用层面上通过服务和信息对象，完成五个方面的功能：传输和存储完整的对象（如图像、波形和文档）；请求和返回所需对象；完成特殊的工作（如在胶片上打印图像）；工作流的管理（支持 Worklist 和状态信息）；保证可视图像（如显示和打印之间）的质量和一致性，并通过服务、信息对象及一个良好的协商机制，独立于应用的网络技术（不受具体网络平台限制），可以点对点、一点对多点、多点对多点等多种方式确保彼此兼容的工作实体之间服务和信息对象能有效地通信。DICOM 不仅能实现硬件资源的共享，而且不同于一般分布式对象或数据库管理技术只能在低层自动存取单独的属性，DICOM 在病人、检查、结构化报告（SR）、工作流等高层管理上也能够提供规范服务。作为一个基于内容的医学图像通信标准，DICOM 并不规范应用系统的结构，也不规范具体的功能需求。例如，图像存储只定义传输和保存所必需的信息项目，而不说明图像如何显示和作注解，这样充分保证了其通用性。

DICOM 以开放系统互联（Open System Intercorrnection，OSI）参考模型定义的七层协议为基础，定义在网络通信协议的最上层，为影像、公用信息、应用服务及通讯协议提供了标准模式，允许医学图像在检查仪器、计算机和医院之间进行交换，医学影像设备采用这个标准数据格式和数据接口后，其图像可通过网络系统存储和传输。但 DICOM 不涉及具体的硬件实现而直接应用已有的网络协议，因此与通用网络技术的发展保持相对独立和兼容，如此网络性能的提高可使 DICOM 系统的性能立即得到改善。DICOM 尽管提供了 OSI 的网络模型，但实际上，其绝大部分网络功能都是在 TCP/IP 协议基础上定义的，网络硬件采用的形式有多种多样，如 100 M 的双绞线 100Base-T，光纤 FDDI，综合业务数字网 ISDN、T1 线路等，还有速度较低的10 兆网和电话线路。而只要相关的成像设备具有支持 TCP/IP 协议的网络接口，在软件的支持下，就可以做到像 PC 机一样实现"即插即用"，非常方便地加入到医学信息系统的网络中。在这样的意义下，基于 DICOM 实现的医疗信息系统，无论是 RIS 还是 PACS，都具有类似的架构，在采用 DICOM 标准的信息网络系统中，所有 DICOM 设备之间都可以按照 DICOM 的网络上层协议进行互相连接和操作。这对于实现彻底无纸化、无胶片化的数字医院和远程医疗系统的实施将会起到极其重要的作用。

从医院的管理角度来说，能在医院形成统一的影像规范，做到医院添加新设备时"即插即用"，实现无胶片化医院，方便国际交流，节约大量的人力和资金，从而有效提升医院形象和效率。

从病人角度来看，有 DICOM 构架的医院可以大幅度缩短候诊时间，只要一次就可完成就诊、照相、报告这几个过程。

从医生角度而言，基于 DICOM 可以方便地获取研究参考影像，同时可快捷获取急诊病人的影像信息，为抢救病人争得宝贵的时间。目前该标准已经被医疗设备生产商和医疗界广泛接受，在医疗仪器中得到普及和应用，带有 DICOM 接口的计算机断层扫描(CT)、核磁共振(MR)、心血管造影和超声成像设备已经大量出现，在医疗信息系统数字化和网络化过程中起了重要的作用。在某种意义上，DICOM 与 PACS 的关系类似于 Internet 与 TCP/IP。毫无疑问，DICOM 作为一个完善的标准，是 PACS 的基石，是医学图像信息系统领域中的核心，它主要涉及信息系统中最主要也是最困难的医学图像的存储和通信，可直接应用在放射学信息系统(RIS)和图像存档与通信系统(PACS)中。DICOM 也是研究和开发具有网络连接功能，实现信息资源共享的新型医疗仪器的技术基础。医疗仪器在朝着自动化、智能化发展的同时，也在向着具有通信能力的遥控遥测和信息远程获取的网络功能发展，医疗仪器既是医疗信息系统中的信息源，又是系统中的信息使用者，是信息系统中的一个主要环节，网络化的医疗仪器对医学信息系统的重要性是不言而喻的。DICOM 的推出与实现，大大简化了医学影像信息交换的实现，推动了远程医疗和图像管理与通信系统(PACS)的研究与发展，并且由于 DICOM 的开放性与互联性，使得与医学应用系统(HIS、RIS 等)的集成成为可能。

DICOM 标准制定的主要目的是推动 PACS 的发展，它的产生和发展为 PACS 的发展提供了强有力的标准支持。由于 DICOM 标准在制定过程中参考了医院信息系统的相关标准——HL7 标准，这样在一定程度上保证了 PACS 的通信标准与 HIS/RIS 通信标准的相互兼容。

DICOM 主要对两个方面的内容进行了规范：一是如何将现实世界抽象数字化；二是这些抽象化的信息如何通过网络实现通信。对此，DICOM 定义了两个模型分别实现上述内容的规范：一是第三章所介绍的 DICOM 图像信息模型，它来源于 DICOM 现实世界模型，定义了医学图像通信中所涉及图像相关信息的结构和关系；二是本章将要介绍的 DICOM 网络协议模型，包括信息交换机制和网络通信支持。

4.1　DICOM 标准的发展历史

DICOM 是随着图像化、计算机化的医疗设备的普及和医院管理信息系统，特别是图像存档和通信系统(Picture Archiving and Communication System，PACS)和远程医疗系统的发展而产生的。随着计算机网络的普及，不同厂商生产的设备之间交换图像和相关医学信息的需求日趋迫切。当CT和MR等设备所生成高质量的、形象直观的图像在医疗诊断中广泛使用时，如前所述，由于不同的生产商不同型号的设备产生的图像各自采用了不同的格式，使得不同的设备之间的信息资源难以共享，导致医院PACS系统的实施具有很大的困难。为了解决这一问题，美国放射学会ACR(American College of Radiology)和美国电器制造商协会NEMA(National Electrical Manufacturers Association)在1983年成立了一个联合委员会，主要目标在于：促进不同生产厂商设备间的数字图像信息的通信；推动图像存档及通信系统PACS的发展和扩充，以及与其他医院信息系统的连接；便于建立诊断信息数据库，以便广泛分布的大量设备能够访问和查询。制定用于医学图像存储和通信的标准，提供与制造商无关的数字图像及其相关的通信和存储功能的统一格式，以促进PACS的发展，并提供广泛的分布式诊断和查询功能。

ACR-NEMA 1.0(ACR-NEMA 300-85)版本于1985年推出，该版本定义的影像记录格式已经包含了类似今天DICOM影像头信息(Header)的雏形，其中已采用了标记(Tag)或键(Key)标记不同长度数据元素(Data Element)的方式。但由于对网络环境的应用和通讯需求关注不多，且基本上局限于研究和实验阶段，几乎没有介入商业化应用，这一方面可能是由于其标准的内容定义尚有欠缺，另一方面是由于当时商业化的PACS产品仍处于早期孕育阶段，市场发展方向和用户需求都不十分明朗。随后在对ACR-NEMA 1.0进行了多次修订和补充后，增加了新的数据元素并对部分相关内容进行较大修改，于1988年形成ACR-NEMA 2.0(ACR-NEMA 300-88)版本。该版本的应用实践逐步向网络通讯协议/标准过渡和转换过程，但ACR-NEMA 1.0和2.0均只限于点对点的数据通讯，缺乏对网络环境数据通讯的有效支持。认识到标准对网络支持的不足和标准本身存在的结构性问题，ACR-NEMA结合当时的技术条件和方法对标准作了彻底的重新制定，在1993年正式公布了新的版本NEMA PS 3 DICOM，简称为DICOM 3.0。与原版本相比，3.0版本采用了面向对象的分析方法，定义了医学图像在存储和通信过程中的各种实体和关系，提供了对ISO-OSI(International Standard Organization-Open System Interconnection)在TCP/IP(Transmission Control Protocol/Internet Protocol)的支持，使得医学图像应用层上可以与其他通信协议栈直接通信而不需要重新编写程序。作为ACR-NEMA的扩展，DICOM 3.0之所以不叫ACR-NEMA 3.0是因为：首先，该标准不仅仅是由ACR-NEMA联合委员会制定的，即专门从事医学信息学(Medical Informatics)方面研究的欧洲标准化委员会251技术组(即CEN TC251)，还有日本的医学信息系统开发中心(Medical Information System Development Center，MEDISDC)、日本工业放射设备协会(Japanese Industry Radiology Apparatus，JIRA)都对DICOM标准的制定与形成做出了重要的贡献。其次，该标准不仅仅支持医学与放射学图像，它是动态可扩展的。既支持放射学图像，也支持非放射学图像，如超声波图像(Ultrasound)，口腔图像(Dentistry)等；既支持图像数据，也支持非图像数据，如心电图(Cardiology)波形数据、结构化报告等。因此，DICOM标准既面向放射科，也面向医院其他科室，如心脏科、检验科等。考虑到技术的发展，标准采用了分部式的文档结构，对可能变化或扩充的部分以附录的形式提供，这样标准在更新时涉及面可以尽量小。随着应用的不断发展，DICOM标准也在不断更新，它所支持的医学影像种类也在不断地增加，已经从原来

ACR-NEMA 标准只支持放射影像扩展到支持内窥镜、病理等其他影像和远程医疗相关图像等。目前已成为医学影像设备的标准通信和影像存档协议。DICOM 标准自产生以来，一直处在不断地发展和完善中，并且从不同专业角度拓展它的规范范畴和深度。从它的发展历史来看，DICOM 标准是共同合作的产物，DICOM 标准的发展得到了欧洲的 CEN TC251 和日本的 JIRA 等标准组织的支持，并由其他一些标准组织复审，例如 IEEE，HL7 和 ANSI。而且，DICOM 自产生伊始就一直关注世界其他有关标准的发展并采用其各自发展的成果。如：

1993 年采用 TCP/IP 网络协议。

90 年代与欧洲的 CEN　TC251 一起制定某些附录。

与日本 JRIA 联合并采用日本的媒体交换标准(IS&C)。

在美国早期就与 ANSI-HISPP 配合制定病人信息结构。

1999 年成立 DICOM-HL7 联合工作组。

1999 年与 ISO TC251 建立 A 级联系。ISO TC251 已决定不再成立成像工作组，直接以 DICOM 为生物医学成像标准。

已经采用互联网 E-mail 交换标准(Multipurpose Internet Mail Extensions，MIME)，使得按 DICOM 存储的信息通过 E-mail 进行交换成为可能。

正在考虑适应更为完善的分布式对象管理工具，如 CORBA 和编程工具，如 XML。采用或考虑采用当前国际工业或公认的标准作为网络和媒体存储(数据库)安全性及图像压缩的标准。

因此，DICOM 标准有很强的适应性。在设计初期，DICOM 标准就充分考虑到了对放射科以外的影像支持(比如：病理、内窥镜和牙科影像)。医疗影像设备的制造商往往都是大型跨国企业，他们对 DICOM 标准的关注，对这个标准的推广起到推波助澜的作用。欧洲标准化组织(the Comitâ Europâen de Normalisation)在制定 MEDICOM 标准时完全基于并且兼容了 DICOM 标准。在日本，放射设备及医疗信息系统行业协会发展中心已经采用了 DICOM 标准中可擦写媒介影像交换标准部分，并且考虑将 DICOM 标准纳入其未来的医疗影像处理标准。在中国正在研究制定的 C-PACS 标准中，DICOM 是唯一被接受的医疗影像国际规范。DICOM 标准虽然产生于美国，却迅速为欧洲、日本等发达国家和地区所接受，并且目前已经是国际医学影像界公认的行业标准和国际医疗影像设备的图像通信/交流的唯一规范。

从下面的时间表我们可以比较清楚地了解到 DICOM 标准的历史，包括从最初的原型到目前最新版本的变化：

1982 年，ACR 和 NEMA 联合成立了一个委员会，制定 DICOM 标准原型。

1985 年，公布 1.0 版本(ACR-NEMA V 1.0)。

1988 年，公布 2.0 版本(ACR-NEMA V 2.0)。

1989 年，开始同 HIS/RIS 系统连接的网络工作，名字改称 DICOM，以示与原先的标准有本质区别。

1991 年，公布 DICOM 的 1 至 8 部分。

1992 年，在 RSNA 展会上展示第 8 部分。

1993 年，批准 DICOM 的 1～9 部分成为正式标准；在 RSNA 展会上展示了全部的

9 个部分,正式批准发布 DICOM 3.0 标准。

1994 年,增加第 10 部分 Media Storage and File Format。

1995 年,增加第 11 部分、12 部分、13 部分及其他部分补充内容。

1996 年,进行了第三次修订,并发布 96 版,采用服务器/客户端的网络架构,使用面向对象方式进行分析和设计。

1998 年,发布 DICOM 3.0 98 版,进行了若干明确的规定,修正一些错误,增补了网络打印、控制事件和二次采集图像(Secondary Capture)等内容。

1999 年,发布 DICOM 3.0 99 版,增加了化验室设备的定义,考虑转向二层结构,为同 HIS 系统进行更多的信息共享做准备。

2001 年,发布 DICOM 3.0 2001 版本,增加了结构化报告、波形数据、网络安全概述以及软拷贝显示状态,标准扩展至 16 部分。

2003 年,发布 2003 版本。彻底淘汰了 Point-to-Point 协议,不再支持 OSI 协议栈;增加了临床试验(Clinical Trials)、证据文档(Evidence Documents)等内容;添加了新的存储介质(如 DVD 等)、新的信息对象定义(如多帧 MR、多帧 CT)。其中,最重要的改变是支持 JPEG 2000 压缩格式的医学图像。

2004 年,标准增至 18 部分,添加了新的对象定义(如增强型 CT、眼科摄像等),出于对内窥镜影像的支持,还引入了 MPEG-2,增加了多种结构化报告(如胸部成像、血管内超声和定量动脉 X 摄像术等);支持新的存储介质(如 USB 移动存储设备和闪存等);还提供了存储介质创建、相关病人信息查询等新服务。最大的变动来自于对配置管理和 WEB 访问 DICOM 持久型对象概念的支持。

……

目前,DICOM 一直在持续更新中,几乎每年都出新的版本,当前是 DICOM 3.0 2015 版,最新版本已扩增至 20 部分,具体可参考网站 http://medical.nema.org/。

4.2 DICOM 3.0 的数据集、传输语法和 UID

DICOM 标准的主要目标是要解决不同设备制造商、不同国家等复杂的网络环境下的医学图像存储和传输的问题,即在这样复杂的情况下能够实现准确的无歧义的信息交换。为此,DICOM 必须要解决两个基本问题:语法和语义问题。所谓语义的问题就是指交换信息的具体含义。人们用自然语言进行交流时,就存在歧义性问题,即表达的意思存在多种含义,难于用计算机进行处理。因此 DICOM 需要专门定义自己的"语法"和"词汇",解决歧义性问题。DICOM 的"词汇"是其数据元素,用一对称为标记(Tag)的整数表示,并用数据字典给出详细的定义和解释,另外用 UID(Unique Identifiers)的方法给出唯一标识。"语法"则是指信息组成的规则,在 DICOM 中,数据种类相当多,被分成各个层次,有信息对象定义(IOD)、消息(Message)、命令集、数据集、数据元素、传输语法等。只有通信双方按约定的统一的方法组织数据,才可能准确获得对方传输的信息,这就不可避免涉及传输语法问题。

4.2.1 DICOM 数据元素和数据集

数据集(Data Set)是 DICOM 信息保存与传递的主要形式,是由 DICOM 数据元素按照一定的顺序依次排列组成的，如图 4.1 所示。在一个数据集中，有的数据元素是必须出现的，有的则是在一定的条件下必须出现，而另外一些则是可出现也可不出现的。但一个数据元素在数据集内只能出现一次，只有在嵌套的数据集中可以再次出现。

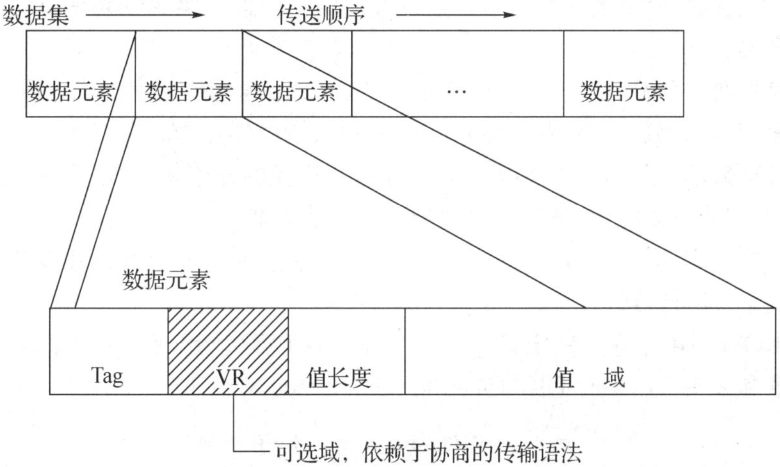

图 4.1 DICOM 数据集和数据元素结构

如前所述，数据元素(Data Element)是 DICOM 中最基本的“词汇”。它由四个部分组成：标签(Tag)、值表示法(VR，Value Representation，可选)、值长度(Value Length)和数据元素值(Value)。实际上，DICOM 对所支持的数据类型有着非常明确的定义，也被称为值表示法。DICOM 数据元素中包括了不等长混合字符串(像一个句子那样包含了开头、结尾和一连串顺序字符的文本串)、二进制数据、时间和日期数据以及人员姓名数据等等。

标签(记)是一个 4 字节的无符号整数(用一对 16 进制数表示)，DICOM 所有的数据元素都可以用标签来唯一表示，方式为：(组号，元素号)，其中组号为高位 2 字节，元素号为低位 2 字节。每个标签在整个数据集中只能出现 1 次(嵌套除外)。各个标签对应什么数据元素可以查阅 DICOM 标准 PS 3.6 部分——数据字典。在数据字典中所有的元素都是用“(组号，元素号)”这种方式来表示的。例如：标签(0008，0020)，可以在 DICOM 数据字典中查出它代表的是检查日期，(0010，0010)表示病人姓名，(0018，1088)表示心率等。

组号为偶数的是标准数据元素，但不包括 0000、0002、0004、0006。以上四个值是保留给 DIMSE 命令和文件使用的，外界无法更改标准数据元素的内容。组号为奇数的是私有数据元素，但不包括 0001、0003、0005、0007 和 FFFF。这些号码的数据元素是保留给用户与生产商所使用的，它为人们使用和适当扩展 DICOM 使它符合自己特殊的需要提供了保证。使用者可以定义自己的数据元素，即前述私有标签元素 Private Data Elements，组号为奇数，在 DICOM 标准中对自己定义的数据元素有详细的规则说明。DICOM 保留数据区域(gggg，0010-00ff)为“私有数据元素解码机”告知这些私有数据元素的含义。

此外，DICOM 标准规定，数据集中的数据元素按数据元素标记中的组号以及元素号数值增加的方式依次进行排序。

DICOM 标准中，对每个具体属性(用 Tag 标记)都定义了值表示法 VR。VR 具体描述了属性值如何进行编码，VR指明了该数据元素中的数据是哪种类型的。值表示法有隐式和显式两种形式。数据元素的值表示法是否存在决定于协商的传输语法。隐式就是采用预先规定的表示方法，通过标记从数据字典中查到DICOM对这个属性表示方法的规定，从而正确解释属性值的内容。这种方式要求信息交换双方共享包含所有可能属性的数据字典。

显式是用两个字符明确表示值的表示方法，如AS表示年龄字符串，DT是日期和时间，FL表示浮点型数据，PN表示姓名，FD表示双精度浮点数，SL(Signed Long,SL)表示有符号长整数(32位)等。这种方法增加了信息交换的开销，但比用共享数据字典更灵活，因为在多制造商环境下，数据字典同步更新非常困难。

特别需要注意的是，组号为0000H的所有命令集数据元素必须使用低位字节优先和隐式VR的格式进行传输。

在DICOM标准中详尽地定义了27种VR，每种VR均用两个字符来表示，关于VR的详细取值和说明可以参阅DICOM标准PS 3.5部分中表6.2-1(如表4.1所列)。

表4.1 DICOM标准定义的VR类型

VR	说明	VR	说明
AE	Application Entity	OW	Other Word
AS	Age String	PN	Person Name
AT	Attribute Tag	SH	Short String
CS	Code String	SL	Signed Long
DA	Date	SQ	Sequence
DS	Decimal String	SS	Signed Short
DT	Date Time	ST	Short Text
FL	Float Single	TM	Time
FD	Float Double	UI	Unique Identifier
IS	Integer String	UL	Unsigned Long
LO	Long String	UN	Unknown
LT	Long Text	US	Unsigned Short
OB	Other Byte	UT	Unlimited Text
OF	Other Float String		

值长度(Value Length)指明该数据元素的元素值域中数据的字节长度。不包括标记、值表示法和值长度本身。如值长度为4字节且其值为FFFFFFFFH时，则表示未定义长度。值长度本身占用的字节数为2字节或4字节，具体如下：

隐式值表示法，值长度占4字节。

显式值表示法为OB、OW、OF、UT、SQ或UN时，紧跟着的2字节为0000H，预留给DICOM的以后版本。值长度占4字节(具体的定义请参照DICOM 3.0协议标准的第五部分)。

其他显式值表示法，值长度占2字节。

此外，还有未定义长度。未定义长度一般用于VR类型为条目序列(Sequence of Item：SQ)类型的数据元素。而该属性的具体数值则存放在数据元素值单元中，此时，DICOM数据集为嵌套结构。也就是说，在VR为SQ的数据元素中，数据元素值中存放的数据为由数据元素组成的一个或多个数据集，这些数据集的结构也应该符合上述基本要求。换句话说，此处以一嵌套数据集(Nesting of Data Sets)作为特殊数据元素，在这个特殊的数据元素中，可以由0个或多个条目(Items)组成一个序列，每个条目又分别包含一组特定的数据元素。

数据嵌套的一个实例是所谓"文件夹"对象。一个文件夹可以包含多个嵌套的文件，而每个文件又可以有多个数据元素。对于嵌套数据元素，DICOM允许使用"未定长度"(FFFFFFFFH)，其最终结束位置由"定界符"确定。定界符是一种特殊的数据元素，可分别确定每个条目的长度和整个嵌套数据元素的长度。

在DICOM图像文件中，像素数据(Pixel Data)数据元素被用来保存图像数据，其数据标签值为(7EE0,0010)，它在值域中保存的像素数据可以是原始数据，也可以是经过封装的(如压缩数据)数据。对于原始的像素数据来说，像素数据元素的值长度是明确定义的；而对于封装的像素数据来说，其数据元素的值长度是没有明确定义的，其值被设置为FFFFFFFFH。对于封装的像素数据来说，像素数据元素的VR为OB类型，其值表现为被分割为一个或多个Item的像素数据流，从而表达一个单帧或多帧的图像。每个Item被封装成一个标签值为(FFFE,E000)的数据元素，标签后为一个4字节的值长度域，用以指定本条目值域的长度；最后条目序列通过一个(FFFE,E0DD)的序列定界项数据元素束终止，序列定界项没有值域，其值长度域设置为00000000H。

数据元素值域中包含了该数据元素的数值，其字节长度由值长度指明，必须是偶数个，不足的补0，若元素的VR为字符串型，除了VR=UI外，用空格键(ASCII码20H)补空，当VR=UI时，用NULL(ASCII码00H)补空，当VR=OB时，也是用NULL补空。如果值长度为未定义长度，则由序列定界标记(FFFE,E0DD)或Item定界标记(FFFE,E00D)来表示该数据元素值的结束。

例如：默认传输语法下，病人姓名"COTTA^ANNA"的编码是这样的：病人姓名的标记为(0010,0010)，没有值表示法，值长度为10，值为"COTTA^ANNA"。最后得到的数据元素编码为：

10 00 10 00 0A 00 00 00 43 4F 54 54 41 5E 41 4E 4E 41 20

标记　　值长度　　值域

<u>10 00 10 00</u> <u>0A 00 00 00</u> <u>43 4F 54 54 41 5E 41 4E 4E 41 20</u>

标记　　值长度　　值域

除了上面的几个域之外，在数据元素定义中还有一个重要的概念：值的多重性(Value Multiplicity，简称VM)。它说明了在值域中的值的个数，可以为一个或多个。在DICOM标准中，绝大部分的数据元素的VM为1，等价于ACR-NEMA中的"S"(Single)。若一元素含有多个值，则要用一定的方式为每个值定界。对于VR为字符型的元素来说，每个值中间用反斜杠"\"隔开，因此在文本中不可乱用反斜杠。每个值的长度可以是奇数或偶数，但其总长度(包括反斜杠)必须为偶，补空时，补在最后一个值上。这类元素的例子，如元素标记为(0028,0030)的像素距离(Pixel Spacing)元素，该元素以毫米为单位说明了相邻像素中心之间的距离所代表的患者身上的实际尺寸，如 0.1\0.1。对于二进制值来说，因每个值的长度是固定的，所以只要将它们顺序排列下来，中间不需要任何定界符分隔。这类元素的例子，如调色板的值等。

4.2.2 传输语法和唯一标识符 UID

所谓传输语法(Transfer Syntax)是指在进行在线或离线数据通讯过程中所必须遵循的特定的数据编码格式和规范，具体规定了传送或存储内容的编码方式、字节发送(存储)的次序、图像的封装形式等等。比如在两台计算机(网络中称主机)之间进行通信时，需要就传输语法进行协商，首先由通信的请求方使用默认的传输语法给出自己可以用的传输语法清单由对方选择，通信的另一方则根据自身的硬件和操作系统等软件情况选择合适的传输语法，并回答对方。这样就确定了在其后通信中所采用的传输语法。传输语法的处理是服务提供方的一部分，但双方都要初始设置正确的，对双方都可接受的传输语法。传输语法在 DICOM 中是由一个 UID 标识的。传输语法定义了三个方面的内容：数值表示法如何指定，即采用显式 VR 或隐式 VR；多字节数在存储或传输时的字节顺序，是低位字节先存储或发送(Little Endian)，还是高位字节先存储或发送(Big Endian)；封装情况下的压缩格式，是采用 JPEG 还是 RLE 的压缩算法，是有损方式还是无损方式等。例如，对于一个 32 位无符号整数 12345678H，在 Little Endian 方式下的字节顺序为 78、56、34、12，而在 Big Endian 方式下的字节顺序则为 12、34、56、78。传输语法在 DICOM 数据集能被交换之前，数据集到字节流的编码方式是默认的，或在网络交换中协商，编码方式由传输语法指明。DICOM 默认的传输语法是隐式 VR、Little Endian 传输语法，并采用无损方式的 JPEG 压缩算法。

正如同某些工业品标志有唯一识别号码一样，影像、报告及其他一些由一台影像设备传输到另外一台设备的信息都需要有唯一识别的号码。DICOM 定义了 UID 来起到这个作用。UID 的格式遵从国际标准，当被正确使用时，这个识别码不但在一个机构内是唯一的而且应当在全球范围内是唯一的。举例来说，我们前面提到的不同的传输语法就有不同的 UID，这样当设备通讯时可以利用 UID 来指向某个特定的语法规则。

UID 是用于唯一标识 DICOM 标准中各种不同信息对象的字符串，以保证不同国家、地区、生产商生成的标识可在世界上任何地点也可与其他生产商生成的标识相互区别。为保证每个标识的全球的唯一性，使用了下面的字符串产生机制：＜根＞.＜后缀＞。根部分是由权威部门分配的，它保证没有其他人或机构再使用这个根标识。该数值由标准化组织分配给公司、组织或医院。后缀由该公司或组织自行分配，但必须保证在自己内部也是唯一的，后缀多是由系统在产生实例时动态产生的。如此保证了每一个 UID 在全球范围内是唯一的标识。UID 号码大多是由计算机软件生成的，其结果是号码看上去晦涩难懂。在 DICOM 标准中任何时候一个对象指向另外一个对象时都要使用 UID，传输语法也由一个 UID 标识。

UID 的编码规则有：

(1) 每个组成分量(Component)是一个数，必须包含一个或一个以上的阿拉伯数字，且当该组成分量只由一个阿拉伯数字组成时，第一个数字不能为 0。

（2）数字编码使用的是 ISO646：1990（即 DICOM 默认字符库）基本 GO 区字符集（Basic GO Set）中的 0～9 字符。

（3）各个组成分量之间用点号“.”分隔。

（4）如果整个字符串的长度为奇数字节，必须在最后一个组成分量的末尾填充一个 NULL 字符，使 UID 对齐在偶数字节边界。

（5）整个字符串的长度不能超过 64 个字符，包括各个组成分量的数字、分量间的分隔符以及填充字符。

DICOM UID 的定义基于 ISO8824 标准，并使用 ISO9934.3 中所注册的值来保证全局的唯一性。作为国际标准组织的一部分，DICOM 委员会负责申请并获得了一个特定的数字字段用来定义 DICOM 的 UID。这个数字字段被称为组织根字段。DICOM 组织（MESA）获得的字段是 1.2.840.10008，其中第一个数字“1”代表国际标准化组织 ISO，第二个数字“2”表示美国国家标准组织 ANSI，第三个数字代表标准组织成员机构所在国家或地区代码，这里“840”表示美国，第四个数字“10008”代表美国国家电子制造业协会 NEMA。此外，这个根字段上还可附加数字作为标志码。如 UID 1.2.840.10008.1.2.1 就表示了 DICOM 标准中某个特定的语法。

组织根字段根据 UID 由厂商发放还是由用户发放而略有不同。在这些数字中间出现的符号看上去似乎把数字分成了几个有特定意义的字段，但实际上它们并没有什么意义。UID 仅仅给特定对象一个唯一标识，并不附带关于被标识对象的任何信息。

如下给出唯一标识符 UID 的几个示例及其简单说明：

DICOM 组织（MESA）获得的字段是“1.2.840.10008”。

验证服务类是“1.2.840.10008.1.1”。

CT 图像存储是“1.2.840.10008.5.1.4.1.1.2”。

基本灰度打印管理元 SOP 类的 UID 为：“1.2.840.10008.5.1.1.9”。

基本胶片对话 SOP 类的 UID 为：“1.2.840.10008.5.1.1.1”。

唯一标识符 UID

“1.2.840.113681.2162644097.636.3189276047.7.50”是某企业影像系统产生的一张影像的 UID。其中“1.2.840.113681”是该企业从 ANSI 申请得到的根标识，其余部分是该企业影像系统所产生的这张影像的内部唯一的标识。

表 4.2　DICOM 传输语法

UID	传输语法
1.2.840.10008.1.2	隐式 VR Little Endian 传输语法
1.2.840.10008.1.2.1	Little Endian 传输语法（显式 VR）
1.2.840.10008.1.2.2	Big Endian 传输语法（显式 VR）
1.2.840.10008.1.2.4.*	各种数据压缩的传输语法
1.2.840.10008.1.2.5	RLE 编码像素数据传输语法

表 4.2 给出了 DICOM 各传输语法的 UID，其中 1.2.840.10008.1.2.4.* 为各种数据压缩的传输语法，如：

JPEG 基本型传输语法 UID 为 1.2.840.10008.1.2.4.50，

JPEG 扩展型 UID 为 1.2.840.10008.1.2.4.51，

RLE 为 1.2.840.10008.1.2.5，

JPEG-LS UID 为 1.2.840.10008.1.2.4.80，

JPEG 2000 UID 为 1.2.840.10008.1.2.4.90。

目前，DICOM 标准定义的传输语法主要包括 Lossless JPEG/Lossy JPEG/Run-Length Encoding(RLE)等几类，且均采用 Explicit VR。

4.3 DICOM 3.0 的思想、模型和相关术语

在面向对象软件工程思想中，外部世界事物在计算机内部表示为事物属性值和处理方法的集合，整体封装成被称为类和对象的抽象数据类型。对象和类首先具有封装和继承的特征。封装是指对象将属性和方法集合在一起，一般情况下只提供给自己和派生对象使用。继承是指当一个对象是由另一个对象(父对象)派生出时，它就自动具有父对象所具有的属性和方法。面向对象的程序设计思想倾向于建立一个客观而实用的对象模型，能够近似地反映应用领域内的实体之间的关系，其本质是更接近于一种人类认知事物所采用的哲学观的计算模型，具有直观性和表达的便捷性。而在计算机系统分析中，凡是可以区别并被人们识别的事、物、概念等，都可以被抽象为实体。实体一般具有若干特征，也称为属性。通过定义实体以及实体间的联系，可以描述现实世界以表现系统的需求和功能，被称为实体-关系模型(Entity-Eelationship，E-R)，简称 E-R 模型，通常以 E-R 图的方式表示，其中用方框表示实体，菱形表示联系，用带箭头或不带箭头的线段将实体(方框)与联系(菱形)连接表示它们之间存在联系。E-R 模型不仅描述信息流的流程，而且全面描述了信息实体之间的层次关系，是面向对象的分析方法所采用的主要表示方法和对客观世界的抽象方法。DICOM 3.0 正是基于 E-R 模型对 PACS 中相关事物(如患者、图像、临床报告等)参与医学影像学诊断并相互关联的信息结构进行描述的。在 DICOM 3.0 标准中基于软件工程中广泛使用的面向对象的描述方法和 E-R 模型，具体定义了医学图像在存储和通信过程中的各种实体和关系。其结构和内容设计使得 DICOM 3.0 具有以下一些特点：①广泛适用于网络环境；②规定了医疗设备如何对数据交换及相关指令做出反应；③定义了规范标准的级别；④具有可扩展性；⑤引入了广义的信息对象(Information Object)概念；⑥建立了唯一标识各种信息对象的方法。DICOM 标准涉及医学图像、数据通信、管理信息系统等领域，在标准中又采用了面向对象的描述方法和 E-R 模型，从而引入了大量的各专业方面的术语，给标准的阅读和理解带来困难。本节简要地将标准中涉及的常用的技术词汇和缩略语给予介绍。

4.3.1 实体-关系模型和信息对象定义

在 DICOM 中，实体(Entity)表示一个或一类有相同特性个体的应用对象。如患者是一个实体，具有姓名、性别、年龄等属性。图像也是一个实体，它有图像尺寸、图像数据等属性。关系(Relation)表示实体之间的相互关系。如患者实体与分析实体之间存在着引用联系，打印机实体和胶片实体之间存在着打印的联系。

如图 4.2 所示为 DICOM 打印 E-R 模型：

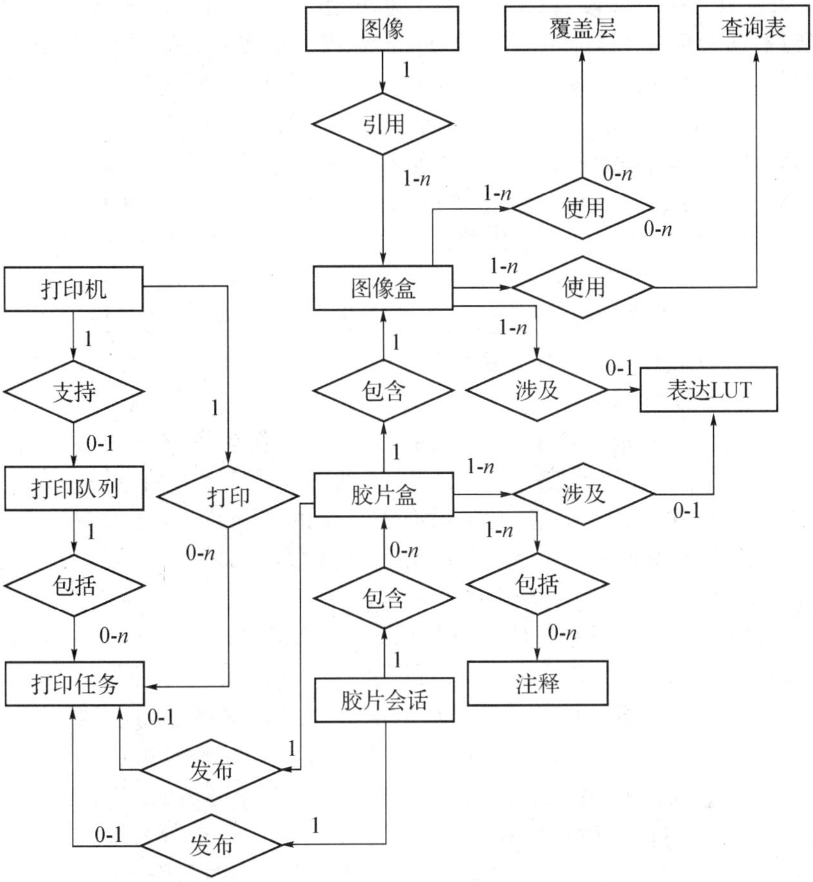

图 4.2　DICOM 打印现实世界模型

DICOM 打印现实世界模型中最上层源实体有 3 个：①打印机（Printer）；②胶片会话（Film Session）；③图像（Image）。

一个“打印机”作为胶片打印模型中最上层的源实体，它打印一个或多个“打印任务（Print Job）”目标实体和支持零个或一个“打印队列（Print Queue）”目标实体；一个“打印队列”作为新一层次的源实体，包含零或多个“打印任务”目标实体。

一个“胶片会话”作为最上层源实体包含零个或多个“胶片盒（Film Box）”目标实体和发布零个或一个“打印任务”目标实体：一个“胶片盒”源实体包含一个或多个“图像（Image Box）”目标实体和发布零个或一个“打印任务”目标实体，同时一个或多个“胶片盒”源实体又包含零个或多个“注释（Annotation）”目标实体和涉及零个或一个“表达查找表（Presentation LUT）”目标实体；一个或多个“图像盒”作为源实体使用零个或多个“覆盖（Overlay）”和“查找表（Look Up Table）”目标实体，同时又涉及零个或一个“表达LUT”目标实体。另外，一幅“图像”作为源实体被引用到一个或多个“图像盒”目标实体。基于上述的 DICOM 打印 E-R 模型，我们可以把胶片打印现实世界模型清楚地映射到计算机的数据结构上来。因此，E-R 模型使医学影像设备制造厂商和用户（医生）都能从各自角度共同清晰地理解 DICOM 的数据结构。

除了应用中所对应的各具体相关的实体概念外，DICOM 标准中最常见的就是应用实体（Application Entity，AE）和信息实体（Information Entity，IE）的概念。其中，应用实体是指一个具体的 DICOM 应用单元。它包括各种设备，如扫描仪、工作站和打印机等。AE既可以是一个成像设备(Modality),也可是一个PACS Server,也可以是Client Machine等等,通常用应用实体标题(AE Title)标识。在实际的应用环境中,一个应用实体可以支持和提供多个DICOM功能执行过程,而一个DICOM应用程序可以同时支持与多个AE相关的通讯过程。在特定的情形下,DICOM AE还需基于DICOM数据字典建立DICOM数据元素的解析过程。信息实体IE是指对应于现实世界中单一事物(如一个病人、一幅图像等)的一组信息的整体称谓。DICOM 3.0部分地采用了面向对象方法,其中将信息实体基于面向对象思想的抽象称为信息对象定义(Information Object Definition,IOD)。类似影像、报告、患者这样的信息实体在DICOM中被抽象为相应的IOD,用于描述现实世界中的对象信息,并作为DICOM命令的作用受体。因为它们的功能就是承载信息。信息对象定义的实质就是一个属性列表,这些属性分成必要属性、可选属性和条件属性(这种属性在某些条件下是必需的)。信息对象定义作为面向对象的抽象数据模型,类似于一张包含很多空白字段的表格。像患者姓名、病案号这样的信息片断都可以当作一个属性。即使一个空白表格,也代表了一定的信息结构意义。当表格中的空白被填满,属性被赋予数值,对象就有了具体的实际意义,它可能代表一个患者、一幅影像或者其他什么对象。这个填表的过程,也就是为属性分配数值的过程,也是所谓的创建信息对象实例的过程。

在DICOM中,属性是最小单位信息的描述,在编码时,用数据元素(Data Element)表示。它们组成了信息实体IE。相互关联的属性可以组成信息对象模块IOM(Information Object Module),能够被共享用于多个IOD中。要注意的是,这些模块有些是必需的(Modatory),有些是用户选用的(User)。在每个模块中的属性表中,属性又可具体分为五类:Type 1、Typ1C、Typ2、Typ2C和Typ3。Type 1是必需的;Type 2也是必需的,但是内容可以为空;Type 3则可选择,是非必需的;Type 1C或Typ 2C中的"C"表示特定的伴随条件。如果多个模块包含同一属性,此属性在编码时只编入一次。

一个标准信息对象定义(Normal IOD)是包含单个信息实体的信息对象定义,通常用来表示DICOM现实世界模型中的一个实体,如Patient IOD、Study IOD等。其中一部分是从HIS或RIS传来的,用于PACS系统管理。标准信息对象的定义是严格符合面向对象设计的要求的。当一个标准信息对象定义的实例在通讯中被使用时,该实例的上下文并不真正交换,而是通过使用与标准信息对象定义实例相关的指针来提供上下文,这符合面向对象思想的封装性原则。以最基本的标准信息对象定义——患者信息对象定义为例,其中有服务对象对公用模块、患者关系模块、患者标识模块、患者描述信息、患者医疗信息五个模块,每个模块包含有患者实体的一组属性,DICOM对其具体定义如下(属性之间用逗号隔开):

· SOP公用模块:SOP类UID,SOP实例UID,特殊字符集,实例生成的日期和时间,生成者UID,实例号。

· 患者关系模块:引用研究序列,引用访问序列,引用患者别名序列。

· 患者标识模块:姓名,ID,issuer,其他ID,其他名,出生日,母亲生日,医疗记录定位。

· 患者人口统计信息:年龄,职业,数据保密限制描述,出生日期,出生时间,性别,保险计划代码序列,身高,体重,住址,军阶,服务机构,居住国家,电话号码,种族,宗教,注解。

· 患者医疗信息:医疗警告,对比敏感,吸烟情况,患者其他历史,怀孕情况,上次月经日期,特殊需求,患者症状。

对DICOM标准定义的各类标准IOD内容的细节,请参考PS 3.3 Annex B。

与标准信息对象定义不同,复合信息对象定义(Composite IOD)包含一个以上的相关信息实体(IE)。这就意味着该类信息对象定义所包含的属性有两类:①现实世界实体本身所固有的;②非现实世界实体固有但是与之相关的属性。如CT图像复合信息对象定义,其中既包含了图像(Image)本身所固有的,如成像日期等属性,也包含了图像本身所没有但与之相关的(如患者姓名等)属性。这些相关的现实世界对象为被交换的信息提供了一个完整的上下文(Context)。当一个复合信息对象定义的实例参与通讯时,在应用实体(Application Entity)间交换的是整个的上下文。多个复合信息对象定义之间的关系应当在这个上下文信息中传送。复合信息对象的定义虽不完全符合面向对象设计的要求,但通过使用复合对象,人们可以通过较少的读取查询次数来获得全部相关信息,可有效节约操作时间。

复合信息对象定义大多为医疗图像,这些医疗图像复合对象包含一些与成像设备相关的属性,这些属性根据各自成像设备的不同而不同。除此之外,它们包含一些共同的属性,主要有:

(1) 标识属性:即一幅图像区别于其余图像的标识,包括服务对象对类UID、检查实例UID、序列实例UID以及图像实例UID等;

(2) 成像设备的类型:是CT、MR或是US等;

(3) 与像素有关的属性:包括每像素的采样、阵列的行、列等数字、分配比特数、存贮比特数、高位比特、像素表示、平面配置等。

DICOM针对不同的成像设备定义了不同类型的图像信息对象(Information Object,IO)。每种类型的图像信息对象包括了特定类型成像设备的详细信息。它们包括CR IO、CT IO、MR IO,US IO、DA IO、DF IO、NMI IO等类别。对于每种类型的图像,DICOM定义了一系列的信息对象模型以适用于具有不同条件和功能的系统。除此之外,DICOM针对来自视频和胶片方式的图像定义了专门的图像信息对象,这类对象不包括成像设备和图像数据采集的详细信息,而只包括从视频和胶片上获取的一些信息。

DICOM复合信息对象定义大多为医疗图像,这些医疗图像复合对象包含一些与成像设备相关的属性,这些属性根据各自成像设备的不同而不同。除此之外,它们还包含一些共同的属性。以下是一个CT图像的信息对象定义,涉及患者、检查、序列、参考帧、设备和图像实体,每个实体又有若干模块,其中有些模块是可选的,用(U)标明。

(1) 患者实体

①患者模块:姓名,患者ID,出生日期,性别,参考病人序列,出生时间,其他ID,其他名,种族,注解。

②临床试验模块(U):临床试验组织者,临床试验协议ID,协议名,临床试验场所ID,场所名。

(2) 检查实体

①一般检查模块:检查实例UID,检查日期,检查时间,经治医生姓名,经治医生标识序列,检查ID,访问号,检查描述,记录医生,记录医生标识序列,读片医生姓名,读片医生标识序列,参考检查序列,操作代码序列。

②患者检查模块(U):入院诊断描述,入院诊断代码序列,患者年龄,身高,体重,职业,附加病史。

③临床试验检查模块(U):临床试验时点ID,临床试验时点描述。

(3) 序列实体

①一般序列模块:影像设备,序列实例UID,序列号,体侧,序列日期,时间,实施医生姓名,实施医生标识序列,协议名,协议描述,操作员姓名,操作员标识序列,参考操作程

序步骤序列,检查部位,患者体位,最小像素值,最大像素值,请求属性序列,操作程序步骤 ID,操作程序步骤开始日期,操作程序步骤开始时间,操作程序步骤描述,操作协议代码序列,操作程序步骤说明。

②临床试验序列模块(U):临床试验协调中心名称。

(4) 参考帧实体

参考帧模块:参考帧 UID,位置参考指示。

(5) 设备实体

一般设备模块:制造商,机构名称,机构地址,工作站名称,机构科室名称,设备型号,设备序列号,软件版本,空间分辨率,最后校准日期,最后校准时间,像素填充值。

(6) 图像实体

①一般图像模块:实例编号,患者方向,内容日期,内容时间,图像类别,采集编号,采集日期,采集时间,参考图像序列,派生方法描述,派生方法代码序列,原图像序列,参考波形序列,图像说明,质控图像标志,写入标注标志,有损图像压缩,压缩比,图标图像序列,显示查找表锐化。

②图像平面模块:像素间距,图像方向,图像位置,切片厚度,切片位置。

③图像像素模块:每像素平面数,光度解释,行数,列数,分配位数,存储位数,最高位,像素表示,像素数据,平面配置,像素表观比率,最小图像像素值,最大图像像素值,红调色板颜色查找表描述符,绿调色板颜色查找表描述符,蓝调色板颜色查找表描述符,红调色板颜色检查表数据,绿调色板颜色检查表数据,蓝调色板颜色检查表数据。

④对比度增强剂模块:对比度增强剂,对比度增强剂序列,给药途径,给药途径序列,给药容量,给药开始时间,结束时间,对比度增强剂总剂量,给药速率,给药持续时间,对比度增强剂成分,对比度增强剂成分浓度。

⑤CT 图像模块:图像类型,每像素平面数,光度解释,分配位数,存储位数,最高位,换算截距,换算斜率,千伏数,采集编号,扫描选项,数据收集直径,重建直径,源到探测器的距离,源到病人的距离,支架/探测器倾斜度,床高,旋转方向,曝光时间,X 射线管电流,曝光量,微安秒曝光量,过滤器类型,发生器功率,焦点,回旋中心。

⑥叠加平面模块(U):叠加行数,列数,叠加类型,叠加起点,叠加分配位数,叠加位的位置,叠加数据,叠加描述,叠加子类型,叠加标签,ROI 区域,ROI 均值,ROI 标准差。

⑦感兴趣值(VOI)查找表模块(U):感兴趣值查找表序列,窗宽,窗位,窗宽、窗位解释。

⑧服务对象对(SOP)通用模块:服务对象对类 UID,服务对象对实例 UID,特殊字符集,实例创建日期,实例创建时间,实例创建者 UID,编码方案标志序列,时区 UTC 时差,相关设备序列,实例编号,服务对象对实例状态,服务对象对认证日期时间,服务对象对认证说明,认证设备证书编号,加密属性序列。

表 4.3 所列为 DICOM 所有复合 IOD 与标准 IOD。

表 4.3 复合 IOD 与标准 IOD 一览表

复合 IOD	标准 IOD
Computed Radiography(CR) Image IOD	Patient IOD
Computed Tomography(CT) Image IOD	Visit IOD
Magnetic Resonance(MR) Image IOD	Study IOD

续表 4.3

复合 IOD	标准 IOD
Nuclear Medicine(NM) Image IOD	Study Component IOD
Ultrasound(US) Image IOD	Results IOD
Ultrasound Multi-frame(US-mf) Image IOD	Interpretation IOD
Secondary Capture(SC) ImageIOD	Basic Film Session IOD
Standalone Overlay IOD	Basic Film Box IOD
Standalone Curve IOD	Basic Image Box IOD
Basic Study Descriptor IOD	Basic Annotation Presentation IOD
Standalone Modality LUT IOD	Basic Print Job IOD
Standalone VOI LUT IOD	Basic Printer IOD
Image Overlay Box IOD	VOI LUT IOD

总之,一个 IOD 是一个或一组相关联的信息实体 IE 的集合。随着上下文的不同,只含有一个 IE 的 IOD 称为标准 IOD,其中的属性均为现实世界实体所固有的属性;含有多个 IE 的 IOD 称为复合 IOD,主要用于表达图像数据。DICOM IOD、信息实体以及信息对象模块之间的关系可概括为图 4.3。

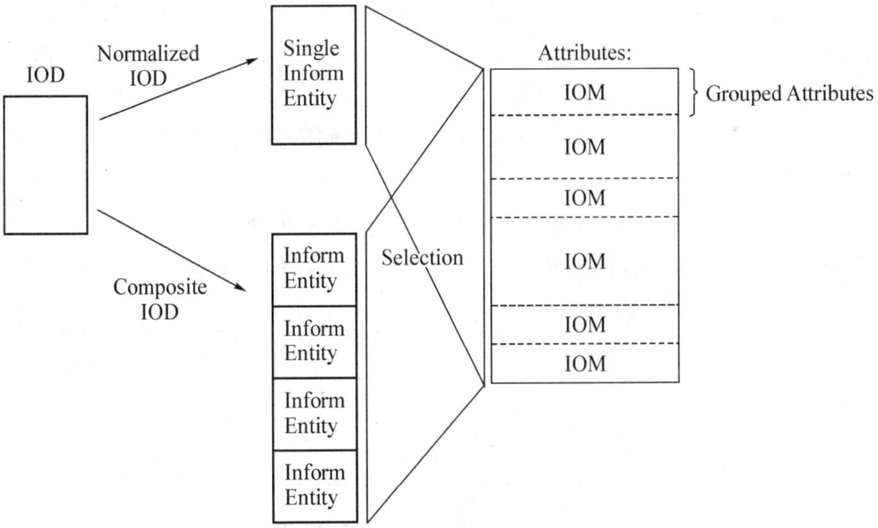

图 4.3 DICOM 信息对象定义与信息实体关系

4.3.2 C/S 模式和服务对象对类

在 DICOM 中,基于面向对象思想将服务(Service)定义为某对象为其他对象或程序提供的功能或操作。DICOM 的应用在功能上是基于 Client/Server 模式的,为了使数据在成像设备与工作站之间进行传输,数据传输的两端(客户端和服务器端)需同时运行有 DICOM 程序所提供的相应服务,这些服务按照一定方式组织在一起就是 DICOM 中的服务类 SC(Service Class),它包含各种服务和操作。数据传输两端基于 C/S 模式相互联系的服务类构成服务对象对 SOP(Service Object Pair)类,在 DICOM 3.0 中,一个服务类是一组相关的 SOP 类的集合,由若干个相关的 SOP 类组成,完成某一项具体的 DICOM

功能。基于 Client/Server 模式，服务类包括服务类提供者 SCP（Service Class Provider）和服务类使用者 SCU（Service Class User）。某一台设备可能仅符合其中的某一个或某几个类。比如：

①通常的设备操作台（Operator Console）仅符合 DICOM 的存储类及传输类，它仅作为 SCU 而不是 SCP，且不符合 DICOM 3.0 的打印服务类（Service Class for Printing）。

②存档服务器（Archiving Server）是存储类的提供者（Storage SCP）。

③影像工作站是存储类的提供者（Storage SCP）。

此外，DICOM 将复杂的服务分解成一些小的服务元素，称之为 DICOM 服务元素，分为 DICOM 消息服务元素（DICOM Message Service Elements，DIMSE）和存储服务元素。在 DICOM 中以信息对象定义对应某 SOP 类的属性和数据，服务元素（Service Elements）是对特定 SOP 类的信息对象实施的基本操作。属于一个 SOP 类的一组服务元素称为一个服务组 SG（Service Group）。服务组是一组 DIMSE 命令和消息的集合，它的作用对象是 IOD。如此，一个信息对象定义与一组服务元素相联系，既包括特定数据集合，也包含对该数据集合的操作，那么按照面向对象程序设计方法自然可以封装构成 SOP 类，即每个服务对象对类由信息对象定义以及施加于该 IOD 的操作或者通知组成。举例来说，复合 IOD 中的影像 IOD 只是服务对象，那么对这个对象能完成什么相关服务则需要进一步定义。影像 IOD 如 CT、MR、US、X-ray 等，加上对其进行的服务，例如：Storage，Verification，Query/Retrieve 等，就组成了一个 SOP（Service Object Pair），这样一个对象加服务的 SOP 就组成了 DICOM 最基本的运作单元。例如某一台设备支持 MR Image Storage SOP Class，那就表示它可以存储 MR 图像。反之，若是一台 CT 要支持 DICOM 存储，则它必须支持 CT Image Storage SOP Class。而标准信息对象定义比较典型的，如打印管理服务类，一般在与系统管理相关的服务类（Service Class）中使用，其中一部分是从 HIS 或 RIS 传来的，DICOM 信息模型结构可概括为图 4.4。

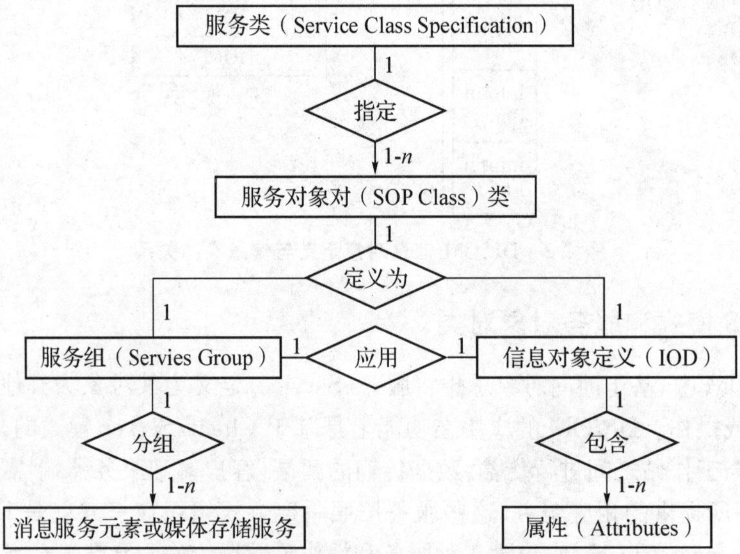

图 4.4　DICOM 信息模型结构

DICOM 3.0 中一个信息对象定义 IOD 和一组 DICOM 消息服务元素 DIMSE（一个

服务组)构成服务对象对(Service Object Pair,SOP)类,是 DICOM 的基本功能单位,如 MR Image(IOD)+Verification/Storage/Query/Retrieval(Service)。由于对复合 SOP 的操作方式与标准 SOP 的操作和通知的方式相差较大,DIMSE 定义了两组服务:分别叫做 DIMSE-C 服务和 DIMSE-N 服务。其中对于复合信息对象定义了六种 DIMSE,分别为 C-STORE、C-FIND、C-MOVE、C-GET、C-CANCEL 和 C-ECHO;对于标准信息对象定义了六种 DIMSE,分别为 N-GET、N-SET、N-ACTION、N-CREATE、N-DELETE 和 N-EVENT-REPORT,如表 4.4 所列。这些服务元素的具体语义取决于它们所作用的特定服务类和 SOP 类。C-XXXX 彼此之间没有太紧密联系,N-XXXX 彼此之间存在密切联系(一般运行在相互通信的两个进程中,对一系列初级请求间的关系进行控制)。DICOM 还定义了与存储媒体相关的服务元素,提供操作文件集的初级方法,包括 M-WRITE、M-READ、M-DELETE、M-INQUIRE-FILE-SET(查询可供在文件集内产生新 DICOM 文件的剩余空间)和 M-INQUIRE-FILE(查询文件集内 DICOM 文件产生或更新的日期与时间)。如下对 DIMSE-C 和 DIMSE-N 服务分别进行较为详细的介绍。

表 4.4 DIMSE-N 和 DIMSE-C 服务

命令	所属类型	功能描述
N-EVENT-REPORT	DIMSE-N	信息对象相关的通告
N-SET	DIMSE-N	设置信息对象属性值
N-GET	DIMSE-N	获取信息对象属性值
N-ACTION	DIMSE-N	信息对象相关操作描述
N-CREATE	DIMSE-N	创建信息对象
N-DELETE	DIMSE-N	删除信息对象
C-ECHO	DIMSE-C	发送回应,用于测试是否连通
C-STORE	DIMSE-C	信息对象实体的查找
C-FIND	DIMSE-C	对信息对象实体的查找
C-GET	DIMSE-C	提取信息对象实体
C-MOVE	DIMSE-C	信息对象实体的转存
C-CANCEL	DIMSE-C	信息对象实体无操作返回

(1) DIMSE-C 服务

仅提供操作服务,支持与复合 SOP 类相关的操作,提供与老版本 DICOM 标准有效的兼容性。允许一个 DICOM 应用实体显式请求执行另一个 DICOM 应用实体的一个复合 SOP 实例上的操作,所请求的操作服务将被应用于特定的复合 SOP 实例。

①C-STORE 服务:由一个 DIMSE 服务使用者激活,向对等 DIMSE 服务使用者请求复合 SOP 实例信息的存储。

②C-FIND 服务:由一个 DIMSE 服务使用者激活,向对等 DIMSE 服务使用者请求用一系列属性串与后者管理的 SOP 实例集的属性进行匹配,对每个匹配均返回一个所请求的属性及其值的列表。

③C-GET 服务:由一个 DIMSE 服务使用者激活,提供一些属性从对等 DIMSE 服务

使用者获取一个或多个相匹配的复合 SOP 实例的信息。

④C-MOVE 服务：由一个 DIMSE 服务使用者激活，提供一些属性从对等 DIMSE 服务使用者处将一个或多个相匹配的复合 SOP 实例的信息转移到一个第三方的 DIMSE 服务使用者。

⑤C-ECHO 服务：由一个 DIMSE 服务使用者激活，证明与对等 DIMSE 服务使用者间的端对端的通信是否存在。

(2) DIMSE-N 服务

提供与标准 SOP 类相关的通知和操作，提供面向对象的操作/通知的扩展集。

①N-EVENT-REPORT 服务：由一个 DIMSE 服务使用者激活，向对等 DIMSE 服务使用者报告有关某个 SOP 实例的事件。该服务为证实服务，需要等待响应。

②N-GET 服务：由一个 DIMSE 服务使用者激活，向对等 DIMSE 服务使用者请求检索信息。

③N-SET 服务：由一个 DIMSE 服务使用者激活，向对等 DIMSE 服务使用者请求修改信息。

④N-ACTION 服务：由一个 DIMSE 服务使用者激活，向对等 DIMSE 服务使用者请求执行某个动作。

⑤N-CREATE 服务：由一个 DIMSE 服务使用者激活，向对等 DIMSE 服务使用者请求创建某一 SOP 类的一个实例。

⑥N-DELETE 服务：由一个 DIMSE 服务使用者激活，向对等 DIMSE 服务使用者请求删除某一 SOP 类的一个实例。

总之，DICOM 消息服务元素(DIMSE)为 DICOM 应用实体提供两种类型的信息传输服务：通知(Notification)服务和操作(Operation)服务。这些简单的 DIMSE 构成了影像归档和通讯系统中所需的服务，包括“归档”(用来将信息对象写入归档设备)和“查询-调阅”(用来在存储设备上提供信息查询和调用功能)等基本功能。通知服务允许一个 DICOM 应用实体通知另一个应用实体某个事件的发生或状态的改变，比如“事件报告”用来通知设备有事情发生。通知的定义以及随后的应用实体的行为取决于服务类和 IOD。操作服务允许一个 DICOM 应用实体显式请求执行另一个 DICOM 应用实体管理的一个 SOP 实例上的操作，比如“存储”可以把信息写入存储设备。某些服务要求 DIMSE 成对出现才能正常工作(比如“发送存储”和“接受存储”，另一些服务则需要多个 DIMSE 才能实现(比如：查询-调阅)。在“查询-调阅”服务中使用了“Find”“Get”和“Move” 三个 DIMSE。

DIMSE 服务都是证实型服务(Confirmed)，其原语共有 4 种：请求(Request)、指示(Indication)、响应(Response)和证实(Confirm)。需要说明的是，因为 SOP 类是一种描述 DICOM 功能的方法，所以它也有自己的 UID。而且一旦信息对象的属性被赋值，服务类的变量被确定，SOP 被实例化时它也有自己的 UID。在 DICOM 通讯过程中，通过 DICOM 消息传递，SOP 实例可以被交换。DICOM 消息可以传输 SOP 类的版本，消息中包含特定服务的提供方或者使用方命令，同时还包括创建相应信息对象的数据集，表 4.5 给出了一个 DIMSE 中 N-CREATE 结构示例。

表 4.5 DIMSE 结构示例

DIMSE 参数名称	请求	响应
Message ID	M	—
Message ID Being Responded To	—	M
Affected SOP Class UID	M	U(=)
Affected SOP Instance UID	U	C
Attribute List	U	U
Status	—	M

'M'(Modatory)表示在该原语中必须包含此条参数;

'U'(User)表示在满足条件的情况下,才必须包含;

'—'表示可以不包含该条参数;

'='参数值等于左列中值;

'C'参数值是有条件的,条件由描述参数的内容决定。

DICOM 3.0 中主要包括验证服务类、存储服务类、病人管理服务类、查询索取服务类、打印管理类等,其功能分别概述如下:

(1) 验证(Verification)服务类

定义了验证对等 DICOM 应用实体间应用级通信的服务。它是在建立了 DICOM 连接之后通过 C-ECHO 的消息交换来实现这个通讯校验的。由于使用中仅由 C-ECHO DIMSE-C 服务组成,没有定义相关联的 IOD,是 DICOM 的所有服务类中最为简单的一个。

验证服务类是所有 DICOM 通讯过程的初始阶段。DICOM 通讯通常都应首先基于验证服务类来确认和验证 DICOM 通讯关联的建立状态。

(2) 存储服务类(Storage)

Storage 服务类提供了用于实现在两个应用实体(AE)之间进行简单的医学图像传输的服务定义,如可以从 Storage 的 SCU 发送一个或多个 DICOM 影像到 Storage 的 SCP。SCP 事先并不知道将要接收的图像的信息。它是通过 C-STORE 的消息交换完成的。DICOM 标准中提供了 50 多种 Storage SOP Class UID,用以区别不同应用的 Storage 服务。存储(Storage)服务类说明了一类在功能上与 ACR-NEMA300-1988 相类似的方式传输图像数据的服务。基本过程为:服务类使用者(SCU)发出存储请求,服务类提供者(SCP)执行相应的存储操作,并返回操作成功与否的结果信息。该服务类中的每个 SOP 类由一个叫做 C-STORE 的 DIMSE 服务加上一个复合 IOD 组成,根据后面所跟的 IOD 表示图像类型的不同,构成不同 SOP 类,例如 CR 图像存储 SOP 类、CT 图像存储 SOP 类、MR 图像存储 SOP 类、核医学图像存储 SOP 类、PET 图像存储 SOP 类、超声图像存储 SOP 类、灰阶软拷贝显示状态存储 SOP 类、结构化报告存储 SOP 类等诸多复合 SOP 类。该服务类仅仅用于传输图像,而不对图像进行任何处理。

(3) 查询/检索(Query/Retrieve)服务类

定义一个便于实现对复合对象实例进行简单管理的应用级的服务。它所提供的查询仅仅是一种基础的信息查询能力,并非执行诸如 SQL 类复杂的数据库查询机制。使用患者根 SOP 类、检查根 SOP 类、患者/检查 SOP 类及 C-FIND、C-MOVE、C-GET、DIMSE-C 服务。Query/Retrieve 服务类特点是使用一个小的关键属性集进行医学影像信息的查询。根据医学影像信息组织的不同,可分为 Patient Root,Study Root,Patient/

Study Only 三种信息模型。Query/Retrieve 服务对此三种不同的数据组织情况，提供了对应的两组 SOP Class UID 以作区别。Query/Retrieve 服务中包括了 C-FIND、C-GET、C-MOVE 和 C-CANCEL 消息，而在实现中，还需要 C-STORE 消息交换的参与。查询/检索（Query/Retrieve）服务类说明了一类在功能上与 ACR-NEMA300-1988 相类似的方式管理图像数据的服务。该服务类主要是利用 IOD 中实体的一部分关键属性，针对基本图像信息进行查询。该服务类还提供了一种检索/传送已查询到的图像集的能力，它允许一个 DICOM 应用实体从另一个远端 DICOM 实体检索图像或要求远端 DICOM 实体将图像传送至第三个 DICOM 应用实体。作为一个查询/检索（Query/Retrieve）服务类的 SCP，一个 DICOM 应用实体存储了大量的图像 SOP 实例的信息，这些信息被组织成一个查询/检索信息模型（Query/Retrieve Informition Model）。所有的查询和检索都是在信息模型的基础上来实现的。该服务类中的一个特定的 SOP 类是由一个信息模型定义和一个 DIMSE 服务组所构成。在这里信息模型所起的作用与其余大部分 DICOM 服务类中 IOD 的作用类似；而 DIMSE 服务组包括 C-FIND（查询）、C-MOVE 和 C-GET（检索）。

如前所述，DICOM 标准共定义了三种标准的查询/检索信息模型，它们是：以患者为根（Patient Root）；以检查为根（Study Root）；以及仅有患者/检查（Patient Study Only）等的模型。所有三类模型均为分层模型，见图 4.5。以患者为根的模型共分四层，顶层为患者、底层为图像、中间是检查和序列等信息实体（IE）。

以检查为根的模型分三层，除了顶层为检查信息实体外，其余与以患者为根的模型一样。在该模型中，患者实体的属性被认为是检查实体的属性，两者融合了。仅有患者和检查的模型除了没有序列图像与图像层外，其余与以患者为根的模型一样。

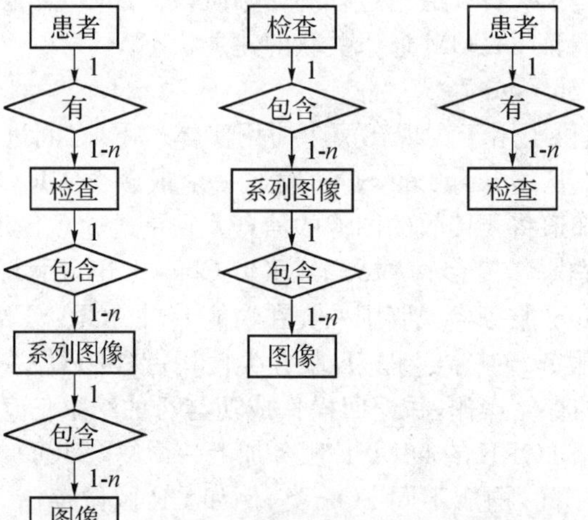

图 4.5 标准的三种查询/检索信息模型

既然是分层模型则其缺省的查询搜索方法也是分层查询搜索，从顶层逐层向下搜索。SCP 每发现一个匹配，则返回一个响应。该响应中包括了匹配本身和状态信息，如果该匹配是最后一个匹配，则状态为成功或失败；如果该匹配不是最后一个匹配，则状态为未定（Pending）。另外，如果 SCU 和 SCP 双方都支持关系查询，则也可以用关系查询搜索方法。C-MOVE 与 C-GET 服务均用来做检索（Retrieve）。该服务的 SCU 首先发出 C-MOVE 或 C-GET 请求（Request），SCP 收到请求后进行 C-STORE 子操作（Sub-Operation），发出 C-STORE 请求，此时检索服务的 SCP 变成了存储服务的 SCU，待存储服务完成后，SCP 再返回对 C-MOVE 或 C-GET 请求的响应(Response)。C-MOVE 与 C-GET 的不同之处在于 C-GET 引发的 C-STORE 子操作只能与 C-GET 操作在同一连接(Association)上进行，即只能在两个 DICOM 应用实体间检索；而 C-MOVE 引发的 C-STORE 子操作与 C-MOVE 操作不在同一连接上，这样就可以由第一台 DICOM 应用实体控制第二台 DICOM 实体向第三台 DICOM 实体发送图像。

当 SCU 发出 C-FIND、C-MOVE、C-GET 中的任何一种请求，在没有接收到成功或失败的响应之前，SCU 可以发取消(CANCEL)命令中断该服务，此时返回的响应中的状态是取消(CANCEL)。按照查询/检索信息模型的不同及命令的不同，该服务类共有九种 SOP 类，见表 4.6。

表 4.6 查询/检索服务类 SOP 类一览表

以患者为根查询/检索信息模型-FIND	以检查为根的信息模型-FIND	患者/检查，查询/检索信息模型-FIND
以患者为根查询/检索信息模型-MOVE	以检查为根的信息模型-MOVE	患者/检查，查询/检索信息模型-MOVE
以患者为根查询/检索信息模型-GET	以检查为根的信息模型-GET	患者/检查，查询/检索信息模型-GET

(4) 检查内容通知服务类

定义一种允许一个 DICOM 应用实体将一次检查所得到的图像存在与否、内容及源位置等信息通知另一个 DICOM 应用实体的应用级的服务。使用该服务类的一个典型的例子是：它可以为一次检查的图像的发送方提供一种高效的标准方式通知接收方，该次检查的所有图像都已经存储好了。它实际上是作为存储服务类的一种辅助。检查内容通知服务类只包括一个 SOP 类，即基本检查内容通知(Basic Study Content Notification) SOP 类。该 SOP 类包含基本检查描述符(Basic Study Descriptor) IOD 以及 C-STORE DIMSE 服务。以上几类服务均是面向图像的。

(5) 患者管理(Patient Management)服务类

定义一种便于创建和跟踪有助于管理放射影像检查的患者信息子集及患者就诊信息的应用级服务。使用独立患者管理 SOP 类，独立就诊管理 SOP 类、独立患者管理元 SOP 类，能方便地创建和跟踪病人及病人就医信息的服务。它主要处理有关患者入院、出院、转院以及患者的人口统计学和就医信息。

(6) 检查管理(Study Management)服务类

定义了一类能方便地创建(Create)、预约(Schedule)、实施(Performance)、跟踪(Tracking)检查的应用级服务。可以使用独立检查管理 SOP 类、检查组件管理 SOP 类、检查管理元 SOP 类、设备执行过程步骤 SOP 类、设备执行过程步骤检索 SOP 类、设备执行过程步骤通知 SOP 类、通用计划过程步骤 SOP 类、通用执行过程步骤 SOP 类。

(7) 结果管理(Result Management)服务类

定义一种便于创建、跟踪诊断结果及其相关诊断解释的应用级服务。可以使用独立结果管理 SOP 类、独立解释管理 SOP 类、独立结果管理元 SOP 类。

(8) 打印管理(Print Management)服务类

定义一种便于将图像及其相关数据打印到网络上硬拷贝设备的应用级服务(如与激光打印机等进行通讯)。可以使用基本胶片会话 SOP 类、基本胶片区 SOP 类、图像区 SOP 类、基本标注区 SOP 类、打印任务 SOP 类、打印机 SOP 类、VOI 查找表 SOP 类、图像叠加区 SOP 类、显示查找表 SOP 类、下拉打印请求 SOP 类、打印机配置检索 SOP 类、基本打印图像叠加区 SOP 类。

(9) 介质存储(Media Storage)服务类

定义一种便于通过存储介质在 DICOM 应用实体间简单传送图像及其关联信息的应用级服务。它指定影像和病人数据应该如何存储，以满足用户希望使用廉价的可移动存储介质(如 CD-R 等)存储指定的影像和病人数据的需要。介质存储服务类定义了一组用存储介质进行数据交换的服务。一般来说，使用存储介质有下面两种情况：一是在两个进程之间交换的图像暂时存储在介质中，但没有有关处理的进一步说明，仅仅是传送信息而已。二是用于打印的图像是以胶片会话的方式来组织，接收进程必须处理介质中的打印管理信息，有关打印任务进展的状态信息也是在存储介质上反映出来。

在这个服务类中一个进程扮演的角色与在网络情况中是不同的。在网络中双方的角色有 SCP 和 SCU 之分，而在存储介质中只与介质上的操作有关。介质存储服务类定义了三种角色：文件集生成者(FileSet Creator，FSC)、文件集读者(FileSet Reader，FSR)和文件集更新者(FileSet Updator，FSU)，显而易见，这些名字都是指允许的操作。

使用在这些服务类中的 SOP 类中的服务元素说明了在作为文件集或完全文件集管理的 SOP 类实例上的操作。这些服务使用的 IOD 定义了信息必须存储在一个文件中。这个信息可以是标准和复合对象的混合。

这个服务类仅处理一个文件中信息的存储，而不管其内容。例外的是有一个特殊的 SOP 类，就是介质存储中的目录存储类处理有关文件集和目录(DICOMDIR)的信息。

介质存储服务类的其他 SOP 类与用于图像数据的患者管理、检查管理、结果管理和打印管理网络存储服务类中的 SOP 类相同。存储在文件中的 SOP 实例能够由对应的 SOP 类的服务类在使用介质存储服务类的服务存取后直接使用。

(10) 存储提交(Storage Commitment)服务类

存储服务类只对 SCP 接收传送的图像有所规定，而没有显式地对其安全存储图像的责任加以考虑。为此存储提交服务类定义一种方便提交存储的应用级服务。使用存储提交推送模式 SOP 类。

(11) 基本工作列表管理(Basic Worklist Management)服务类

定义一种便于访问工作列表的应用级服务。使用设备工作列表 SOP 类、通用工作列表 SOP 类。

(12) 队列管理(Queue Management)服务类

定义一种便于在网络环境中进行队列管理的应用级服务。使用打印队列管理 SOP 类。

(13) 灰度软拷贝显示状态存储(Grayscale Softcopy Presentation State Storage) SOP 类

本类扩展了存储服务类的功能，增加了传送想要的显示状态或对已存在的显示状态进行记录的能力。

(14) 结构化报告存储(Structured Reporting Storage)SOP 类

本类扩展了存储服务类的功能，增加结构化报告存储的 SCP 行为和一致性要求。

需要指出的是，虽然在其他服务类(如存储、检索服务类等)中，由于其使用的是复合的 IOD，也部分说明了一些与患者、检查及结果相关的信息，但是这类服务的重点是针对图像，而不是针对患者、检查或结果的。与此相反，上述患者、检查或结果管理服务类则主要是分别针对患者、检查及结果的，所以它们在功能上很少与前面面向图像的服务类重合。许多实现为了功能的完整性，既支持一个或多个管理服务类，也支持一个或多个面向图像的服务类。与面向图像的服务类不同，除了信息模型外，管理服务类还各有一个相应的功能模型(Functional Model)。该模型从功能的角度描述了这些管理服务类。功能模型的好处在于有了该模型后，与其他信息系统功能相关的特定的 DICOM 管理服务类的角色能很好地定义。

4.4 DICOM 网络通讯模型和应用层服务元素

在电子通讯中，两个设备之间真正的数据流动只存在于物理层。然而，由于建立了基于层面的通讯模型，每一个层面可以看作和对方设备的对等层面基于已有协议的直接通讯。在提供本层面的服务时，一个层面在所接收到的数据上加入一些信息然后发送给下级层面，下级层面接收到数据后也做相同的工作。在接收端，数据在向上穿行过各个层面的时候，每个层面从数据中提取出自己所需要的信息，以实现本层面功能。电子通讯的层面模型优势之一是当一个层面被新层面替代时其他层面不受到影响。不同层面的集合通常被称为栈或者协议栈。

如 DICOM 标准本身的命名那样，DICOM 标准要解决的主要问题就是网络传输，也就是在各种各样的网络硬软件的环境下，如何能够把医学图像可靠高效地传送到目的设备中。在 DICOM 标准的制定中，DICOM 标准采取的策略是在成熟的标准化的网络环境基础上增加对医学图像支持，而不是从最底层开始定义，这样就可以直接利用现有的网络硬件和软件资源，基于已有的网络通讯协议水涨船高式地推动 DICOM 标准的开发与应用的发展。它主要采用了在实际中广泛使用的 TCP/IP 协议和影响较大的 OSI 网络模型，作为对 DICOM 网络支持的基础。在这两个协议之上分别定义了 DICOM 自己的基于消息的信息交换协议和上层协议，对应用层上的应用实体提供相关通讯服务。

4.4.1 DICOM 的协议结构模型与 DICOM 接口

在 OSI(Open System Interconnection)的参考模型中，信息是通过命令的方式从一层到下一层传输的，在这里命令被称作原语(Primitive)，而被传输的信息则被称作协议数据单元(Protocol Data Unit，PDU)。两个通信实体同层之间的联系为“协议”，而同一个系统内部的纵向联系称为“服务”。层间的边界称为“服务访问点”，“服务原语”通过服务访问点在层间传递服务信息。在 PDU 进到下一层之前，通常会在 PDU 中加入一些新的控制信息，这些信息就成为协议控制信息(Protocol Control Information, PCI)，同时会将发送给下层的指令加入到 PDU 中，这部分指令称作接口控制信息(ICI)，由 PDU(协议数据单元)、PCI(协议控制信息)、ICI(接口控制信息)三部分共同组成接口数据单元(Interface Data Unit，IDU)。下一层接到 IDU(接口数据单元)以后，会从 IDU(接口数据单元)中去掉 ICI(接口控制信息)，这时的数据包就被称作服务数据单元(Service Data Unit，SDU)。因此，在 DICOM 网络协议构架中，基于 OSI 协议栈原理，下层为上层提供透明的服务，使得数据传输如同是在对等层的实体间使用相应的该层协议直接交换一样。但实际上，在发送方数据是往下层层封装成要求的格式，然后通过物理网络将比特流传至接受方。而接受方则使用约定的相同准则将数据层层往上解析，从而得到需要的信息。图 4.6 所示为 DICOM 3.0 的协议结构模型。其中，圆角框部分是 DICOM 标准中所定义的部分，虚线框表示具体的应用程序，由用户根据需求自行定义。方框部分则是在其他标准中所定义的，DICOM 标准只不过直接使用。协议构架底层部分是采用 TCP/IP 协议结构，也就是说 DICOM 在辨识连接于网络上的计算机时，同样是利用 IP Address（XXX. XXX. XXX. XXX）的方式，而 DICOM 应用程序也是挂于计算机的一个 PORT 上（一般为 104），所以，DICOM 的网络结构和现有的网络绝对相容，工作中也完全不会干扰到其他网络服务。最上层的是医学成像的应用，它是面向医疗工作者等用户的知识信息交换。协议构架的中间部分就是由 DICOM 自行定义的 DICOM 应用消息交换协议层和基于 TCP/IP 的 DICOM 上层协议（DICOM ULP）。相对于 ISO/OSI 七层网络模型，DICOM 定义的内容对应于 OSI 中的应用层、表示层和会话层。也就是说，在网络 ISO/OSI 的七层结构中，DICOM 协议是定义在最高三层。

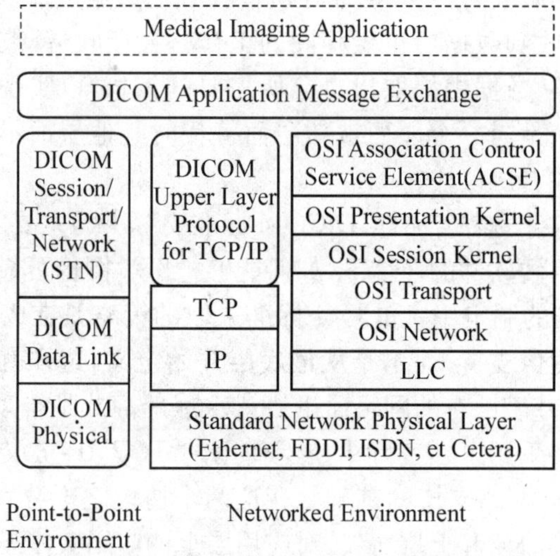

图 4.6　DICOM 3.0 的协议结构

应用程序与 DICOM 应用实体之间的应用程序接口（API）并不是在 DICOM 标准中说明，而决定于实现。一般这个 API 提供了对其他应用的连接、构造和处理 SOP 实例并传送到远方应用等这类函数。

在应用层，对应用实体提供了两组服务元素：关联控制服务元素（ACSE）和 DICOM 消息服务元素（DIMSE）。它们都必须对 DICOM 实现有效。ACSE 是一个标准的 OSI 协议。DIMSE 的 DICOM 服务，是应用实体中提供的服务的一部分。在 ACSE 和 DIMSE 应用之间的接口是 DICOM 标准中说明的 DICOM 接口。这个说明描述了对 ACSE 和 DIMSE 请求的每一个功能所要求的每一个参数，是 DICOM 应用上下文的一部分。因此，DICOM 提供了对 ISO/OSI 和 TCP/IP 的支持，使得在医学图像应用层上可以与其他通信协议栈直接通信而不需要重新编写程序。

由于 TCP/IP 没有定义高层，DICOM 所要求的 OSI 应用、表示和会话层功能在 DICOM 标准中组合为一个层，称为 DICOM 高层或 DUL。DUL 对 TCP/IP 协议栈使用了相同的 DICOM 接口。在低层 DUL 具有与 TCP 层的接口。在应用实体之间的 DICOM 连接映射到一个 TCP 连接。体现为将地址映射到一个 TCP 端口号，与 IP 号或主机名相结合。这个 IP 号和 TCP 端口的组合称套接地址。在网络中这个组合是唯一的。在最早的 DICOM 3.0 版本中，点对点环境是为保持与以前版本的兼容而保留的。

TCP 传输连接具有端对端的特性，通常应用程序是位于 TCP 上层的，以 IP 地址端口号为标识来进行应用程序的通讯，因此每一个上层连接（Upper Layer Association）只能以一个并且是唯一的 TCP 传输连接来提供支持。每一个 TCP 传输连接也只能支持一个上层连接。底层支持靠的是套接字。获取 TCP 协议服务的调用接口是套接字（Socket）。它最初在 BSD Unix 上使用，并迅速被广泛接受，成为基于 TCP/IP 事实上的网络通信接口。套接字绑定了网络层地址（IP 地址）与传输层地址（端口号），它是对一个通信节点的抽象，通过套接字很容易实现数据发送与接收。套接字可分为主动请求型与被动接收型两种，分别与两个通信进程相互作用的客户/服务器模式对应，一旦建立了套接字连接（TCP 三次握手成功），通信双方的地位是完全对等的。

需要注意的是，DICOM 网络协议只定义了 OSI 协议模型的会话层、表示层和应用层，重点是应用层规范的定义，即协议第七部分——DICOM 消息交换。DICOM 标准为了使协议层次简单，在 DICOM 表述中，将网络协议简化为两个层次：应用层和基于 TCP/IP 的上层协议层。应用层负责消息交换，上层协议层则负责为消息交换提供表示和关联控制服务，包含了应用层以下和传输层以上各层的功能，不论传输层使用何种连接技术都能提供给应用层统一的服务。所以在 DICOM 网络体系和 OSI 互联模型对应关系示意图中，强调一个 OSI 上层服务边界（Upper Layer Service Boundary）的概念。网络书籍中广义的高层协议还包含应用层，但在这里，特指表示层和会话层。

4.4.2 DICOM 上层协议和通讯过程

DICOM 上层协议以及应用实体所需的所有与 DICOM 相关的信息都封装于 TCP 协议数据单元（PDU）中进行传输。该层负责 TCP 连接的建立、释放、终止以及 TCP PDU 的传送/接收等，为上层协议层提供 TCP 连接服务。当 DICOM 上层协议实体要建立一条关联时，利用 TCP/IP 协议的 Socket（即流式套接字）通信机制，通过调用操作系统提供的 Socket 函数，首先需要在 TCP/IP 层解决以下三类功能：

(1) 建立连接

流式套接字使用基于连接的协议，所以它在用户传输、接收数据之前首先必须建立连接，然后才能从数据流中读出数据。利用相关类来封装客户机和服务器之间的 TCP/IP 的连接操作，需按照以下步骤建立连接：

首先，服务器要创建一个用于侦听的套接字，并为该套接字分配地址，调用 listen() 函数使其处于侦听状态，以便接收客户端的连接请求；接着，客户机在创建套接字完毕后，为其分配地址，然后调用 connect() 函数，请求与服务器套接字连接；最后，服务器套接字在收到客户机连接请求后，accept() 函数创建一个用于连接的套接字。应用该套接字和客户机上的连接套接字，用户就可以在服务器和客户机之间进行数据传输了。

(2) 释放连接

已经建立的连接可以被连接双方的任一方关闭或者中断。例如，在结束传输之后，客户机调用 close socket() 函数关闭套接字，服务器也调用该函数关闭用于侦听和连接的套接字。

(3) 传送和接收数据

一旦连接建立后，客户机和服务器就可以将 DICOM 相关信息作为应用层报文封装在 TCP PDU 中，以便进行传输。利用连接着的套接字中的 Send() 和 Recv() 方法来发送和接收 TCP PDU 中的应用层报文。

基于 Socket 机制的上述 TCP 连接建立、使用和释放的完整过程可概括如下(图 4.7)：

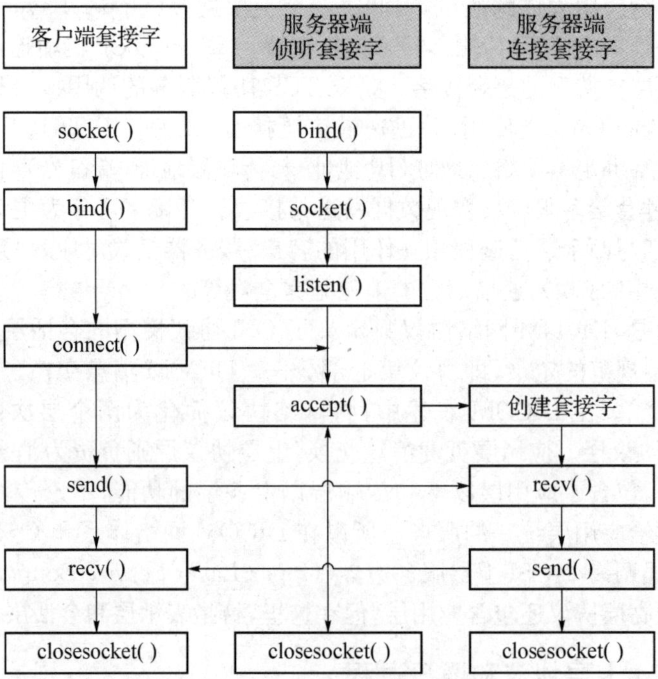

图 4.7　socket 通讯过程示意图

DICOM 上层协议的功能就是为消息交换提供传输支持。上层协议对应了 OSI 的传输层以上的层，因此称为上层协议，它实现了表示和关联控制功能。实际上，DICOM 上层服务协议是 ISO-OSI 表示层服务(ISO8822)和连接控制服务元素(Association Control Service Element，ACSE ，ISO8649)的一个子集，提供了 5 种服务(A-ASSOCIATE，A-RELEASE，A-ABORT，P-DATA，A-P-ABORT)(见表 4.7)，并通过相应协议数据单元在对等实体间交换信息。一个 PDU 是由协议控制信息和用户数据组成。PDUs 由强制固定字段和紧随其后的可选值字段构成，可选值字段包含一个或多个条目或子条目。DICOM ULP 由 P-DATA-TF PDU(数据传输)、A-ASSOCIATE-RQ PDU(连接请求)、A-ASSOCIATION-AC PDU(连接请求确认)、A-ASSOCIATION-RJ PDU(连接请求拒绝)A-RELEASE-RQ PDU(断开请求)、A-RELEASE-RP PDU(释放请求响应)、A-A-BORT PDU(断开连接)共七种协议数据单元 PDUs 组成。各 PDU 名称如表 4.8 所示。PDU 依赖下层 TCP/IP 网络提供的服务接口承担了实现 ULP 的任务，允许对等的应用实体之间建立关联、传送报文、中断关联。

表 4.7　DICOM 上层协议的 5 种服务

服务类型	功能
A-ASSOCIATE	用来在应用实体间建立关联
A-RELEASE	用来在应用实体间结束关联
A-ABORT	用来异常终止应用实体之间的关联
P-DATA	用来在应用实体间传递数据
A-P-ABORT	用来通知关联的异常终止

表 4.8　协议数据单元 PDU 类型及名称

PDU	PDU
A-ASSOCIATION-RQ	连接请求协议数据单元
A-ASSOCIATION-AC	连接接受协议数据单元
A-ASSOCIATION-RJ	连接拒绝协议数据单元
A-RELEASE-RQ	释放请求协议数据单元
A-RELEASE-RP	释放回应协议数据单元
A-ABORT	中断协议数据单元
P-DATA-TF	数据传输协议数据单元

概括来说，PDU 按照功能可以分为三类：连接建立类、拒绝建立类和数据传输类。

（1）连接建立类

包括连接请求协议数据单元（A-ASSOCIATION-RQ PDU）和连接请求确认协议数据单元（A-ASSOCIAION-AC PDU），其详细结构见图 4.8 所示。其中包含 PDU 长度、协议版本、主叫应用实体标题和被叫应用实体标题，以及一个应用上下文条目、一个或多个表示上下文条目和一个用户信息条目：

①“Application Context Item”，一个标识 DICOM 应用的头。

②若干条“Presentation Context Item”。每一条包括一个“Abstract Syntax”：表征双方即将协议通讯的 SOP 类；一个“Transfer Syntax”：表征命令及数据传输过程中的传送规则。

③“User Data Items”，用来传递如最大通讯帧、异步操作窗、SCP/SCU 角色选择等用户信息。

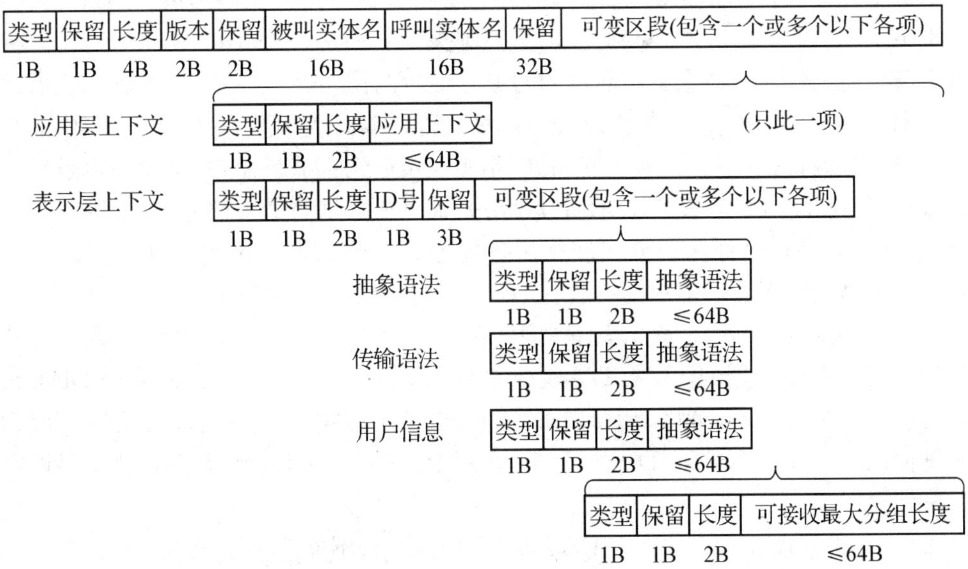

图 4.8　连接建立类 PDU 数据格式

（2）拒绝建立类

包括连接拒绝协议数据单元（A-ASSOCIATION-RJ PDU）、释放请求协议数据单元（A-RELEASE-RQ PDU）、释放回应协议数据单元（A-RELEASE-RP PDU）和中断协议数据单元（A-ABORT PDU）。它们的数据格式是一致的，如图 4.9 所示。其中，A_A-BORT PDU 用来异常中止应用实体关联，它是一个非证实性服务，应用实体、DIMSE 或 ULP 这 3 个层次中的任何实体一旦遇到异常情况都可利用 A_ABORT 强行中止应用关联，本服务可能造成各层待传输数据与暂存数据的丢失。

类型	保留	长度	保留	结果	源	原因
1B	1B	4B	1B	1B	1B	1B

图 4.9　拒绝建立类 PDU 数据格式

（3）数据传输类

包括数据传输协议数据单元（P-DATA-TF PDU）。这是在 DICOM 传输中使用最多的 PDU，因此结构比其他 PDU 简单，具体结构如图 4.10 所示。其中命令或者数据集信息规定为偶数字节长度，如果不是偶数字节长度则需调整。

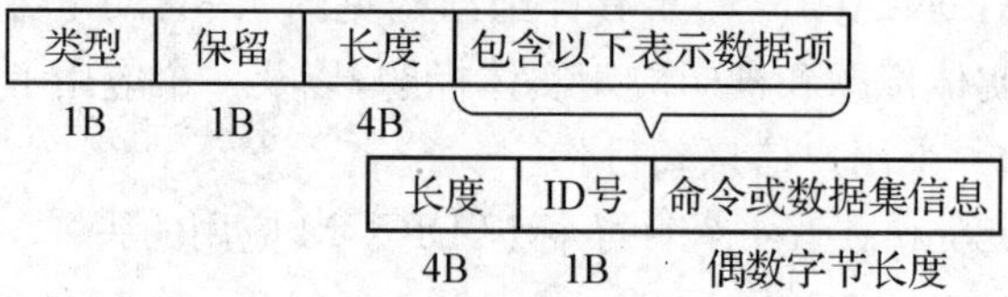

图 4.10　数据传输类 PDU 数据结构

每个数据传送 PDU 即 P_DATA_TF PDU 可以包含一个至多个 PDV（Presentation Data Value），DICOM 命令和数据以流的形式放在 PDV 中。这些 PDV 的总长度不得超过连接协商阶段所确定的最大长度值。每一个 PDV 由四个字节的长度、一个字节的表示上下文 ID、一个字节的消息控制头与一个 DIMSE 命令或数据段组成。PDV 结构中，表示上下文 ID 后的第一个字节称为“消息控制头”（Message Control Header），用以标识后续字节信息的性质。消息头中起作用的只有最后两位，其中最后一位用以标识后面的数据是命令还是数据集，前一位用以说明该段是否是本类型 PDV（命令或数据）中的最后一个。具体地说，这个字节的第 0 位（bit0）是 1 表示后续字节是命令，是 0 则表示后续字节是数据；其第 1 位（bit1）是 1 表示后续字节是命令或数据的最后部分，是 0 则不是最后部分。DICOM 通过这种标记方式使得用户能够在接收数据时做出正确的判断。PDV 的值可以是命令或者数据集中的一种，但不能同时为命令或数据集，具体是命令还是数据集已经在消息头中标明。表示上下文 ID 在关联建立协商时确认，因此只在某次特定的应用关联内有效，它指明了本 PDV 所载的 DIMSE 消息所属的服务类；一个 DIMSE 消息包可能被分为若干段，而每个 P-DATA-TF PDU 可以携带一个或若干段（受 PDU 最大长度值限制），表示上下文 ID 与消息控制头保证了对方 ULP 实体能准确无误地重组 DIMSE 消息包。

每个 PDV 只能包含在一个 P-DATA-TF PDU 中，不能跨多个 PDU，但一个 P-DA-TA-TF PDU 可以包含一个或多个 PDV（受 PDU 最大长度值限制），但存储在同一个 PDU 中的 PDV 不能包含相同类型的消息头，即不能都为命令或都为数据。在同一个

P-DATA-TF PDU 中，所有的 PDV 都应具有相同的表示上下文 ID，即完全相同的抽象语法和传输语法。P-DATA-TF PDU 是一个非证实性服务，即应用实体的某一方一旦使用该服务把消息流传送出去，就可以认为对方应用实体能准确无误地接收到此消息。

DICOM 中将两个应用实体之间的用于信息交换的连接称为关联(Association)。DICOM 要求在数据的编码、传输之前，必须先进行关联协商以确定双方“统一”认可的某些特定的条件，经过这个协商过程双方都知道对方的能力和限制，同时明确传送的数据编码方式和数据类型，最终可以完成的通信功能。这是因为 DICOM 的整体范畴是非常庞大的，目前没有哪一个系统可以支持所有的 DICOM 服务，每一个应用实体都是只针对它们最需要的部分提供支持。在这种情况下，两个应用实体如要从这庞大的 DICOM 规格中挑选出一条两者都能接受的通信方式，实际通信中必须经过起始信息的交换和协商。具体协商内容如下：

(1) 应用层的上下文(Application Context)

一个应用层上下文覆盖了信息交换的全局功能，其中定义了应用服务元素组、相关选项以及为在一个关联中应用实体交互所必需的信息，它特别指定了应用层使用的 DIMSE 协议。一个应用层上下文用 UID(Unique Identifier)进行标识，在建立关联时，两个应用实体对同一个应用层上下文达成共识。关联的请求者建议一个应用层上下文 UID，并在关联初始化中传递到对方。通过比较应用层上下文的 UID，对方能够决定是否能够处理这个关联的请求。它可以为关联接受建立或拒绝它。具体来说，关联的接受者返回同一个或不同的应用上下文 UID 名。返回的名字指定了用于该关联的应用上下文。接受者也可以提出另一个应用上下文用于协商。如果请求者不能在接受者提出的应用上下文中进行操作，它就发一个 A-Abort 请求原语来中止关联的建立。这种协商机制便于以后推出 DICOM 消息交换协议的新版本。

(2) 表示层的上下文(Presentation Context)

即定义数据的表示方式，它是由抽象语法名和上下文的 ID 号以及传输语法名列表这三个部分组成的，其中抽象语法是将要操作的 IOD 对象，表现上下文 ID 标识了发生信息交换的 SOP 类，而传输语法名列表则具体规定了这个应用实体所支持的各种编码规则。每个抽象语法和传输语法也都拥有自己的唯一标识号 UID。在一个关联里，应用程序可以包括多个表示层上下文，抽象语法标识了被管理对象的名称及语义。发起方建议所有的特定 SOP 类能够处理的传输语法，另一方只能选择其中一个传输语法。对于每个通信协商，协商的发起方一次可以提供多个表示上下文，而每个上下文又包含 ID 号、抽象语法和一至多个传输语法，作为协商的响应方，最多只能保留一个传输语法。如果所提供的传输语法全部被响应方拒绝，则等于这个特定的表示上下文被完全拒绝。

(3) 应用实体的连接信息

主要包括应用层协议数据单元的最大长度和应用实体身份告知两个部分；DICOM 应用实体标题(DICOM Application Entity Title)唯一地定义了在网络中指定系统上的服务或者应用。应用实体标题是独立于网络拓扑的，所以一台设备可以发生物理的移动而应用实体标题却保持不变。在关联协商中 DICOM 应用实体标题用于标识主叫/被叫应用实体。

(4) 确定 SCP/SCU 角色选择

连接的请求方一种可能是 SCU(Service Class User),另一种可能是 SCP(Service Class Provide),也可能既是 SCU 也是 SCP。

(5) SOP 的扩展协商

就是协商相关的 SOP 的一些其他内容。

具体建立关联的过程可描述如下:通讯双方建立 TCP 连接后,由一方将需协商的内容即应用上下文、表示上下文、应用实体的连接信息、SCU/SCP 角色选择和 SOP 扩展协商信息封装成 A-ASSOCIATE-RQ PDU(类型识别号为 0X01)发送给 TCP 传输服务,然后 TCP 传输服务将传输连接发送给另一方。另一方收到该 PDU 后,进行协商的验证,根据本身支持 DICOM 的程度,决定对该关联是接受还是拒绝,并且告知本次关联建立是成功还是失败,如果失败则通过 A-ASSCOCIATE-RJ(类型识别号为 0X03)拒绝建立关联并给出拒绝的原因。如果成功就发出响应数据(A-ASSOCIATE-AC PDU,它的类型识别号为 0X02),同时应该对请求中的每个 SOP 类进行接收或者拒绝,并确定传输语法以及所能胜任的角色,通过 TCP 传输服务发送回请求方,请求方应用实体收到后确认协商成功,关联建立。关联建立后,SCU 开始对服务器提出服务请求(例如 C-STORE 服务)并且进行图像数据的传输。在这里,服务请求和图像数据是以无格式的数据流形式封装在数据传输 PDU(P-DATA-TF,其类型识别号为 0X04)中进行传输的。当接收到封装在数据传输 PDU 中的无格式数据流时,ULP 层会将这些无格式的数据流提交给 DIMSE 消息交换层,以便进行进一步的解析。

已经建立的关联可以被关联双方的任一方关闭或者中断,可以由两种方式实现:关联请求方发出关联释放请求(A-RELEASE-RQ,其类型识别号为 0X05),由 PDU 发送传输服务给 TCP,然后由 TCP 传输服务把传输连接发给 SCP,当 SCP 接到该 PDU 以后,就会释放资源和连接,并发出响应数据(A-RELEASE-RP,其类型识别号为 0X06),最后由 TCP 传输服务发到 SCU,此时用户应用实体就会收到释放确认,标志通讯结束。此外,在传输过程中中止应用实体间的通信,也可以由关联双方的任一方发出 A-ABORT 的突发中止方式。

4.4.3 DICOM 消息与 DIMSE 消息交换服务过程

DICOM 应用实体基于 OSI 网络模型上层服务中的关联(Association)和表示(Presentation)类等数据服务,执行 OSI ACSE(Association Control Service)以实现 DICOM 应用程序间关联的建立和终止服务过程,其中 ACSE 的具体执行是由 DICOM 上层服务提供。在关联建立基础上,DICOM AE 应用 DIMSE 提供的服务操作各类 SOP 间的关联,由此建立 DICOM 通讯过程。

DICOM 应用实体在通信时的流程是:接受命令——确定角色——构成 SOP——编码(生成消息数据)——消息数据装进 PDU——通过套接字 Socket 将 PDU 发出,其中,编码部分就是 DIMSE 消息交换服务过程所完成的主要工作。生成的消息由命令集合和数据集合组成。消息层根据关联建立时 SCU 和 SCP 双方协商后的抽象语法和传输语法,决定采用何种命令元素和数据元素来构建(或解析)命令集合和数据集合以及如何对消息编码(或解码)。在此过程中,DICOM ULP 负责把各种服务对应的 PDU 中的连续字节流编码或解释成为有意义的协议控制信息，尤其可附加或分离出只有 P-DATA-TF PDU 中才存在的 DIMSE 流，事实上所有的 DIMSE 消息都是封装于 P-DATA-TF PDU 中进行传送和接收的。

在消息交换过程中，DIMSE 的消息包括请求消息和响应消息。分别用于发送请求和返回执行结果。为了完成某一操作，SCU 把请求消息封装于 P-DATA-TF PDU 中发送操作请求消息 SCP，SCP 接收请求消息后，执行请求操作，然后把执行结果封装于响应消息中，发送响应消息到 SCU，SCU 根据响应消息中的状态码判断此次操作的成败，至此该操作完成。

因此，在 DIMSE 信息传输的过程中，DIMSE 服务用户可以担当两种角色：

①执行其他 DIMSE 服务用户请求的操作，也可以向一个或多个 DIMSE 服务用户发出 SOP 实例状态变化的通知，这些通知也可以作为由其他 DIMSE 服务用户调用的操作结果来传递。

②调用其他 DIMSE 服务用户上的操作，也可以从其他 DIMSE 服务用户处接收通知。

第一种角色是用于执行调用的过程，该过程可以对应为 DICOM 服务类中的一个 SCP(Service Class Provider，服务类提供者)；第二种角色是引起调用的过程，该过程可以对应为 DICOM 服务类中的一个 SCU(Service Class User，服务类用户)。

DICOM DIMSE 服务有“同步”和“异步”两种通讯模式。在同步模式通讯时，SCU 需要从 SCP 得到应答，完成一次完整的 DIMSE 服务操作过程后，才能开始调用和执行另一次新的操作和通知服务；若采用异步模式通讯，SCU 则不必等待从 SCP 得到应答即可继续调用和执行新的操作或通知服务。在 DICOM 通讯中采用何种通讯模式，是在关联建立阶段完成的。DICOM 通讯缺省为同步模式，异步模式为可选通讯模式。

DIMSE 服务使用服务原语进行通讯。DICOM 服务主要由 DIMSE 服务原语构成，包括 4 种基本服务原语：请求原语(Request)、指示原语(Indication)、响应原语(Response)以及确认原语(Confirm)。如图 4.11 所示，在消息传输的对等实体间可以基于服务原语进行通告或者操作信息服务，DICOM 消息交换的基本过程可描述如下：

①进行调用的 DIMSE 服务用户向 DIMSE 服务提供者发出一个请求原语；

②DIMSE 服务提供者从进行调用的 DIMSE 服务用户处收到请求原语，向进行执行的 DIMSE 服务用户发出一条指示原语；

③进行执行的 DIMSE 服务用户从 DIMSE 服务提供者处收到指示原语，执行被请求的服务；

④进行执行的 DIMSE 服务用户发出一条响应原语给 DIMSE 服务提供者；

⑤DIMSE 服务提供者从进行执行的 DIMSE 服务用户处收到响应原语，发出一条确认原语给进行调用的 DIMSE 服务用户；

⑥进行调用的 DIMSE 服务用户从完成了 DIMSE 服务的 DIMSE 服务提供者处收到确认原语。

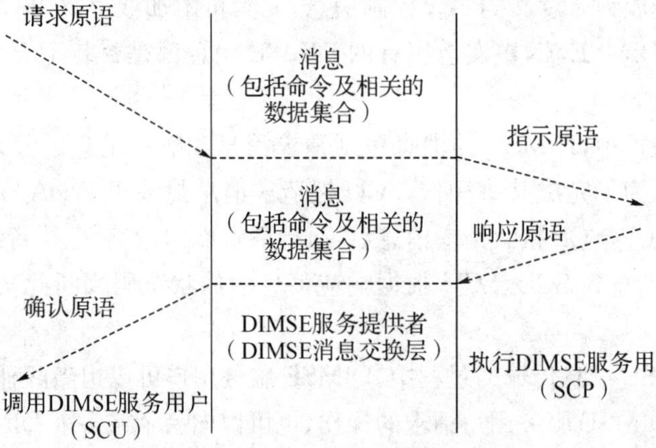

图 4.11　DICOM 消息交换过程

在 DICOM 的网络接口中，信息是通过 DICOM 消息通信的。一个 DICOM 消息是由命令集与后面有条件的数据集复合而成的。DICOM 用消息（Message）来封装 SOP 类，其总的结构见图 4.12。命令集用来指明待完成的在数据集上的操作和状态通告，表征相关 SOP 类的服务组 SG。数据集合表征相关 SOP 类所对应的 IOD。命令集由若干个命令元素构成，命令元素包含有 DIMSE 指定语义的命令集中每个独立域中的编码值（见 PS9.2 和 10.2）。每个命令元素由一个显式标记、值长度和值域复合而成。每个命令元素对应一个具体的 DIMSE 命令和通知。

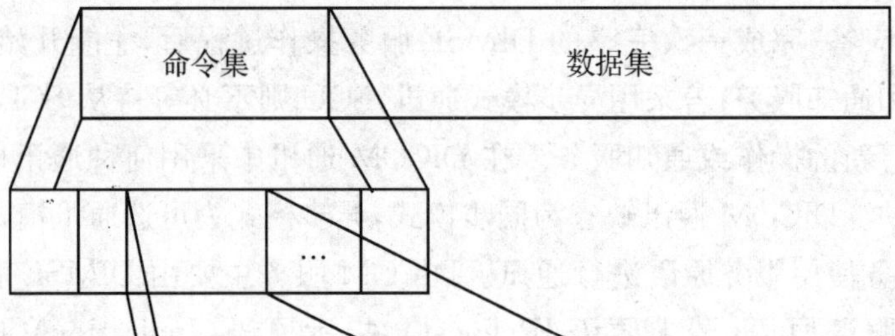

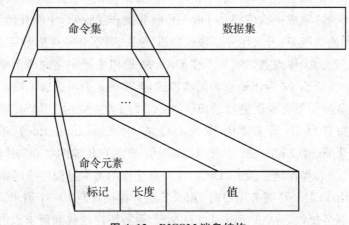

图 4.12　DICOM 消息结构

命令元素中的标记号是一个 32 位长度的无符号长整型数据类型，唯一的表示特定的命令元素，在每个消息中，至多出现一次。与 DICOM 数据元素一样，由 8 位组号（Group Tag）和 8 位元素号（Element Tag）两个 16 位的无符号整型组成，先是组号，随后是元素号。可用（gggg，eeee）的形式来表示。DICOM 命令元素的组号固定为 0000，这是“在 DICOM 中，组号没有任何意义”这一条通用规则的唯一例外。因为组号为零，按照 DICOM 元素顺序排列惯例，DIMSE 信息的命令部分总是优先于数据集。命令集中的命令元素按照它的 Tag 按升序排列。

命令元素中的长度是一个 32 位长度的无符号长整型数据类型。表示的是值域的字节长度（必须是一个偶数）。它不包括标签号和长度这两个部分的字节长度。

命令元素中的值域部分的字节长度必须是偶数。如果是奇数长度的值，要在后面补足一个字节。放在这个字段中的值的类型是由命令元素的值表示 VR 来决定，VR 是通过根据标签查询命令字典得到(参考 PS 3.7 附录 1)。例如，标签为(0000,0100)是表示命令字段，标识不同的 DIMSE 操作，它的值类型为 US，若值为 0001H，表示 C-STORE-RQ；值为 8001H 表示 C-STORE-RSP；值为 0030H 表示 C-ECHO-RQ；而值为 8030H 则表示 C-ECHO-RSP 等。

命令集结构和数据集类似。需要强调指出的是，命令集中的命令元素是按照命令元素标签值递增排列的。但是和数据集不同的是，命令集的编码固定采用低字节先发送。命令集的命令字段包含有 DIMSE 协议指定语义的命令集中每个独立域中的编码值。

根据 DICOM 标准第七部分规定的 DIMSE-C 和 DIMSE-N 服务的请求和响应命令参数，现以 DIMSE-C 中的 C-STORE 为例，说明 DICOM 消息结构的具体组织方式。在 DIMSE 中，C-STORE 的请求被转换为 C-STORE-RQ 的消息，C-STORE 的响应被转换为 C-STORE-RSP 消息。在 C-STORE 中，请求/原语和响应/确认原语中所必须包含或可选的参数项如表 4.9 所示，其中"M"表示该域是在相应原语中是强制的，必须存在且不能为空，"U"表示在该原语中可选，"="表示在该原语中可选，域如果不为空，就与强制域值相同。"—"表示该域在该原语中不适合。

表 4.9 C-STORE 参数

DIMSE-C 参数名称	请求/只是原语	响应/确认原语
Message ID	M	—
Message ID Being Responded To	—	M
Affected SOP Class UID	M	U(=)
Affected SOP Instance UID	M	U(=)
Priority	M	—
Move Originator Application Entity Title	U	—
Move Originator Message ID	U	—
Data Set	M	—
Status	—	M

其中，在关联协商和数据传输的过程中，由于各种原因不可避免地会发生错误，这就要求通信协议要具有较强的差错控制能力。在 DICOM 协议中，通信过程的各个环节都有相应的控制差错的方法。相应于表 4.9 中的 Status 项，DICOM 使用 5 类"状态类型编码"来返回当前的 DIMSE 服务状态。这些状态类型编码是由命令集中的一系列特定数据元素组成的。这 5 类状态码包括：

①成功状态(Success)：表明 DIMSE 操作成功完成。

②待处理状态(Pending)：表明 DIMSE 操作正在进行中。

③取消状态(Cancel)：表明 DIMSE 操作已被取消。

④警告状态(Warning)：表明 DIMSE 操作已经完成，但是出现了一些错误。警告状态分为一般警告、属性列表出错警告和属性值溢出警告三种。

⑤失败状态(Failure)：表明 DIMSE 操作失败而且并未完成。失败状态根据具体情况包括 23 种不同的状态码，如"数据集与 SOP 类不匹配"、"目的地址未知"、"属性丢失"等。通过这些状态码，DICOM 协议能够实时有效地监控服务类的完成情况。

与上表中 C-STORE 各项的规定相对应，C-STORE-RQ 和 C-STORE-RSP 具体消息域如表 4.10 和表 4.11 所示。

表 4.10 C-STORE-RQ 消息域

Message Field	Tag	VR	VM	Description of Field
Group Length	(0000,0000)	UL	1	从值域到下一组开始的连续字符的数值
Affected SOP Class UID	(0000,0002)	UI	1	被存储的 SOP 实例的 SOP 类 UID
Command Field	(0000,0100)	US	1	这个域区别由这个消息传输的 DIMSE-C 操作。对于 C-STORE-RQ 消息,这个域的值应被设置成 0001H
Message ID	(0000,0110)	US	1	特有执行值。它用来区别来自其他消息的这种消息
Priority	(0000,0700)	US	1	这个优先级应被设置成下面值中的一个:LOW=0002H MEDIUM=0000H HIGH=0001H
Data Set Type	(0000,0800)	US	1	这个域指明了一个数据集在消息中被提交。它应被设置成除 0101H(Null)外的任何值
Affected SOP Instance UID	(0000,1000)	UI	1	包括被存储的 SOP 实例的 UID
Move Originator Application Entity Title	(0000,1030)	AE	1	包括请求这个 C-STORE 子操作被执行的 C-MOVE 操作的 DICOM AE 的 DICOM AE 标题
Move Originator Message ID	(0000,1031)	US	1	包括这个 C-STORE 子操作被执行的 C-MOVE-RQ 的消息 ID(0000,0110)
Data Set	(no tag)	—	—	特有应用数据集

表 4.11 C-STORE-RSP 消息域

Message Field	Tag	VR	VM	Description of Field 域描述
Group Length	(0000,0000)	UL	1	从值域到下一组的开始的连续字节的数值
Affected SOP Class UID	(0000,0002)	UI	1	包括被存储 SOP 实例的 SOP 类
Command Field	(0000,0100)	US	1	这个域区别由这个消息传输的 DIMSE-C 操作。对于 C-STORE-RSP 消息,这个域的值应被设置成 8001H
Message ID Being Responded To	(0000,0120)	US	1	应被设置成在关联 C-STORE-RQ 消息中使用的消息 ID(0000,0110)域的值
Data Set Type	(0000,0800)	US	1	这个域指出没有数据集在消息中被提交并且应被设置成一个 0101H(Null)值
Status	(0000,0900)	US	1	这个域的值视状态类型而定。附录 C 定义了在服务定义中定义的状态类型的编码
Affected SOP Instance UID	(0000,1000)	UI	1	包括被存储 SOP 实例的 UID

需要指出的是,无论在表 4.10 还是表 4.11 中,其相关消息项的标签组号都为 0000H,标识这些项都属于命令元素,且标签按照从小到大顺序排列。而且,在表 4.10 所

对应的 C-STORE-RQ 中，还有省略的数据集，相关 SOP 类的实例所对应数据元素集合可以封装在这里，而 C-STORE-RSP 中则无需有数据集，与表 4.9 中的 Data Set 行的要求相一致。DIMSE 服务类型和消息类型可以通过对命令集合元素的解析获得。

基于 C-STORE 的 DICOM 医学图像的传输是通过三个步骤来完成的，下面将具体分析这三个步骤。

(1) 连接协商

SCU 生成一个 C-STORE-RQ 消息向 SCP 发送，SCU 将协商内容，将所能支持的 SOP 类、传输语法及自己的角色等信息封装到 C-STORE-RQ PDU 中，通过 TCP 服务发送给 SCP。

SCP 接收到此 PDU 后进行确认，根据确认结果与自己可提供的服务是否一致发送 C-STORE-AC PDU 或者 C-STORE-RJ PDU 同意或者拒绝建立连接。

(2)数据传输

如果 SCP 同意建立连接，则连接协商成功，接下来就是数据传输。此时 SCU 将需要传输的命令和数据封装到 P-DATA-TF PDU 中，并通过连接协商时的传输规则传输给 SCP，SCP 接收到数据 PDU 后发送 P-DATA 响应消息，表示完成接收数据。SCU 将再次封装 P-DATA-TF PDU，再次通过 TCP 传送，直到该 PDU 为最后一个 PDU。

(3) 释放连接

当传输完成或者意外情况需要终止传输时需要释放连接。SCU 将释放连接或者终止连接的协议封装到 A-RELEASE-RQ PDU 或 A-ABORT PDU 中，通过 TCP 服务发送给 SCP，SCP 接收到该 PDU，经解析后对资源和连接进行释放，然后发送 A-RELEASE-RP PDU 给 SCU，SCU 接收到此 PDU 后发送 A-RELEASE 进行释放确认。至此，传输过程结束，通过 DIMSE 提供的 C-STORE 服务完成了对 DICOM 医学图像的传输。

类似地，在表 4.12 和表 4.13 中分别给出了 C-ECHO 所对应的 C-ECHO-RQ 和 C-ECHO-RSP 的具体消息格式，读者可以尝试对其与 C-STORE 进行对比分析和把握。

表 4.12 C-ECHO-RQ 消息域

Message Field	Tag	VR	VM	Description of Field
Group Length	(0000,0000)	UL	1	The even number of bytes from the end of the value field to the beginning of the next group.
Affected SOP Class UID	(0000,0002)	UI	1	SOP Class UID associated with this operation.
Command Field	(0000,0100)	US	1	This field distinguishes the DIMSE-C operation conveyed by this Message. The value of this field shall be set to 0030H for the C-ECHO-RQ Message.
Message ID	(0000,0110)	US	1	Implementation specific value which distinguishes this Message from other Messages.
Data Set Type	(0000,0800)	US	1	This field indicates that no Data Set is present in the Message and shall be set to a value of 0101H.

表 4.13　C-ECHO-RSP 消息域

Message Field	Tag	VR	VM	Description of Field
Group Length	(0000,0000)	UL	1	The even number of bytes from the end of the value field to the beginning of the next group.
Affected SOP Class UID	(0000,0002)	UI	1	SOP Class UID associated with the operation.
Command Field	(0000,0100)	US	1	This field distinguishes the DIMSE-C operation conveyed by this Message. The value of this field shall be set to 8030H for the C-ECHO-RSP Message.
Message ID Being Responded To	(0000,0120)	US	1	Shall be set to the value of the Message ID (0000,0110) field used in associated C-ECHO-RQ Message.
Data Set Type	(0000,0800)	US	1	This field indicates that no Data Set is present in the Message and shall be set to a value of 0101H.
Status	(0000,0900)	US	1	Indicates the status of the response. It shall have a value of Success.

现以 DIMSE-C 中检索、查询相关的 C-GET 和 C-STORE 为例对消息传递和数据封装以及状态码等的整体通讯过程进一步予以描述，以对 DICOM 消息传递过程有更深入的理解。C-GET 主要完成对数据的远程检索，并将符合查询要求的数据条目用 C-STORE 子操作取回。过程如下：

(1) C-GET 服务发起方发出 C-GET 请求原语。本地应用实体创建一个 C-GET-RQ 请求消息，并使用 P-DATA-TF 服务发送此消息。在这个请求消息中包含有数据库查询条件。

(2) 对等实体收到这个 C-GET-RQ 请求消息，发出 C-GET 指示原语给 C-GET 服务执行方。这时引发 C-STORE 子操作，即将已建立关联的两个应用实体的 SCU/SCP 角色互换，将符合查询条件的条目逐条地发送给 C-GET 服务请求方。

(3) C-GET 服务执行方根据情况，发出 0～N 个 C-GET 响应原语给协议机。其中除最后一个响应原语的状态码为 Find 之外，其他响应原语的状态码均为 Pending。

(4) 对等实体在接收到上述 C-GET 响应原语后，根据状态码做出判断：

对于每一个状态为 Pending 的 C-GET 响应原语，创建一个 C-GET-RSP(Pending)响应消息，然后用 P-DATA-TF 服务发送此消息。

对于状态为 Final 的 C-GET 响应原语，创建一个 C-GET-RSP(Final)响应消息，然后用 P-DATA-TF 服务发送此消息。

(5) 对等应用实体收到 C-GET-RSP 响应消息后，若状态为 Pending，则发出 Pending 状态的 C-GET 证实原语给 C-GET 服务发起方；若状态为 Final，则发出 Final 状态的 C-GET 证实原语给 C-GET 服务发起方。

(6) 直至发出 Final 状态的 C-GET 证实原语后，C-GET 协议过程完成。

如下两个例子则从更宏观的角度对 DICOM 实际通讯的完整过程进行了描述。

①图像存储示例

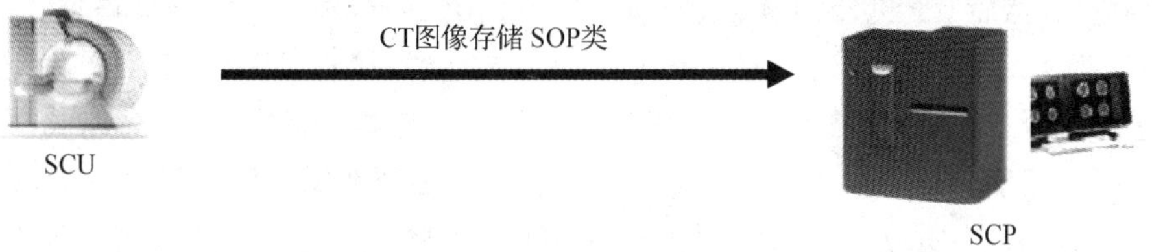

图 4.13　CT 图像存储

如图 4.13 所示，假设现在我们要把一个 CT 检查影像从 CT 设备上发送到一个工作站，来看看在 DICOM 中如何实现这个操作。你或者操作设备的放射科技师需要设置 CT 设备上的软件来准备选择特定的检查来发送。设备会要求你明确具体要哪台工作站接收图像。这个操作是在医疗影像应用层完成的，基本不涉及 DICOM。但是，设备控制台需要以 DICOM 格式保存其影像，也就是说控制台对设备产生的影像生成了一个 DIOCM CT 信息对象。生成信息对象的过程就是一连串的赋值过程，有一些值需要在控制台输入（比如：患者姓名、医嘱编号），还有一些值是设备产生的（比如：检查日期、时间、医院名称、设备名称等等）。当检查发送之前，还需要知道工作站的具体名称和网络地址。当选择发送功能时，CT 控制台的软件开始组装一系列 SOP 实例，具体说就是 CT 存储 SOP 实例。在这个例子中，每发送一幅图像就要创建一个实例。一旦得到工作站的位置信息，DICOM 软件就开始建立 TCP/IP 协议网络连接，开始通讯过程。网络通讯协议首先建立通讯通道，以保证后续操作的进行。在建立连接的过程中，CT 设备首先声明自己的通讯语法，告诉工作站：这是一台以服务类用户身份支持 CT 存储服务类的设备，要求对方的应用程序以服务类提供者身份支持 CT 存储服务类。CT 设备同时还声明自己默认支持的 VR 类型。工作站发送的回应包括：声明自己既可以以服务提供者身份也可以以服务使用者身份支持 CT 影像服务类。同时工作站还声明自己的传输语法与 CT 设备的默认语法一致。这样，一个关于建立连接和服务能力确认的通知就发回了对应的设备端。

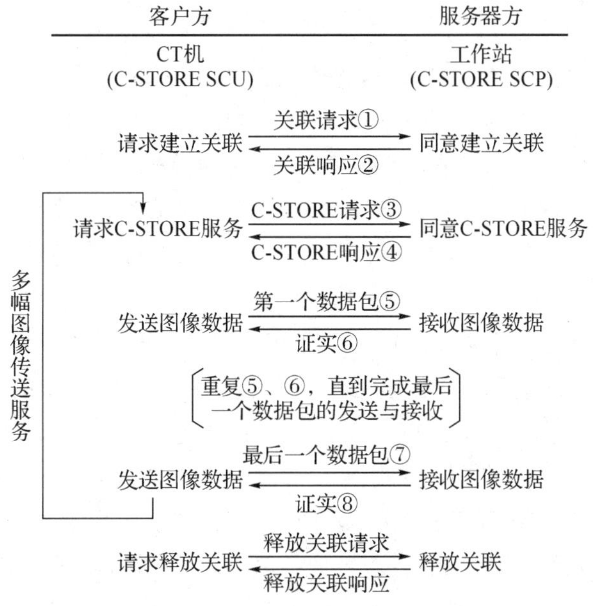

图 4.14　DICOM 图像存储操作

具体过程如图 4.14。首先，CT 机向工作站发出一个关联请求①；工作站应答并送出关联响应②；然后 CT 机（SCU）给工作站（SCP）发出一个 C-STORE 服务请求③；工作站收到 C-STORE 请求并向 CT 机发出 C-STORE 响应④；接着 CT 机向工作站发出第一个数据包⑤；工作站执行该被请求的 C-STORE 服务，存储这一数据包，一旦完成，即给 CT 机发出一个证实信号⑥。在接到工作站的证实信号确证数据包已存储完毕后，CT 机发出第 2 个数据包。重复⑤、⑥两步直至第一幅图像的全部数据包传送完毕。此后 CT 机发出第 2 个 C-STORE 服务请求给工作站以传送第 2 幅图像，重复③～⑥直至这一检查的所有图像全部传送完毕。CT 机发出释放关联请求命令；工作站发出释放关联响应命令，断开关联。

②查询与检索示例

如图 4.15，假设影像工作站（Image Workstation）向 PACS Controller 查询影像，并与新产生的影像比较，其中涉及的服务有 C-FIND、C-MOVE 和 C-STORE，即通过 C-Find自 PACS Controller 中寻找影像、C-MOVE 从 PACS Controller 至 Workstation 移动影像和 C-Store 储存影像至 Monitor（显示影像）（C-MOVE 只是发送图像传输请求，实际的图像传输由 C-STORE 完成）。

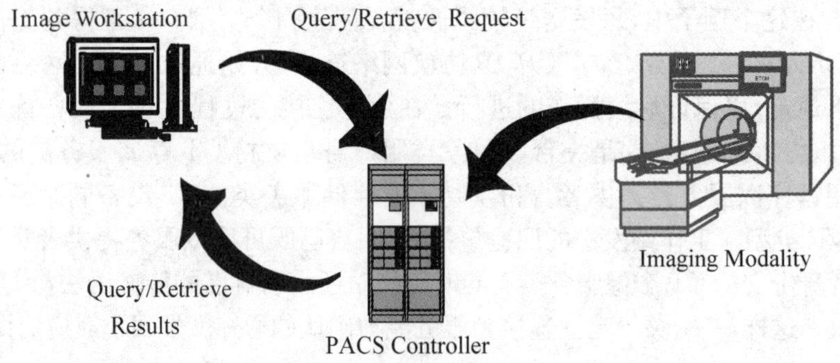

图 4.15　图像查询/检索示例

具体过程描述如图 4.16。首先，工作站发出建立关联的请求；PACS 控制器作出响应；工作站的查询/检索应用实体（AE）向 PACS 控制器发出一个 C-FIND 服务请求；该控制器的应用实体收到 C-FIND 请求后执行 C-FIND 服务，从数据库中寻找“检查”、“系列”和“图像”并给工作站发出一个 C-FIND 响应；工作站的查询/检索应用实体收到 C-FIND 响应。这是一张含有全部请求的表；工作站从该表中选择一幅感兴趣的图像；并对每一幅图像给 PACS 控制器发出一个 C-MOVE 服务请求；PACS 控制器查询/检索实体收到 C-MOVE请求后给 PACS 控制器的 C-STORE SCU 发出一个指示；此时，PACS 控制器的作用已转换为 SCU。C-STORE SCU 从存档设备中检索被请求的图像；PACS 控制器的 C-STORE SCU 发出一个 C-STORE 请求给工作站的 C-STORE SCP⑩；以便给工作站发送检索得到的图像。工作站收到 C-STORE 请求后给 PACS 控制器发出一个 C-STOREl响应。此后 C-STORE SOP 服务与上例相同。如此依次进行第 2 幅、第 3 幅操作，当工作站收到最后一幅图像后发出释放关联请求，并终止联系。

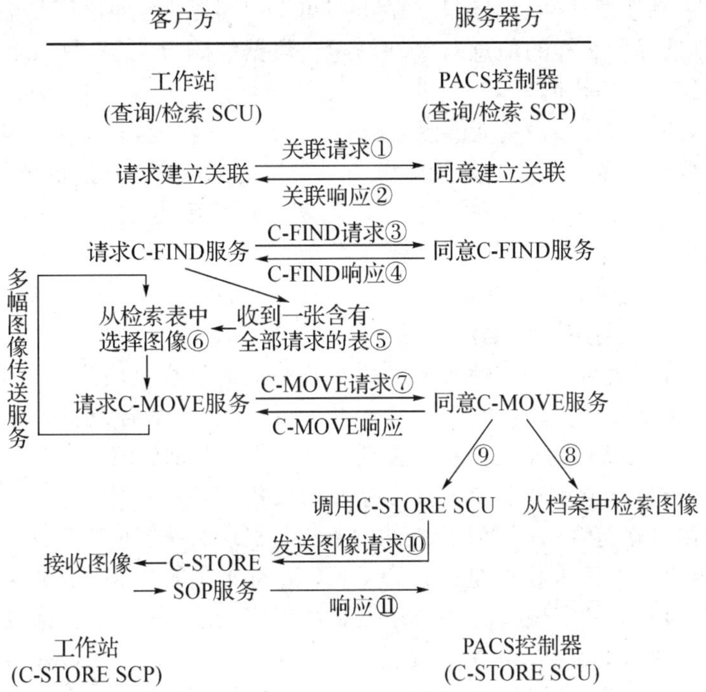

图 4.16　DICOM 查询/检索操作

4.5　DICOM 3.0 的组成

DICOM 标准是经历了一个从无到有、从简单到复杂的发展过程。在标准的制定过程中不断听取工业界、学术界、医疗界等各方面的意见和建议，注重标准的可扩充性和可扩展性，经历了 ACR-NEMA 1.0 和 2.0 的版本到目前的 DICOM 3.0 版本，标准的组成也在不断地加以补充。考虑到技术的发展，标准采用了大部分的文档结构，对可能变化或扩充的部分以附录的形式提供，这样可使得标准在更新时涉及面可以尽量小。每一个 DICOM 文档通过标题和标准编码来识别，看上去的样子就像“PS 3. X-YYYY”，其中‘X”就是常说的标号，“YYYY”是发行的年份。举例来说，DICOM 标准第二部分的标题是“一致性”文件标号是 PS3.2-1996。在正式场合，年份经常被省略。在 2003 版的标准中共有十六个部分，实际只有十四个部分，其中有两个部分被淘汰，目前的 DICOM 3.0 版本实际由 18 个部分组成。

为便于医学成像设备之间的互操作性 DICOM 标准规定了：

- 声明符合标准的设备在网络通信时遵循的一系列协议；
- 使用已定义的通信协议时交换的命令及其相关信息的语法和语义；
- 声明符合标准的设备在介质交换时遵循的一系列介质存储服务；
- 读取存储在交换介质中的图像及其相关信息使用的文件格式和目录结构；
- 用于符合性声明并与具体实现一同提供的信息。

对于 DICOM3.0 的各部分基本内容，现分别概括如下：

(1) **第一部分**：引言与概述(Introduction and Overview)

简要介绍了 DICOM 的历史、概念、适用范围及组成。

(2) **第二部分**：一致性(Conformance)

定义了要求制造商精确地描述其产品的 DICOM 兼容性，即该产品的 DICOM 兼容性声明，它包括选择什么样的信息对象、服务类、数据编码方法等，每一个用户都可以从制造商处得到这样一份声明。

目前为止，还没有什么设备能够涵盖所有的 DICOM 功能，只是实现本设备必需的功能。因此标准要求设备制造商必须给出设备所支持的 DICOM 功能的说明，即一致性声明。本部分标准内容定义了声明的结构和必须表现的信息，包含三个主要部分：

①本实现中可以识别的信息对象集合；

②本实现支持的服务类集合；

③本实现支持的通信协议集合。

DICOM 标准没有规定一致性实现的测试和验证的过程。用户在采购配置 DICOM 功能的设备时，必须注意各设备的一致性水平是否一致，否则各设备互连时会出现一些问题。所以 Mesa 测试作为第三方权威验证机制是非常有发展潜力的。

DICOM 标准并未给出对于要求符合标准的设备实现标准中任何特性的细节，也没有规定对一个由许多符合 DICOM 标准的设备一起实现的系统所期望达到的整体特效和功能，更没有给出用来评价仪器是否符合 DICOM 标准所需的测试/确认方法。换句话说，由于该标准对具体的实现机制并未作强制性规定，允许各医学影像设备商灵活地采用相应亚标准完成对 DICOM 标准的支持，因此对不同来源的 DICOM 影像设备间的互联和互操作性及其程度需通过测试才能确定其实际兼容状况。一个系统或设备产品的 DICOM 一致性声明提示其支持 DICOM 标准的能力，但并不提供任何与其他 DICOM 一致性产品的通讯过程中实现互操作性能力的保证，而仅仅提示了一种可能性，具体能不能互操作，必须要进行实际验证方可。为适应 DICOM 标准的发展，北美放射学会每年举行一次 DICOM 演示会。在演示会上，不同参展厂家的 DICOM 应用与中心测试结点(Central Test Node，CTN)进行 DICOM 一致性测试。

DICOM 标准为 DICOM 一致性声明文档的结构、格式和内容描述要求提供了详细的定义，并给出了相应的范本和模板用例，具体内容可参阅 DICOM 标准第二部分(PS 3.2)。

(3) **第三部分(Information Object Definitions)**：信息对象的定义

定义了两类信息对象类，即标准型和复合型，对其结构和类型进行了说明。

(4) **第四部分(Service Class Specifications)**：服务类规范

说明了应用于信息对象定义实例操作和处理的许多服务类，详细论述了作用于信息对象上的命令及其产生的结果。定义了可以使用 DICOM 进行通信的类别。

服务类是将信息对象与作用在该对象上的命令联系在一起。可以简单理解为 DICOM 提供的命令或提供给应用程序使用的内部调用函数。这部分实际上说明的是 DICOM 消息中的命令流，被封装为 14 种服务类，具体包括：证实(Verification)服务类、存储(Storage)服务类、查询/检索(Query/Retrieve)服务类、检查内容通知(Study Content Notification)服务类、患者管理(Patient Management)服务类、检查管理(Study Management)服务类、结果管理(Results Management)服务类、打印管理(Print Management)服务类、媒质存储(Media Storage)服务类、存储责权管理(Storage Commitment)服务类、基本工作列表管理(Basic Worklist Management)服务类、队列管理(Queue Management)服务类、灰度软拷贝表达状态存储(Grayscale Softcopy Presentation State Storage)服务类和结构化报告存储(Structured Reporting Storage)服务类。由于 DICOM 标准是不断发展的，其服务类也在不断扩展过程之中，但常用的主要包含上述 14 种服务类。

(5) **第五部分**:数据结构及语义(Data Structure & Semantics)

描述了怎样对信息对象类和服务类进行构造和编码,说明了 DICOM 应用实体如何构造从信息对象与服务类的用途中导出的数据集信息,给出了构成消息中传递的数据流编码规则。数据流是由数据集的数据元素产生的,几个数据集可以被一个复合数据集引用或包容。一个复合数据集可以在一个"数据包"中传递信息对象的内容。这部分着重说明的是有关 DICOM 消息中数据流方面的内容。此外也定义了许多信息对象共同的基本函数的语义,即要求的条件、完成的结果、实现的功能等等。

数据集的作用有两个:(1) 作为信息对象定义 IOD 中的信息对象模块 IOM;(2) 作为信息交换中消息(Message)携带的数据内容。

(6) **第六部分**:数据字典(Data Dictionary)

描述了所有信息对象是由数据元素组成的,数据元素的属性及涵义(每一个数据元素指定了唯一的标记、名字、数字特征和语义)。

(7) **第七部分(Message Exchange)**:消息交换

定义了在医学图像环境中进行消息交换通讯的医学图像应用实体所用到的服务和协议。消息是由用于交换的一个或多个命令以及完成命令所必需的数据组成,是 DICOM 应用实体之间进行通信的基本单元。

该部分主要定义了如下几部分:

①建立和终止通讯连接的规则;

②管理"请求和回应"命令的交换规则;

③构造命令流和消息所必要的编码规则。

(8) **第八部分**:消息交换的网络通讯支持(Network Communication Support for Message Exchange)

说明了在网络环境下的通讯服务和支持 DICOM 应用进行消息交换的必要的上层协议。这个部分给出了上层协议状态机的定义以及上层协议 PDU 的格式等。DICOM 上层协议层处理的数据来自于 TCP 传输层接收到的应用报文。应用报文是以无格式的数据流形式存在的,但是,它却描述一种 DICOM 上层服务。所以,该层所要实现的一个主要功能就是解析这些无格式的数据流,以便确认它们描述的是哪一种服务,并相应地将这些无格式的数据流还原到所对应的服务的数据结构中。

(9) **第九部分(Point-to-Point Communication Support for Message Exchange)**

消息交换的点对点通讯支持。说明了与 ACR-NEMA2.0 兼容的点对点通讯的服务和协议。这部分已被撤销。

(10) **第十部分**:用于介质交换的介质存储和文件格式(Media Storage & File Format for Media Interchange)

这个部分说明了在可移动存储介质上医学图像信息存储的通用模型。提供了在各种物理存储介质上交换不同类型的医学图像的框架,支持封装任何信息对象定义的文件格式。

(11) **第十一部分(Media Storage Application Profiles)**:介质存储应用框架

用于医学图像及相关设备信息交换的兼容性声明。给出了心血管造影、超声、CT、核磁共振等图像的应用说明和不同的存储媒质(如 CD-R)格式文件交换的说明。

介质存储应用框架定义了应用系统对 DICOM 介质存储模型中不同层次的选择,目的在于满足使用介质进行信息交换的特殊需要。这种选择由规范化的介质存储应用概要来表述，DICOM 标准要求具体实现之间的介质信息交换必须遵循系统的介质存储应用框架。这种一致性的描述允许用户对不同的实际系统进行选择，以保证系统之间的互操作性。

介质存储应用框架一般包括以下内容：

①用应用框架表达需求的描述及其应用的上下文。

②数据格式层的选择。

③介质格式层的定义，DICOM 标准中规定了可供选择的物理介质、介质格式以及介质格式（或称文件系统）服务如何映射到 DICOM 文件服务。

④选择合理的传输语法。

⑤其他一些有助于互操作性的特殊限制，如：文件最大长度支持的选项等。

介质存储应用框架包括两种信息交换方式，即利用通信线路进行 DICOM 信息交换和通过存储介质而进行信息交换。将图像、诊断、检查的结果等信息存储在如软盘和光盘等存储介质中，实现在不同的系统之间在不同的时间内进行信息交换，也可以实现信息长久的保存。

通过介质进行信息交换。这种方式与通过通信信道进行信息交换既有联系又有区别。它们都使用了 DICOM 的消息交换机制，但用介质实现信息交换时，交换信息的应用系统双方不是在同时工作，这是与网络信息交换的不同之处。

DICOM 介质存取模型可分为 3 个具体层次。

①物理介质层：物理介质层定义了介质的物理特性，如：物理介质格式参数、维数、机械特性、存储属性及比特流的组织等等。如，在 PC 环境下的 3.5 英寸双面高密软盘是 DICOM 标准中定义的一种物理介质，它相应的参数说明就是对应的物理介质层，它应该符合 ANSI X3.171 的规定，也就是通常使用的 1.44MB 软盘。

②介质格式层：介质格式层是由操作系统决定的。它规定了存储介质上具体的数据组织形式以及文件系统进行的操作，同时也定义了该介质上的目录结构。如，3.5 英寸的软盘在不同的操作系统中的数据结构是不同的。在 MS-DOS 及 Windows 中，采用的介质格式是 FAT16 格式的文件分配表，而在 UNIX 中使用的是超级块构成的链表。无论什么介质格式，它们都应该至少可以提供 DICOM 的文件服务功能，并且通过文件服务限制对文件内容的直接操作的权限，以确保 DICOM 数据格式层独立于介质格式和物理介质的选择。

③DICOM 数据格式层：DICOM 数据格式层包括 4 个方面的内容，即 DICOM 介质存储服务/对象对（以下简称 SOP 类）及与之相联系的信息对象定义、DICOM 文件格式、DICOM 介质存储目录 SOP 类、DICOM 介质存储应用概要。

介质存储服务类定义了一组用存储介质进行数据交换的服务。一般来说，使用存储介质有下面两种情况：一是在两个进程之间交换的图像暂时存储在介质中，但没有有关处理的进一步说明，仅仅是传送信息而已。二是用于打印的图像是以胶片会话的方式来组织，接收进程必须处理介质中的打印管理信息，有关打印任务进展的状态信息也是在存储介质上反映出来。

此外，DICOMDIR 文件则是一个具备固有的 DICOM 文件头结构，以非压缩 Little Endian Explicit VR 编码 DICOM 介质存储目录 SOP 类而构成的特殊 DICOM 文件，“DICOMDIR”为其唯一命名。

（12）**第十二部分**：用于介质交换的物理介质和介质格式（Media Formats & Physical

Media for Media Interchange)

提供了在医学环境中数字图像计算机系统之间信息交换的功能。这种交换功能将增强诊断图像和其他潜在的临床应用。这部分说明了在描述介质存储模型之间关系的结构以及特定的物理介质特性及其相应的介质格式。具体说明了各种规格的磁光盘，PC机上使用的文件系统和 1.44MB 软盘，以及 CD-R 可擦写光盘的具体格式。

(13) **第十三部分**：点对点通信支持的打印管理(Print Management Point-to-Point Communication Support)

定义了在打印用户和打印提供方之间点对点连接时，支持 DICOM 打印管理应用实体通信的必要的服务和协议。点对点通信框架提供了与第八部分相同的上层服务，因此打印管理应用实体能够应用在点对点连接和网络连接。点对点打印管理通信也使用了低层的协议，与已有的并行图像通道和串行控制通道硬件硬拷贝通信相兼容。该部分在2001 年以后的版本中已废弃。

(14) **第十四部分：(Grayscale Standard Display Function)灰阶标准显示函数**

说明了灰度图像的标准显示功能。这部分仅提供了用于测量特定显示系统显示特性的方法。这些方法可用于改变显示系统以与标准的灰度显示功能相匹配或用于测量显示系统与标准灰度显示功能的兼容程度。

(15) **第十五部分**：安全性框架(概要)(Security Profiles)

DICOM 标准的安全性概要由 DICOM 第 14 工作小组(DICOM WG14：Security)制定。制定安全性概要的动机可能包括：各国有立法要求保护患者的隐私(集中的焦点是在公共网络传输机密性数据)、保护数据不受篡改(这里主要考虑的是法律责任、政府的立法要求以及医疗纠纷赔偿问题)、要求实施访问控制和审计跟踪、政府立法明确要求(比如 HIPAA、欧盟的数据保护指令、MEDIS—DC 的联机电子存储、德国的数字签名法案)等。实现安全性的措施包括安全策略(通常由立法和当地的管理机构规定)、安全技术(一般通过标准化来实现)、教育培训(根据每一个具体的工作场合而定)。它们之间互相依赖、互相影响，不是截然分开的。DICOM 标准主要针对的是安全技术方面进行了规定。

DICOM 标准将其所涉及的安全问题限制在与对象传输和编码直接相关方面，更确切地讲，DICOM 支持或将支持：

①对等实体身份鉴别，消息的完整性和使用安全的通信协议；

②用于实现各个单独对象鉴别和完整性的数字签名；

③存储交换介质中对象的机密性；

④网络传输时或存储介质中属性的机密性；

⑤保护患者的个人隐私。

其中具体包括：安全使用概要(Secure Use Profiles)、安全传输连接概要(Secure Transport Connection Profiles)、数字签名概要(Digital Signature Profiles)、介质存储概要(Media Storage Profiles)、属性机密性概要(Attribute Confidentiality Profiles)、介质层文件安全管理等。

①安全使用概要(Secure Use Profiles)用于实现数据完整性安全服务。在这个安全概要中，根据具体实施情况的不同又分为几个子安全概要。当运行 PACS 系统的本地安全策略要求跟踪 DICOM 原始数据集及其随后的副本时，要求遵循联机电子存储安全使用概要(On Line Electronic Storage Secure Use Profile)，这个子安全概要允许应用实体

跟踪和核实 SOP 实例的状态。

如果需要 PACS 系统验证和生成数字签名，则要求遵循基本数字签名安全使用概要(Basic Digital Signatures Secure Use Profile)。

如果要使得数字签名能被正确验证的话，在收发两端数字签名中的每一个数据元素的每一个比特的输入散列函数的顺序必须完全一致。因此，要求存储和转发 SOP 实例的具体实施声明遵循保留比特的数字签名安全使用概要(Bit-Preserving Digital Signatures Secure Use Profile)。

②安全传输连接概要(Secure Transport Connection Profiles)用于实现通信双方身份鉴别、通信数据机密性和数据完整性安全服务。

应用实体可能不信任与其他应用实体通信所用的通信信道，因此，标准为应用实体提供安全机制以便鉴别通信双方的身份，检测出对消息的篡改以及保护通过通信信道传输消息的机密性。应用实体可以有选择地使用其中任何一种机制，这取决于它们对通信信道的信任程度。实际应用可能声明遵从一个或多个基本 TLS 安全传输连接概要(The Basic TIS Secure Transport Connection Profile)或者 ISCL 安全传输连接概要(ISCL Secure Transport Connection Profile)。

③数字签名概要(Digital Signature Profiles)用于实现数据完整性和抗抵赖安全服务。

传统的纸介质医疗报告作为文档具有一定的法律地位，它们是病人病历的组成部分之一。多年来，医生们一直使用电子系统输入、修改或核对报告的内容，报告的“数字签名”已经被接受，等同于纸介质文档上手写签名，其目的是作为赔偿的证据。“数字签名”使得文档在本地系统之外具有一致性和可分布性。在这个安全概要中，根据具体实施情况的不同又分了几个子安全概要：基本 RSA 数字签名概要(Base RSA Digital Signature Profile)、创建者 RSA 数字签名概要(Creator RSA Digital Signature Profile)和授权 RSA 数字签名概要(AuthorizationRSA, A Digital Signature Profile)。

④介质存储概要(Media Storage Profiles)用于实现离线数据机密性安全服务。

存储在介质上的 DICOM 文件如果误落入他人手中，很容易被截获或篡改。对存储介质上的 DICOM 文件的保护，可采取在物理层次上、在文件系统层次上、在每个 DICOM 文件(和 DICOMDIR)层次上，或者在数据元素层次上。如果每个可移动磁盘驱动器、计算机或操作系统具有上述的加密功能，那么就可以实现跨平台的互操作。这样的话，只需选择其中一个功能就可以了。不幸的是，实际情况并非如此，所以 DICOM 标准只是在文件和数据元素层次上实现自己的解决方案。DICOM 标准通过“基本的 DICOM 存储介质安全性概要”(Basic DICOM Media Security Profile)进行了规定。

⑤属性机密性概要(Attribute Confidentiality Profiles)用于实现数据完整性和抗抵赖安全服务。

保护病人隐私在很多国家已经成为法律。DICOM 标准关于病人隐私的保护是通过“基本应用级机密性概要”(Basic Application Level Confidentiality Profile)进行规定。这个概要的目标是：在现有的数据集的基础上创建一个具有特殊目的、去掉标识信息的数据集。其目的并不是为了替代原有的 SOP 实例，也不是为了充当图像存档中临床数据集的基本表示方式，去掉标识信息的 SOP 实例很有用。例如，创建用于教学或用于临床研究的文件时，在保护患者隐私数据的同时又能让授权的实体访问受保护的信息。这个概要分为去标识(De-Identifier)和恢复标识(Re-Identifier)两部分。

⑥介质层文件安全管理。

对于介质层文件的安全管理，DICOM 文件格式不包含文件管理信息，为的是不与介质格式层发生功能上的重复。如果一个特定的 DICOM 应用概要需要，介质格式层应包括：文件描述表自身的信息；文件入口的统计（如创建时间、日期）；应用程序文件权限控制；物理权限控制（如写保护）。如同前面所说，介质应用层是由操作系统实现并提供的。

当前版本的 DICOM 标准不涉及介质及文件权限控制服务之外的介质交互安全性的控制。特定的介质格式层可能支持这种安全性机制。超越物理介质层及介质格式层安全性的管理需求，将体现在新的有关介质存储的 DICOM 标准中。

(16) **第十六部分**：内容映射资源（Content Mapping Resource）

定义了标准使用的模板和上下文组，定义了 DICOM 信息对象的结构化文档模板和信息对象中使用的代码术语集。

(17) **第十七部分**：说明信息（Explanatory Information）

此部分包含解释信息的附录，对 DICOM 标准其他部分已定义的特定内容给予进一步的说明、解释和描述，或提供补充或扩展的定义描述和内容细节。

(18) **第十八部分**：网络服务（Web Services）通过 Web 访问 DICOM 的驻留对象（Web Access to DICOM Persistent Objects，WADO）

由 WEB 接入 DICOM 持久对象，提供从 HTML 页面或者 XML 文档访问 DICOM 持久对象的简单机制。

(19) **第十九部分**：应用托管（Application Hosting）。此部分主要定义主机和托管两类软件应用之间的接口。

(20) **第二十部分**：采用 HL7 临床文档架构的成像报告（Imaging Reports Using HL7 Clinical Document Architecture）。此部分主要指 DICOM 和 HL7 之间的数据互换。

DICOM 标准当前存在的 18 个部分中，每一部分都是一个独立的章节，对 DICOM 标准的每一部分做统一规范。各个部分都有以下规范的框架结构：

①应用范围及领域：包括一些概要性的介绍。

②相关标准：如 ISO 系列国际标准等。

③一些名词的定义：和该部分相关的一些基本名词定义。

④缩写名词定义：和该部分相关的一些缩写名词的定义。

⑤惯例：和该部分相关的一些约定俗成的符号、称谓等。

⑥总览：该部分总的介绍。

⑦标准中各部分关系。

⑧附录：在不同部分，附录数目不等，往往附录占有该部分的多数篇幅，涉及具体各部分的实现及细节描述。附录的这种结构安排方式也使得标准的扩展比较容易实现。

ACR-NEMA 一再申明，DICOM 是一个开放系统。它采用分隔式多文档结构，便于单独对各部分进行扩充而不需更新整个标准，这样就增强了它的拓展性。随着对 DICOM 研究和应用的不断深入，有新的内容不断地添加进来，使得 DICOM 能很好地满足网络时代对医学信息通讯的要求。随着网络技术及图像处理技术的发展，会有新内容加入和旧内容的退出。例如关于点对点传输的第九部分和第十三部分已经从当前版本的 DICOM 中删除了。DICOM 所有文档中，以第三章“信息对象定义”，第五章“数据结构和编码”，第六章“数据字典”在实际应用中比较重要。

完整的 DICOM 标准可参见 http://medical. nema. org/网站。

4.6 DICOM 文件

除了利用通信线路进行 DICOM 信息交换外，也可以通过存储介质进行信息交换。将图像、诊断、检查的结果等信息存储在如软盘和光盘等存储介质中，实现在不同的系统之间在不同的时间进行信息交换，还可以实现信息长久的保存。

DICOM 文件是按照 DICOM 标准而存储的医学图像文件。这种文件格式除了能封装包括 CR、CT、MR、NM、US、PET 等几乎所有的医学图像外，还可以封装心电、脑电等波形数据。DICOM 文件常以 DCM 为后缀，其他 PACS 软件也使用到了 IMG，或是完全不使用后缀，直接以一连串的数字或字符串予以命名。DICOM 文件内容在 Part 3 DICOM IOD 里定义。CT、MR、CR、DR、US、NM、PET 等各有相关内容定义，由共同和专有的部分(IE 和 Modules)组成。在 DICOM 介质存储应用中，DICOM 文件提供了一种封装方式，每个文件应包含描述唯一的一个 SOP 实例的数据集。这个 SOP 实例属于某个 SOP 类以及对应的 IOD，如一个检查、序列或存储等。DICOM 标准文件由 DICOM 文件元和 DICOM 数据集两部分组成。

正如特定的 IOD 可以被定义为多帧一样，一个文件对应的实例可能包含有一个以上的影像帧，由 SOP 实例中具体内容确定。用于数据集中的编码必须是 DICOM 文件元信息中传输语法 UID 标识的那一种。但 DICOM 文件一般采用显式传输，数据元素按标签从小到大顺序排列，即 DICOM PS 3.5 规定的 Explicit VR Little Endian Transfer Syntax。DICOM 文件数据集的字节流位于 DICOM 文件元信息之后，在数据集内并不包含它的长度信息。DICOM 文件服务提供的文件结束提示是数据集结束的唯一标志。当文件写入时，数据集必须采用填充的形式，数据集的最后一个数据元素可以是(FFFC，FFFC)，这个数据集尾部填充数据元素的值并不重要，所有读出该数据集的 DICOM 应用必须予以忽略。

4.6.1 DICOM 文件组成与格式

任何图像文件格式都是由两部分组成：头参数 Header 和图像数据。bmp 等格式的 Header 只描述图像的基本参数：行、列、位数、是否压缩、调色板等，长度通常固定。而医疗图像还有其他参数，如病人资料、检验资料等，并且不同设备和不同类型的图像所需要的内容也不一样。一般来说，DICOM 文件由两部分组成：文件元信息，包含此文件所存储的数据集的识别信息，包括文件前缀、数据集标识及存储格式等；DICOM 图像信息，文件存储的 DICOM 影像位图数据，是文件的主体部分。

文件元数据元素为一组组号为 0002H 的 DICOM 数据元素，包含文件数据集的标识、格式等信息。

DICOM 文件组成如图 4.17 所示。

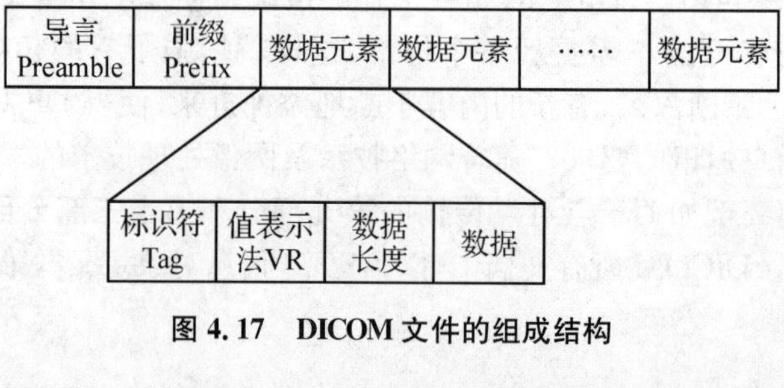

图 4.17　DICOM 文件的组成结构

DICOM 文件元信息(DICOM File Meta Information)必须是由 128 个字节的预定义的导言加 4 个字节的前缀以及文件元信息数据元素构成。即最开始是文件元导言，一般由 128 个 00H 字节组成，接下来是 DICOM 前缀，为 4 字节的字符串“DICM”，可以根据该值来判断一个文件是不是 DICOM 文件。此外，还包括文件的传输格式、生成该文件的应用程序等等。预定义导言及前缀后是一系列 DICOM 元素(数据元素的组号为 2)，包括组群长度(0002,0000)、版本号(0002,0001)、介质存储 SOP 类 UID(0002,0002)、介质存储 SOP 实例 UID(0002,0003)、传输语法 UID(0002,0010)、应用类 UID(0002,0012)、应用实例的版本名(0002,0013)、源应用实体标题(0002,0016)、私有信息创建者 UID(0002,0100)、私有信息(0002,0102)等属性，每个数据元素对应于一个 IOD 的属性，包含了标识数据集合的相关信息，如表 4.14 所示。关于文件元信息详细的说明请参阅 DICOM 标准 PS 3.10 的 13～14 页表 7.1-1。

表 4.14　DICOM 文件元信息

属性名	标签	类型	属性表述
文件元导言	无标识及长度信息	必须	长度固定的 128 个字节，用于应用框架及实例，否则置为 00H
DICOM 词缀	无标识及长度信息	必须	四字节的特征串“DICM”用于标识是否是一个 DICOM 文件
组长度	(0002,0000)	必须	文件元元素末尾至第二组文件元元素之间的字节数
文件元信息版本号	(0002,0001)	必须	2 字节域，每位标识了文件元信息头版本号
介质存储 SOP 类 UID	(0002,0002)	必须	SOP 及相应的数据集 SOP 类的 UID
介质存储 SOP 实例 UID	(0002,0003)	必须	SOP 实例及文件中数据集和文件元信息的 UID
传输语法 UID	(0002,0010)	必须	唯一标识后面数据编码的传输语法，该语法不用于文件元信息
应用类 UID	(0002,0012)	必须	唯一标识写此文件的应用实例及它的内容
应用实例的版本名称	(0002,0013)	可选	至多 16 字节，为一个应用类 UID 提供一个版本名称
源实用实体标题	(0002,0016)	可选	应用实体的标识
私有信息创建者 UID	(0002,0100)	可选	私有信息创建者的唯一标识符(0002,0102)
私有信息	(0002,0102)	必须(条件)	文件元信息中存放有效的私人信息；若其创建者(0002,0100)非空，则该属性也必须非空

一个 DICOM 文件被切割成多个部分时(例如用多张软盘存储一个文件时)，文件前言可以存放随机访问图像时所需要的信息。当文件元导言没有被使用时，它应该设为全零。而且，文件元导言还可以根据应用框架或实现实例的要求灵活应用。DICOM 标准对这个固定长度的预定义头没有任何结构性的要求，它不必像 DICOM 数据元素在结构

上要有一个标识和长度信息。这是为了让 DICOM 文件数据易于和许多通用计算机图像格式相兼容。无论预定义导言是否包含信息，DICOM 文件格式应当遵循这部分要求。而数据集中的内容则应当与文件元信息所表述的 SOP 类相一致。如果预定义导言没有被应用框架及实现实例使用到，此 128 字节应当被置为 00H，以便于识别此 128 字节是否载有应用信息。例如，这个预定义导言可能用来向一个多媒体应用程序进行授权以决定其对 DICOM 数据集内影像的操作权限。这样在同一个文件上可以有两种操作方式：利用预定义导言的多媒体应用程序，和忽略这个预定义导言的 DICOM 应用。DICOM 四字节前缀应当包含特征字串 DICM（大写且字体采用 ISO8859GO 字符集，即常用的 ASCII 编码），这四个字节没有标识及长度信息。

(1) 除了 128 字节的文件元导言和 4 字节的 DICM 前缀外，其他文件元信息元素都采用显式格式编码，各个数据元素排列的顺序按照标签数值 Little Endian 编码。DICOM 中所有的数据都是以数据元素的形式出现的（除文件元中 128 字节的文件元导言）。

(2) 每个文件元元素的长度必须为偶数，否则应该按照规定补充一个字节（补 0 或空格）。

(3) 所有（0002，＊＊＊＊）类的标签都为 DICOM 所保留。为了兼容后续版本，应忽略文件中有目前尚未规定的（0002，＊＊＊＊）类标签。

文件元之后是 SOP 实例数据集，也是 DICOM 文件的主要组成部分。实际上数据集除了包括医学图像，还有很多相关的信息：病人姓名、图像大小等。数据集是整个文件中信息量最大的部分，囊括了所有信息实体（患者、图像、检查等）的信息，结构也最为复杂，文件最后的图像数据表示像素，数据结构单一，因此解读文件实际上就是解读数据集。关于 DICOM 数据元素和数据集的基本知识在 4.2.1 节中已经予以介绍。其中，与图像数据相关的数据元素如表 4.15 所示，包括图像的列数、行数、存储位数、像素采样数、窗宽窗位、数据元素等。

表 4.15　与图像数据相关的数据元素

标签	说明
(0028,0010)	图像的行数
(0028,0011)	图像的列数
(0028,0100)	图像的帧数
(0028,0100)	像素的分配位数
(0028,0101)	像素的存储位数
(0028,0102)	分配最高位
(0028,0002)	每像素采样数
(0028,0106)	最大实际像素值
(0028,0107)	最小实际像素值
(7FE0,0010)	存储像素值的数据元素
(0028,1050)	窗宽
(0028,1051)	窗位

按照上述的文件格式相关知识，读取 DICOM 文件中的数据并对照 DICOM 数据字典，即可获得 DICOM 文件中的所有信息。以下以一个 CT 图像文件为例解释如下（表4.16）：

表 4.16　CT DICOM 文件内容示例

文件内容	标签	VR	长度	值	备注
00 00 00 00 00 00 ……					128 字节导言
44 49 43 4D					DICM 标识
02 00 00 00 55 4C 04 00 A8 00 00 00	0002,0000	UL	4	168	Group Length
02 00 01 00 4F 42 00 00 02 00 00 00 00 01	0002,0001	OB	2	00\01	File Meta Information Version
02 00 02 00 55 49 1A 00 31 2E 32 2E 38 34 30 2E 31 30 30 30 38 2E 35 2E 31 2E 34 2E 31 2E 31 2E 32 00	0002,0002	UI	26	"1. 2. 840. 10008. 5. 1. 4. 1. 1. 2"	Media Storage SOP Class UID
02 00 03 00 55 49 22 00 31 2E 32 2E 38 34 30 2E 31 31 33 36 37 34 2E 39 35 30 38 30 39 31 33 32 33 35 34 32 34 32 2E 31 30 30	0002,0003	UI	34	"1. 2. 840. 113674. 950809132354242. 100"	Media Storage SOP Instance UID
02 00 10 00 55 49 12 00 31 2E 32 2E 38 34 30 2E 31 30 30 30 38 2E 31 2E 32 00	0002,0010	UI	18	"1. 2. 840. 10008. 1. 2"	Transfer Syntax UID
02 00 12 00 55 49 14 00 31 2E 32 2E 34 30 2E 30 2E 31 33 2E 30 2E 30 2E 31 31 33 00	0002,0012	UI	20	"1. 2. 40. 0. 13. 0. 0. 113"	Implementation Class UID
02 00 13 00 53 48 10 00 54 49 41 4E 49 5F 4A 44 49 43 4F 4D 5F 31 31 33	0002,0013	SH	16	"TIANI_JDICOM_113"	Implementation Version Name
08 00 00 00 04 00 00 00 54 01 00 00	0008,0000	UL	4	340	Group Length
08 00 08 00 1A 00 00 00 4F 52 49 47 49 4E 41 4C 5C 50 52 49 4D 41 52 59 5C 4C 4F 43 41 4C 49 5A 45 52	0008,0008	CS	26	"ORIGINAL\PRIMARY \LOCALIZER"	Image Type
08 00 16 00 1A 00 00 00 31 2E 32 2E 38 34 30 2E 31 30 30 30 38 2E 35 2E 31 2E 34 2E 31 2E 31 2E 32 00	0008,0016	UI	26	"1. 2. 840. 10008. 5. 1. 4. 1. 1. 2"	SOP Class UID
08 00 18 00 22 00 00 00 31 2E 32 2E 38 34 30 2E 31 31 33 36 37 34 2E 39 35 30 38 30 39 31 33 32 33 35 34 32 34 32 2E 31 30 30	0008,0018	UI	34	"1. 2. 840. 113674. 950809132354242. 100"	SOP Instance UID
08 00 20 00 08 00 00 00 31 39 39 35 30 36 30 38	0008,0020	DA	8	"19950608"	Study Date
08 00 21 00 08 00 00 00 31 39 39 35 30 36 30 38	0008,0021	DA	8	"19950608"	Series Date
08 00 23 00 00 00 00 00	0008,0023	DA	0		Content Date
08 00 30 00 0A 00 00 00 31 33 31 36 34 36 2E 30 30 30	0008,0030	TM	10	" 131646. 000"	Study Time

续表 4.16

文件内容	标签	VR	长度	值	备注
08 00 31 00 0A 00 00 00 31 33 31 36 34 36 2E 30 30 30	0008,0031	TM	10	"131646.000"	Series Time
08 00 33 00 00 00 00 00	0008,0033	TM	0		Content Time
08 00 50 00 08 00 00 00 54 48 55 39 39 34 38 20	0008,0050	SH	8	"THU9948 "	Accession Number
08 00 60 00 02 00 00 00 43 54	0008,0060	CS	2	"CT"	Modality
08 00 70 00 12 00 00 00 47 45 4E 45 53 49 53 5F 48 49 53 50 45 45 44 5F 52 50	0008,0070	LO	18	"GENESIS_HISPEED_RP"	Manufacturer
08 00 80 00 1A 00 00 00 50 4F 52 54 4C 41 4E 44 20 41 44 56 45 4E 54 49 53 54 20 4D 45 44 2E 20 43 20	0008,0080	LO	26	"PORTLAND ADVEN-TIST MED. C"	Institution Name
08 00 90 00 08 00 00 00 53 20 4C 49 53 4F 4F 4B	0008,0090	PN	8	"S LISOOK"	Referring Physicians Name
08 00 10 10 12 00 00 00 47 45 4E 45 53 49 53 5F 48 49 53 50 45 45 44 5F 52 50	0008,1010	SH	18	"GENESIS_HISPEED_RP"	Station Name
08 00 30 10 0A 00 00 00 43 48 45 53 54 2F 41 42 44 20	0008,1030	LO	10	"CHEST/ABD"	Study Description
10 00 00 00 04 00 00 00 4C 00 00 00	0010,0000	UL	4	76	Group Length
10 00 10 00 10 00 00 00 57 49 4C 4B 49 4E 53 5E 43 48 41 52 4C 45 53 20	0010,0010	PN	16	"WILKINS^CHARLES"	Patient Name
10 00 20 00 06 00 00 00 47 45 30 35 31 34	0010,0020	LO	6	"GE0514"	Patient ID
10 00 30 00 00 00 00 00	0010,0030	DA	0		Patient Birth Date
10 00 40 00 02 00 00 00 4D 20	0010,0040	CS	2	"M"	Patient Sex
10 00 10 10 00 00 00 00	0010,1010	AS	0		Patient Age
10 00 30 10 04 00 00 00 30 2E 30 20	0010,1030	DS	4	"0.0"	Patient Weight
18 00 00 00 04 00 00 00 6E 00 00 00	0018,0000	UL	4	110	Group Length
18 00 10 00 00 00 00 00	0018,0010	LO	0		Contrast Bolus Agent
18 00 22 00 00 00 00 00	0018,0022	CS	0		Scan Options
18 00 50 00 04 00 00 00 30 2E 30 20	0018,0050	DS	4	"0.0"	Slice Thickness
18 00 60 00 06 00 00 00 31 32 30 2E 30 20	0018,0060	DS	6	"120.0"	KVP
18 00 20 11 04 00 00 00 30 2E 30 20	0018,1120	DS	4	"0.0"	Gantry Detector Tilt
18 00 30 11 04 00 00 00 30 2E 30 20	0018,1130	DS	4	"0.0"	Table Height
18 00 50 11 04 00 00 00 39 33 33 33	0018,1150	IS	4	"9333"	Exposure Time

续表 4.16

文件内容	标签	VR	长度	值	备注
18 00 51 11 04 00 00 00 31 30 30 20	0018,1151	IS	4	“100”	X Ray Tube Current
18 00 52 11 00 00 00 00	0018,1152	IS	0		Exposure
18 00 00 51 04 00 00 00 46 46 53 20	0018,5100	CS	4	“FFS”	Patient Position
20 00 00 00 04 00 00 00 E2 00 00 00	0020,0000	UL	4	142	Group Length
20 00 0D 00 1A 00 00 00 31 2E 32 2E 38 34 30 2E 31 31 33 36 37 34 2E 35 31 34 2E 32 31 32 2E 32 30 30	0020,000D	UI	26	“1. 2. 840. 113674. 514. 212. 200”	Study Instance UID
20 00 0E 00 1E 00 00 00 31 2E 32 2E 38 34 30 2E 31 31 33 36 37 34 2E 35 31 34 2E 32 31 32 2E 38 31 2E 33 30 30 00	0020,000E	UI	30	“1. 2. 840. 113674. 514. 212. 81. 300”	Series Instance UID
20 00 10 00 04 00 00 00 31 37 38 34	0020,0010	SH	4	“1784”	Study ID
20 00 11 00 02 00 00 00 31 20	0020,0011	IS	2	“1”	Series Number
20 00 12 00 00 00 00 00	0020,0012	IS	0		Acquisition Number
20 00 13 00 02 00 00 00 30 20	0020,0013	IS	2	“0”	Instance Number
20 00 20 00 04 00 00 00 4C 5C 46 20	0020,0020	CS	4	"L\F "	Patient Orientation
20 00 32 00 12 00 00 00 2D 32 34 38 2E 31 38 37 35 39 5C 30 2E 30 5C 30 2E 30	0020,0032	DS	18	“—248. 18759\0. 0\0. 0”"	Image Position Patient
20 00 37 00 18 00 00 00 31 2E 30 5C 30 2E 30 5C 30 2E 30 5C 30 2E 30 5C 30 2E 30 5C 2D 31 2E 30	0020,0037	DS	24	“1. 0\0. 0\0. 0\0. 0\0. 0\—1. 0”	Image Orientation Patient
20 00 52 00 00 00 00 00	0020,0052	UI	0		Frame of Reference UID
20 00 60 00 00 00 00 00	0020,0060	CS	0		Laterality
20 00 40 10 00 00 00 00	0020,1040	LO	0		Position Reference Indicator
20 00 41 10 04 00 00 00 30 2E 30 20	0020,1041	DS	4	“0. 0”	Slice Location
20 00 00 40 00 00 00 00	0020,4000	LT	0		Image Comments
28 00 00 00 04 00 00 00 A8 00 00 00	0028,0000	UL	4	168	Group Length
28 00 02 00 02 00 00 00 01 00	0028,0002	US	2	1	Samples Per Pixel
28 00 04 00 0C 00 00 00 4D 4F 4E 4F 43 48 52 4F 4D 45 32 20	0028,0004	CS	12	“MONOCHROME2”	Photometric Interpretation
28 00 10 00 02 00 00 00 B3 02	0028,0010	US	2	691	Rows
28 00 11 00 02 00 00 00 00 02	0028,0011	US	2	512	Columns
28 00 30 00 12 00 00 00 31 2E 30 31 34 36 37 32 5C 31 2E 30 31 34 36 37 32 20	0028,0030	DS	18	“1. 014672\1. 014672”	Pixel Spacing

续表 4.16

文件内容	标签	VR	长度	值	备注
28 00 00 01 02 00 00 00 10 00	0028,0100	US	2	16	Bits Allocated
28 00 01 01 02 00 00 00 10 00	0028,0101	US	2	16	Bits Stored
28 00 02 01 02 00 00 00 0F 00	0028,0102	US	2	15	High Bit
28 00 03 01 02 00 00 00 00 00	0028,0103	US	2	0	Pixel Representation
28 00 50 10 06 00 00 00 2D 39 36 2E 30 20	0028,1050	DS	6	"−96.0"	Window Center
28 00 51 10 06 00 00 00 39 37 31 2E 30 20	0028,1051	DS	6	"971.0"	Window Width
28 00 52 10 04 00 00 00 30 2E 30 20	0028,1052	DS	4	"0.0"	Rescale Intercept
28 00 53 10 04 00 00 00 31 2E 30 20	0028,1053	DS	4	"1.0"	Rescale Slope
E0 7F 00 00 04 00 00 00 08 CC 0A 00	7FE0,0000	UL	4	707592	Group Length
E0 7F 10 00 00 CC 0A 00 41 FE 43 FE 43 FE 41 FE 44 FE 42 FE 41 FE 49 FE……	7FE0,0010	OW|OB	707584	41\FE\43\FE\43\FE\41\FE\44\FE\42\FE\41\FE\49\FE……	Pixel Data

文件文件元中传输语法数据元素(0002,0010)的值是"1.2.840.10008.1.2",即 DICOM 默认的隐式值表示法(VR)Little Endian 传输语法,因此数据集中每个数据元素中的值表示法都被省略,为阅读方便,上表中值表示法一栏用下划线标注以示区别。

在隐式值表示法(VR)Little Endian 传输语法下,数据元素的格式为组号(2 字节)、元素号(2 字节)、值长度(4 字节)以及值(值长度给出的字节数)。例如数据元素(08 00 16 00 1A 00 00 00 31 2E 32 2E 38 34 30 2E 31 30 30 30 38 2E 35 2E 31 2E 34 2E 31 2E 31 2E 32 00),2 字节组号(08 00)表示组号为 0008,2 字节元素号为(16 00)即元素号为 0016,4 字节值长度(1A 00 00 00)为十进制 26,表示此后的 26 字节为该数据元素的值。查数据字典得到 tag(0008,0016)为 SOP Class UID 数据元素,默认值表示法为 UI,即表示 UID 的字符串。将该 26 字节的值以字符串格式读出为"1.2.840.10008.5.1.4.1.1.2",可知这是 CT 图像存储 SOP 类的一个实例。

对照前述的 CT 复合 IOD 定义,可见 DICOM 文件中的数据集并不是以 IOD 的信息模块的顺序来组织的,而是以其中的属性标记值(Tag)的组号和元素号从小到大顺序排列的。

4.6.2 DICOM 文件的解读、构建和 DICOM 应用开发

在正确理解文件结构和数据集结构之后,就不难正确解读文件。首先读取文件元导言,检查文件格式;然后提取传输语法,根据传输语法采取相对应的解码方式,如果是显式就采取显式的读取方式。当数据元素的值为 0 时,则该数据元素的值域又是由 1 个或多个数据元素组成的,数据元素中包含了子数据集即有嵌套存在,如果进一步子数据集

中又有值为 0 的数据元素时，就构成了递归嵌套。如此，嵌套的存在要求解读算法能遍历树型数据结构的所有元素。如果图像数据经过压缩则需要调用解压模块。最后得到图像数据，并利用设备无关位图(Device Independent Bitmap，DIB，设备无关位图可以在不同的机器或系统中显示位图)显示出来。在 DICOM 图像文件中通常采取 2 个字节表示 1 个像素，但是一般情况下，真实像素值的动态范围不足以完全填满这 2 个字节。因此，高字节的高位可能因为被用于存储其他信息。此时则需要注意图像数据的高位截取问题，即在解读图像数据时应该截取高位，把低位的信息读取出来。标准规定标签为(0028,0101)的数据元素储存像素数据的最高位数，标签为(0028,0102)的数据元素储存实际存储像素数据的位数。对于某些图像，图像数据中储存的像素值没有实际意义，需要采用斜率和截距来修正，而斜率和截距则储存在标签为(0028,1053)和(0028,1052)的数据元素中。因为一般情况下这两个值为 1 和 0，图像数据中储存的像素值和实际值相等，所以这两个数据元素常常为人们所忽略。由于通常在数据集中存在上百个数据元素，在解读 DICOM 文件时我们只要读取其中相对重要的元素即可。

在 DICOM 标准的 PS 3.3 部分定义了各种类型的图像文件必须包括和可选的 DICOM 数据元素，在制定自己的 DICOM 文件结构时，必须严格遵照该部分规定。例如，制定核磁共振医学图像的 DICOM 文件，可以查阅 DICOM 标准 PS 3.3 中的 A.4 节。其中定义了如表 4.17 所列的核磁共振医学图像信息实体(Information Entity，IE)的内容。其中“使用”列为“M”时表示该模块必须存在，“U”表示可选，“C”表示在特定的情况下必须存在。

表 4.17　核磁共振医学图像信息对象模块

IE	模块	参见	使用
Patient	Patient	C.7.1.1	M
Study	General Study	C.7.2.1	M
	Patient Study	C.7.2.2	U
Series	General Series	C.7.3.1	M
Frame of Reference	Frame of Reference	C.7.4.1	U
Equipment	General Equipment	C.7.5.1	M
Image	General Image	C.7.6.1	M
	Image Plane	C.7.6.2	M
	Image Pixel	C.7.6.3	M
	Contrast/bolus	C.7.6.4	C-Required if contrast media was used in this image
	MR Image	C.8.3.1	M
	Overlay Plane	C.9.2	U
	VOI LUT	C.11.2	U
	SOP Common	C.12.1	M

要构造信息实体，按照表中指定的模块参考相应的 DICOM 标准章节即可。例如，在制定 Patient 模块时，查阅 DICOM 标准 PS 3.3 部分的 C.7.1.1 小节，可以查到如表 4.18 所示的病人模块属性表。

表 4.18 PATIENT MODULE ATTRIBUTES

属性名称	标签	类型	属性说明
病人名称	(0010,0010)	2	病人全名
病人 ID	(0010,0020)	2	医院表示病人的主要编号
病人出生日期	(0010,0030)	2	病人出生日期
病人性别	(0010,0040)	2	病人性别：M=男性，F=女性，O=其他
病人出生时间	(0010,0032)	3	病人出生时间
病人其他 ID	(0010,1000)	3	其他可以标识病人的编号
病人其他姓名	(0010,1001)	3	病人的其他姓名
病人种族	(0010,2160)	3	病人的种族
病人说明	(0010,4000)	3	病人其他情况的说明

按照表 4.18 中所列出的元素，选出自己需要的元素(表中类型为 1 和 2 的元素是必须包括的，3 可选)即可。按照表 4.17 中指出的所有模块，查阅 DICOM 标准中相应的章节，选出合适的 DICOM 元素，这样 DICOM 文件的格式就确定下来了。

需要强调指出的是，由于 DICOM 标准的复杂性，如果从头开始理解 DICOM 的协议，然后完全自己编写这些代码来实现这些协议，是一件工作量浩大的事情。自己全部编写 DICOM 相关的应用程序很困难，而且编出来的程序经常会有兼容性的问题。因此，在开发 DICOM 应用时，提倡使用开发包来进行，但是为了加深对 DICOM 标准的了解还是应该尝试一下至少看一看别人的原始代码。目前，开发 DICOM 应用的工具包有很多，这里着重推荐德国 offis 公司开发的 DCMTK，这个开发包是全部免费的开源代码，可为我们提供实现 DICOM 协议的一个平台，使得我们可以在它的基础上轻松地完成自己的主要工作，而不必把太多的精力放在实现 DICOM 协议的细节问题上。

DCMTK 经过 10 多年的开发和维护，已经基本实现了 DICOM 协议的所有内容，并提供所有的源代码、支持库和帮助文档。同时还提供了在各种操作系统下使用的可能版本，如 LINUX、SUN、WINDOWS 等，用户可根据自己的开发平台进行编译。DCMTK 开发包的官方网站是 http://www.dcmtk.org。在网站首页左面的 DICOM Software 中点击 DCMTK 一项就进入了 dcmtk 下载项。感兴趣的读者可以将开发包下载下来予以研究和学习，并进一步予以修改定制，开发属于自己的 DICOM 应用程序，这是 DICOM 相关应用高效率开发的捷径之一。

习题

1. 什么是 DICOM？其特点如何？
2. 简述 IOD 含义、DIMSE 含义和 SOP 含义。
3. IOD 与数据集的关系是什么？
4. DIMSE 与命令集的关系是什么？
5. SOP 与 IOD、DIMSE 的关系是什么？
6. DICOM 标准文件主要包括哪几部分内容？

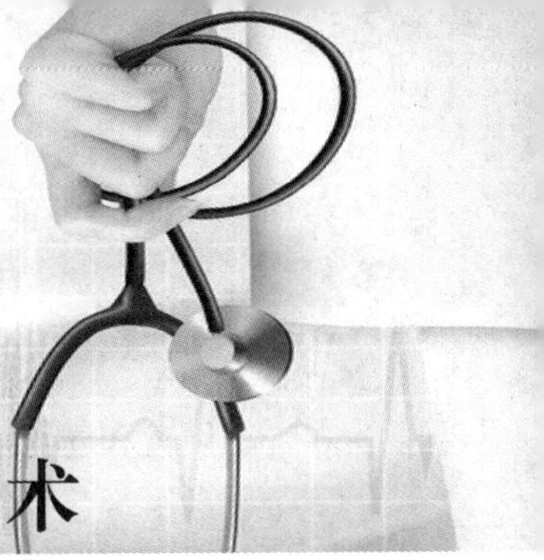

第五章　PACS 存储系统与技术

为了保证诊断准确性和可靠性，各数字化医学成像设备所采集的医学影像必须要达到足够的分辨率和灰度值，而在 PACS 存储和传输过程中通常也不提倡较大比例的数据压缩。为便于患者和医生的调阅以及保证满足社会保险和法律方面的相关要求，医疗图像一般需要被保存长达 10～20 年，一些特殊病例图像甚至需要保存更长时间。这都使得 PACS 存储系统在客观上必须具有海量数据的存储和管理能力方能满足要求。据估计，一个三级甲等医院的日图像产生量为 3～10 GB，这样每年产生图像为 1～4 TB，如此经年累月，需要保存的总体数据量无疑是非常巨大的。

在 PACS 临床应用过程中，用户对医学影像调阅响应速度要求比较苛刻，一般不能忍受较长时间的实时响应等待，而且在很多情况下需要对大量历史数据进行调阅和分析。随着影像数据量的不断增大和医院医学影像业务的拓展，如何高效实现海量图像的存储和管理就开始变成令人头疼的问题。欲解决这一问题，一方面可以减少单个图像的储存空间，这需要研究满足医学要求的各种合适的影像压缩算法，如 JPEG 2000 等，但这必须要额外增加图像编解码时间；另一常用方法是扩大存储空间，即要求 PACS 系统在保证高速访问的同时，尽可能采用大容量存储装置。目前，由于计算机技术的进步，出现了各种性价比较高的大容量储存设备，如磁盘阵列、DVD 光盘塔、网络附加存储（Network Attached Storage，NAS）和存储区域网络（Storage Area Network，SAN）等，为医学影像存储提供了基本而必要的硬件基础。但还必须对 PACS 存储系统进行精心的组织和设计，并辅以高效的数据管理措施才可能满足各种实际临床应用的需求。PACS 图像存储系统的设计、存储介质的选择和管理不仅关系到图像数据的可用性和图像检索的效率，也关系到医院经济与投资规模的大小。从 PACS 诞生的那天起，人们就致力于探索最经济、可靠、高效的图像存储和数据管理方式。在建立 PACS 时，必须事先对数据容量、保存年限、调阅频率、数据库管理等多方面进行全面规划，并对存储方案和存储介质进行优化选择，才能保证建立高性价比、可扩展性好、较为安全可靠的 PACS 海量图像存储系统。

5.1　PACS 常用存储介质与接口技术

在 PACS 存储系统中，常用的存储介质有硬盘和磁盘阵列、光盘与光盘库（塔）、磁带与磁带库等多种形式。无论磁带、磁盘或光盘，都需要基于一定的接口技术连接到计算机上，常用的接口技术包括 IDE、SCSI 和光纤等。下面将对 PACS 存储系统中相关的存储介质和接口技术分别予以介绍。

5.1.1 PACS 常用存储介质和接口技术

硬盘和磁盘阵列(RAID)是 PACS 常用的在线存储设备。基于磁盘阵列技术将若干个硬盘组合起来作为一个硬盘来使用，可以达到数太字节级的存储容量，能够满足医学影像大容量在线存储的要求。由于应用了数据冗余技术，RAID 增强了数据安全性，改善了磁盘的性能，在单个硬盘出现故障的情况下并不影响数据的使用。它的主要功能是可以提高网络数据的可用性及存储容量，并可将数据有选择性地分布在多个磁盘上，达到提高系统的数据吞吐率的目的。显然，磁盘阵列是一种高效、快速、易用的数据存储设备。

光盘存储技术在医学影像上应用已有多年。早期使用的是一次写入多次读出的 WORM 技术，记录的信息一旦写入便无法更改。还有磁光盘(MO)，其盘片主要是由用于记录信息的磁光薄膜组成，外形与 3.5 英寸软盘大体相同。往磁光盘写入数据时，激光束照射加热垂直磁化的记录层，通过外加磁场的作用改变记录层的磁化方向，从而在盘片上写入数据。磁光盘有较大的容量(可达 14 GB)，常用的是 5.2 GB，有较高的性价比。光盘存储技术中最常见的 CD-R 单张存储容量为 650～700 MB，可一次或多次写入，但是不能擦除，CD-RW 则可以多次擦除、重复写入。由于容量的限制，CD-R 和 CD-RW 主要作为小型系统的离线存储与备份。DVD 是一个应用电视标准和有多样化商业产品的新技术，增加了存储空间并提高了读写能力，单面存储容量达4.5 GB，蓝光(Blue Ray)技术更是达到了单面 25 GB 的容量，但价格比较昂贵。而由一个或多个光盘驱动器(或光盘刻录机)及一组光盘柜组成的光盘库(塔)由于可以自动调换、加载柜中光盘的存储设备，不仅容量大、速度高、价格低，而且信息容量可以随着承载信息的光盘数域的增加而增加，适用于大量光盘数据的共享。但由于光盘基本上是只读媒质，虽然可以作为永久信息备份载体，但限制了用户对光盘塔和光盘库中过时信息数据的修改与补充能力。

磁带是一种低成本、可移动、顺序读写的存储介质。磁带介质不仅能提供高容量、高可靠性以及可管理性，而且价格比光盘、磁盘媒体便宜很多。磁带有多种类型，如 4 mm、8 mm、1/4 inch、1/2 inch、Travan 等，较先进的技术有数字线性磁带(DLT)、可扩充线性记录磁带(SLR)、开放线性磁带(LTO)、先进智能磁带(AIT)等。单盘磁带容量为数十吉字节到数百吉字节，AIT 4 技术甚至可达太字节级的存储容量。磁带库是由一个或多个磁带驱动器和一组磁带盘柜组成，可自动加载柜中磁带的海量存储设备，容量可达数百太字节，远远大于一般的存储介质容量。磁带库既是网络存储设备的元老，又是网络存储设备的主力军。磁带库因为磁带可以不断更换，存储容量仅取决于所换磁带的多少，也就是说磁带库的存储容量是可以无限扩展的。而且，磁带作为一种半永久可更换的存储介质，在异地存储中可以选择更加安全可靠的保存环境，因而在大中型数据库系统中应用十分广泛。总之，磁带库是一种安全、可靠、易用和成本低廉的候选网络存储设备。

显然，在上述 PACS 可用的海量存储介质中，磁带库、磁盘阵列、光盘塔或光盘库等存储设备因其信息存储特点的完全不同，应用环境也有较大区别。其中，磁带库更多的是用于网络系统中海量数据的定期备份。而磁盘阵列则主要用于网络系统中的海量数据的实时存取，光盘塔或光盘库主要用于网络系统中的海量数据的近线访问。在性能方面，光盘库、磁带库由于其中包含了机械转换机构，性能必然受到较大的影响；而 IDE 硬盘无论在寻道时间、内部传输速率还是外部传输速率上性能都要高于光盘库和磁带库。

而在价格方面，与IDE硬盘相比，光盘库、磁带库不具有优势。当前，单个硬盘容量可达数百吉字节，通常有多种规格、速度和容量可供选择。按照接口的不同主要分为IDE硬盘和SCSI硬盘，其中SCSI硬盘的存取速度优于IDE硬盘，但价格相对较贵。近年来随着IDE接口标准的升级，从UDMA 33到UDMA 66再到ATA100、SATA，IDE的传输速度有了明显的提高。而且，SATA又可加大IDE硬盘连接数量，RAID磁盘阵列产品逐步开始渗透到了所谓低端的IDE硬盘领域。在2004年左右，磁带库价格在每太字节12万元人民币左右，光盘库更高，而使用IDE硬盘的工控机达到1.2太字节不到2万元。由于计算机技术的发展，IDE硬盘在性能、存储容量、可靠性等方面的发展远超过光盘库和磁带库，价格的降幅也远高于光盘库和磁带库。因此用户的投资可以得到最大限度的保护。在可靠性方面，IDE硬盘技术已经十分成熟，IDE RAID和多种IDE硬盘数据保护技术的出现有效地提高了系统的可靠性。IDE的英文全称为“Integrated Drive Electronics”，即“电子集成驱动器”，它的本意是指把“硬盘控制器”与“盘体”集成在一起的硬盘驱动器，是现在普遍使用的外部接口，主要接硬盘和光驱。一个IDE接口只能接两个外部设备。采用16位数据并行传送方式，体积小，数据传输快。IDE把盘体与控制器集成在一起的做法减少了硬盘接口的电缆数目与长度，数据传输的可靠性得到了增强，也使硬盘制造起来变得更容易，因为硬盘生产厂商不需要再担心自己的硬盘是否与其他厂商生产的控制器兼容。对用户而言，这种硬盘安装起来更为方便。IDE接口技术从诞生至今就一直在不断发展，性能也不断提高，其拥有的价格低廉、兼容性强的特点，为其造就了其他类型硬盘无法替代的地位。

在应用中，人们也常常习惯用IDE来称呼最早出现IDE类型硬盘ATA-1，实际上这种类型的接口随着接口技术的发展已经被淘汰了，其后发展出更多类型的硬盘接口，比如ATA、Ultra ATA、DMA、Ultra DMA等。目前接口已经向SATA转移，传统IDE接口迟早会退出舞台。

SCSI译为小型计算机系统专用接口（Small Computer System Interface），是一种连接主机和外围设备的接口，支持包括磁盘驱动器、磁带机、光驱、扫描仪在内的多种设备。它由SCSI控制器进行数据操作，SCSI控制器相当于一块小型CPU，有自己的命令集和缓存。SCSI连接器分为内置和外置两种，内置数据线的外型和IDE数据线一样，只是针数和规格稍有差别(40针IDE线有40根导线，40针ATA66有80根导线，SCSI内置则分为50针、68针和80针)，主要用于连接光驱和硬盘。至于SCSI外置数据线，就有多种规格，密度均不相同，很容易弄错。SCSI最长接口电缆可达12米。该接口适应面广，性能较高，具有多任务、宽带宽及少CPU占用率等特点，而且在一块SCSI控制卡上可以同时挂接15个设备，但安装较为复杂，价格较IDE产品要昂贵一些。

光纤通道是一种跟SCSI或IDE有很大不同的接口，它很像以太网的转换开头。以前它是专为网络设计的，后来随着存储器对高带宽的需求，慢慢移植到现在的存储系统上。光纤通道通常用于连接一个SCSI RAID(或其他一些比较常用的RAID类型)，以满足高端工作或服务器对高数据传输率的要求。光纤现在能提供100 MBps的实际带宽，而它的理论极限值为1.06 Gbps。现在有一些公司开始推出支持下一代光纤通道(即Fiber Channel II)的2.12 Gbps产品。为了能得到更高的数据传输率，市面上的光纤产品常使用多光纤通道并行的方式。光纤通道的配线非常柔韧，且具有很好的升级性和很强的通用性，可用于非常长的光纤电缆连接设备，带有 Fiber Optic Cabling 时，长度甚至可以超过 10 千米。其主要缺点是组建复杂，而且价格非常昂贵。

5.1.2 冗余磁盘阵列及其种类

磁盘阵列是一种把若干硬磁盘驱动器按照一定要求组成一个整体，整个磁盘阵列由阵列控制器管理的系统。冗余磁盘阵列 RAID (Redundant Array of Independent Disks) 技术 1987 年由加州大学伯克利分校提出。RAID 技术的提出，最初有两个目的：组合小的廉价磁盘来代替大的昂贵磁盘，以降低大批量数据存储的费用；采用冗余信息的方式，使得磁盘失效时不会使对数据的访问受损失，从而具有一定水平的数据保护技术。

从目前 RAID 技术的发展来看，对磁盘失效的保护这一目的已经成功地实现，但 RAID 阵列降低数据存储费用的目的并没有达到，实际上，RAID 阵列的价格通常比标准的磁盘驱动器更高一些。但不管怎样，RAID 技术中多台磁盘驱动器可并行工作，提高了数据传输率，并使得存储容量得到较大提高。更为重要的是，RAID 具有数据校验技术，提高了数据存储可靠性。如果阵列中有一硬磁盘损坏，利用其他盘可以重新恢复损坏盘上原来的数据，而不影响系统的正常工作，还可热插拔更换已损坏的硬盘。阵列控制器会自动把重组数据写入新盘，或写入热备份盘而将新盘用做新的热备份盘。此外，磁盘阵列还通常配有冗余设备，如电源和风扇，以保证磁盘阵列的散热和系统的可靠性。

概括地说，存储系统中使用 RAID 技术的好处有：

①通过把多个磁盘组织在一起作为一个逻辑卷，提供多磁盘跨越功能。

②通过把数据分成多个数据块(Block)，并行写入/读出多个磁盘，以提高磁盘的访问速度。

③通过镜像或校验操作提供容错能力。

各种实际计算环境按照其使用特点通常可分为转换率密集型(Transfer Rate Intensive)和请求率密集(Request Rate Intensive)型两种。前者通常服务于小的用户数量和大的 I/O 需求，工程学和科学计算应用属于转换速率密集，例如 CAM/CAD、图像处理和数据集合等。后者应用场合中交互式的数据库应用产生大量小的 I/O 需求，如在线交易系统(OLTP)，可以被认为是一个典型的需求速率密集型环境。对于转换率密集型计算环境，I/O 需求的尺寸比数据块尺寸大得多，这样可导致每一个 I/O 需求分布于所有驱动器，基于 RAID 技术可以使转换的速率增加，因为所有的驱动器可并行地传输数据。这样，RAID 就像一个单磁盘一样有非常高的容许速度。一个单磁盘某一时刻只能满足一个处理业务，一个转换率密集应用的阵列某一时刻虽也满足一个处理业务，但能比单磁盘转换数据速度快 X 倍(X 是磁盘数)。对于请求率密集环境，I/O 需求尺寸比数据块尺寸小很多，这将导致每一个 I/O 需求落于一个单个的驱动器中，在这种情况下，由于有数个驱动器，阵列可同时处理数个需求，或者说比单磁盘快数倍。一个请求率密集应用的阵列可满足的处理速率为单一磁盘的 X 倍，而其转换数据的速率与单磁盘相同。因此，RAID 技术可适用于各种常见的计算环境。

对于 RAID 系统来说，在任何有害条件下绝对保持数据的完整性(Data Integrity)是最基本的要求。数据完整性指的是阵列面对磁盘失效时保持数据不丢失的能力，由于数据的破坏通常会带来灾难性的后果。为保证存取数据可靠性，RAID具备数据校验(Parity)功能，校验可被描述为用于RAID级别2、3、4、5的额外的信息，当磁盘失效的情况发生时，校验功能结合完好磁盘中的数据，可以重建失效磁盘上的数据。数据可用性指的是RAID阵列内部容错能力的水平，数据可用性程度越高，可被理解为当发生越多的部件失效时而数据访问仍不丢失。一个RAID阵列能提供的可用性级别范围从简单的磁盘冗余到所有部件的冗余。当选择一个阵列时，重要的是了解所选的设备是否能够满足期望的可使用时间目标。

目前，RAID因其高可用性和高可靠性被广泛地应用于多个行业，如PACS、银行等在线处理业务部门，石油工业，关键部门的数据中心，多媒体和数据库应用等。

RAID有明确而标准的级别，可根据实际需要选择适当的RAID级别以满足存储系统对可用性、性能和容量的要求。常用的RAID级别有以下几种：NRAID、JBOD、RAID0、RAID1、RAID0+1、RAID3、RAID30、RAID5、RAID50等。下面分别简要介绍各自的原理及特点：

NRAID即Non-RAID，意思是不使用RAID功能。它生成的逻辑盘容量就是物理盘容量的总和。所有磁盘的容量组合成一个逻辑盘，没有数据块分条(Block Striping)。NRAID不提供数据冗余，要求至少一个磁盘。

JBOD(Just a Bunch of Disks，磁盘簇)的含意是控制器将机器上每个物理硬盘都当作独立的硬盘处理，因此每个硬盘都被当作单一独立的逻辑盘使用。JBOD要求至少一个硬盘，也不提供资料冗余的功能。

RAID 0亦称为带区集，即采用Data Striping数据分条技术。可以把多块硬盘(至少2块)连接在一起而组成一个容量更大的硬盘组。处理数据时按数据分条的方式同时读写。它可以并行读写的方式提供最快的速度，大大提高I/O速率。在所有的级别中，RAID 0设计简单且实现成本较低，并具有最快的处理速度。但是RAID 0没有冗余功能，如果一个磁盘(物理)损坏，整个RAID系统的数据将丢失，无法进行任何补救。故RAID 0虽然可以提供更多的可用空间和更好的性能，但整个系统是非常不可靠的。

RAID 1也称为磁盘镜像，至少需要2块硬盘构成互相对应的镜像盘。对任何一个磁盘的数据写入都会被复制到镜像盘中，并且系统可以从一组镜像盘中的任何一个磁盘读取数据。RAID 1下，任何一块硬盘的故障都不会影响到系统的正常运行，而且只要在任何一对镜像盘中有一块磁盘可以使用，系统便可以正常运行；当一块硬盘失效时，系统会忽略该硬盘，转而使用相应的镜像盘读写数据，RAID 1甚至可以在一半数量的硬盘出现问题时不间断地工作。在RAID 1下，我们所能使用的空间只是所有磁盘容量总和的一半，增加了系统的成本，是所有RAID上磁盘利用率最低的一个级别，但可靠性较高。

如图5.1所示，RAID (0+1)结合了RAID 0和RAID 1，把RAID0和RAID1技术结合起来，即Mirroring+Striping。RAID (0+1)允许多个硬盘损坏，因为它完全使用硬盘来实现资料备余。如果有超过两个硬盘做RAID 1，系统会自动实现RAID (0+1)。RAID (0+1)数据除分布在多个盘上外，每个盘都有其物理镜像盘。提供全冗余能力，允许一个以下磁盘故障而不影响数据可用性，并具有快速读/写能力。要求至少4个硬盘才能做成RAID (0+1)。

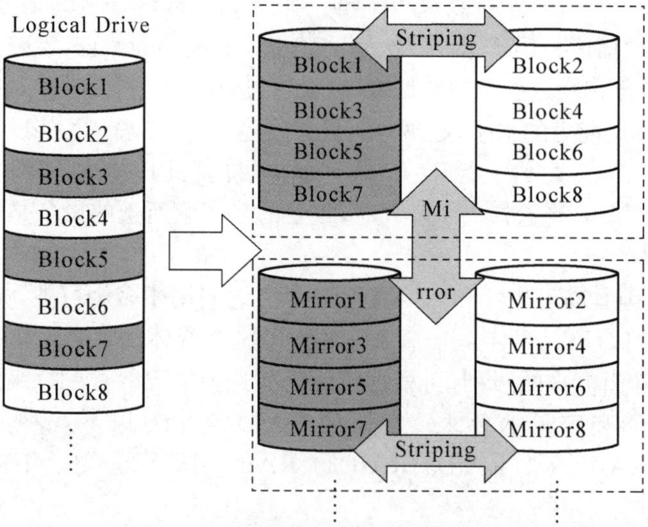

图 5.1　RAID(0+1)结构图

RAID 3 使用一个专门的独立磁盘存放所有的校验数据，而在剩余的磁盘中以与 RAID 0 相似的方式分割并读写数据，即可视为“RAID 3＝RAID 0＋校验盘”。因此，RAID 3 要求至少有 3 块硬盘，且其中一个为专职校验盘。当一个成员盘故障时，控制器可以从校验盘重新恢复，生成丢失的数据。虽然 RAID 3 具有容错能力，但整个系统会因校验而受到影响，当一块磁盘失效时，该磁盘上的所有数据块必须使用校验信息重新建立；当更换了损坏的磁盘后，系统必须一个数据块一个数据块地重建坏盘中的数据，整个过程包括读取带区，计算丢失的数据块和向新盘写入新的数据块等，所以，重建活动最好是在 RAID 系统空闲的时候进行，否则整个系统的性能就会受到严重的影响。鉴于这种原因，RAID 3 更加适用于那些写入操作较少、读取操作较多的应用环境，例如数据库和 Web 服务器等。RAID 3 在安全方面以奇偶校验(Parity Check)做错误校正及检测，只需要一个额外的校检磁盘(Parity Disk)。以这样方式保护数据虽然没有镜像的安全性高，但是硬盘利用率得到了很大的提高，为 $N-1$。不过，如果校验盘(物理)损坏的话，则全部数据都无法使用，故为了解决这一缺陷，产生了 RAID 5 技术。

在运行机制上，RAID 5 和 RAID 3 完全相同，也是由几个数据块共享一个校验块。RAID 5 和 RAID 3 的最大区别在于 RAID 5 不是把所有的校验块集中保存在一个专门的校验盘中，而是分散到所有的数据盘中。当一个磁盘故障时，控制器可以从其他尚存的磁盘上重新恢复/生成丢失的数据而不影响数据的可用性。RAID 5 使用了一种特殊的算法，可以计算出任何一个校验块的存放位置。这样就可以确保任何对校验块进行的读写操作都会在所有的 RAID 磁盘中进行均衡，从而消除了产生瓶颈的可能，并避免了像 RAID 3 那样因校验盘损坏而导致系统失去容错能力的严重故障。RAID 5 要求至少 3 个磁盘，利用率是$(N-1)/N$。

如图 5.2 所示，RAID 30 实施情况同 RAID 0 阵列，而每一段都是一个 RAID 3 阵列。它的冗余与容错能力同 RAID 3，价格较贵，对需要具有高数据传输率的 RAID 3 配置的 IT 系统有益。

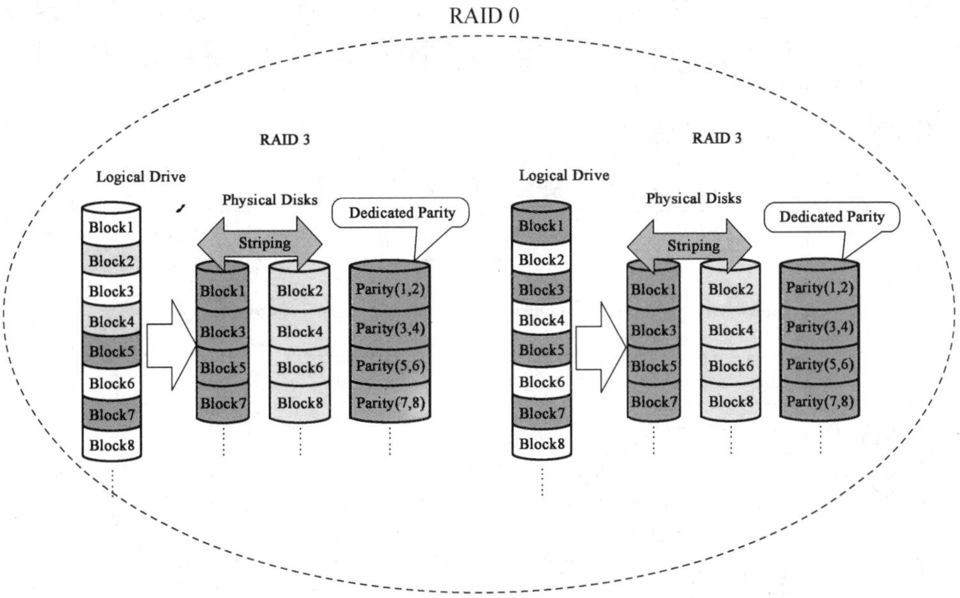

图 5.2　RAID 30 结构图

类似地，RAID 50 是建立在 RAID 0 与 RAID 5 基础上的，先用 3 块或更多的硬盘做成 RAID 5，然后将形成的低级阵列做 RAID 0，如图 5.3 所示。

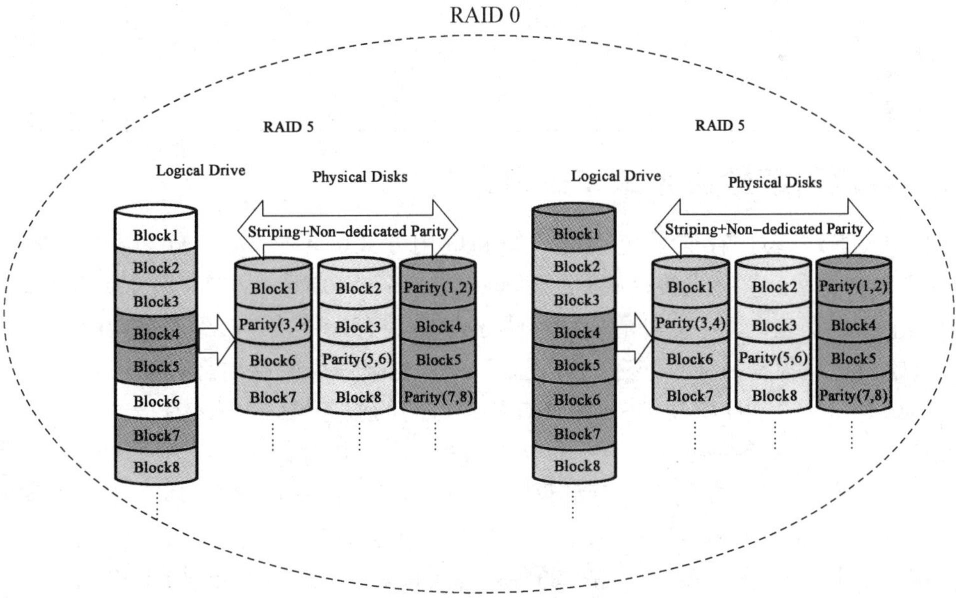

图 5.3　RAID 50 结构图

除了上述常见的 RAID 类型外，还有 RAID 2、RAID 4、RAID 6、RAID 7 等其他 RAID 类型。其中，RAID 2 是为大型机和超级计算机开发的，倾向于较高的数据校验和纠错率，它可在工作不中断的情况下纠正数据。RAID 4 可以包括较大的数据条，可从任何驱动器读取记录，但由于缺乏对多种同时写操作的支持，目前几乎不使用。RAID 6 几乎没有进行商用，它使用一种分配在不同的驱动器上的第二种奇偶校验方案，能承受多个驱动器同时出现故障，但是系统需要一个极为复杂的控制器，性能不高，尤其是写操作很差。RAID 7 有一个实时嵌入操作系统用作控制器，一个高速总线用于缓存，它提供快速的 I/O，但是价格昂贵。

各类常见 RAID 技术比较如表 5.1 所示：

表 5.1　各类常见 RAID 技术比较

级别	名称	阵列容量	数据可靠性	数据传输率	最少硬盘数据
0	Disk Striped	N Disk	低	最高	2
1	Mirroring	N/2 Disk	高	极高	2
0+1	Mirroring and Striping	N/2 Disk	极高	低	4
3	Striping with Dedicated Parity	N-1 Disk	高	极高	3
5	Striping with Distributed Parity	N-1 Disk	高	极高	3
3+Spare	Striping with Dedicated Parity & Spare Disk	N-2 Disk	极高	高	4
5+Spare	Striping with Distributed Parity & Spare Disk	N-2 Disk	极高	高	4

5.2　存储系统数据组织和应用方式

在 PACS 中，按照存储系统数据组织和应用方式的不同，可以分为 DAS、NAS 和 SAN 等多种类型。直接连接存储 DAS(Direct Access Storage)是将存储介质直接安装在服务器上或者安装在服务器外的一种存储方式(如将存储介质连接到服务器的外部 SCSI 通道上也可以认为是一种直连存储方式)。NAS 也被称为网络附加存储设备(Network Attached Storage)，可以看成是一种具有特殊目的的服务器，它安装有嵌入式的软件系统，可以通过网络对各种系统平台提供文件共享服务。而存储区域网 SAN(Storage Area Networks)则是一种高速的专用存储网络，它如同扩展的存储器总线，基于专用的集线器、交换器以及网关互相连接在一起，用于建立服务器、磁盘阵列和磁带库之间的存储连接网络。以下就 DAS、NAS 和 SAN 的各自特点和具体适用情况分别予以介绍。

DAS 以前多被用在大、中型机上。使用在 PC 机上的硬盘设备 DAS 的最新形式是 RAID。基于 DAS“直接访问”方式，访问所有数据的时间都是相同的，这使得 DAS 存储方式在磁盘系统和服务器之间传输数据时具有很快的传输速率，可以在一定程度上满足用户要求快速磁盘访问的情况。然而，DAS 存在着一定的缺陷，最主要的就是所谓的“空间问题”，即在架设存储设备之前，需要确定存储空间的具体大小，而且不容易在现有设备上扩展存储空间。虽然目前市场上的一些方案可以帮助用户减轻与这些问题相关的存储负担，但是不管怎样，都需要用户对这种存储方式事先进行较好的评估。另外，为了避免出现磁盘空间在工作日的中间出现不够用的情况，用户需要管理几乎所有服务器的DAS系统，这意味着用户需要监控服务器上每个物理单元的磁盘使用率，应用和管理起来不十分方便。

只有在如下情况下，DAS才是一种理想的选择：

①用户需要能够快速访问存储系统，但是不具备采用SAN的资金和技术条件。

②用户对成本非常敏感。DAS价格低廉的结论是只考虑硬件物理介质成本的情况，如果与其他的技术进行综合比较（如管理开销和存储效率等）的话，DAS未必占有绝对的优势。

③对于那些非常小的不再需要其他存储介质的环境来说，是一种理想的选择。

NAS是功能单一的精简型电脑和特殊的独立专用数据存储服务器，自带内嵌的系统软件，可以提供各种环境下的文件共享。它在架构上不像个人电脑那么复杂，像键盘、鼠标、荧幕、音效卡、喇叭、扩充槽、各式各样连接口等都不需要，而在外观上非常像家电产品，原则上只需配备电源与简单的控制钮，因此成本较低。NAS设备由于有自己的精简操作系统，可基于局域网内的TCP/IP协议以文件方式实现数据存储和共享，能够提供一套安全、稳固的文件和数据保存服务。NAS作为散布在局域网中的存储系统，实质上相当于连接在局域网里面的一个个存储服务器，其同一个逻辑区域的数据可以被多个服务器读取和修改，非常容易使用和管理。因此，NAS性能/价格比较好，非常适合中小企业的中央存储。

NAS可以将分布、独立的数据整合为大型、集中化管理的数据中心，以便于对不同主机和应用服务器进行访问。当用户必须将一些用于访问的存储空间放在网络中，并且需要较频繁地访问这些存储空间的时候，可以采用NAS这种解决方案。一般说来，NAS的安装工作非常简单。和DAS相同的是，必须在安装时明确需要多大的存储空间。和DAS不同的是，NAS能够非常容易地进行容量扩充。比如现在市场上购买的DAS设备一般有4TB的容量，而NAS设备有的却能够扩展到200TB的容量，因而对于那些仅仅需要将存储空间放在网络中来解决问题的情形来说，NAS是非常完美的选择。但有一些例外情形，如在那些对数据需要进行块级访问的情况中，例如对Exchange存储和数据库信息存储这两种信息存储来讲，使用NAS（网络连接存储）就不是一种很好的执行方案，即便有一些NAS支持这些过程，但也只是强制让某个工具适合某项特定工作而已。其次，由于NAS中所有的数据都到网络中进行传输，网速的快慢限制了访问速度的快慢，因此NAS也无法满足高速访问服务器上的存储空间的需要。NAS设备在以下两种情形中，能发挥最大的优势：首先是网页服务，其次是常用文件的存储。这两种应用都需要大量的磁盘空间，但是很少要求直接对服务器进行数据访问。相反，这两种类型存储访问的大多数数据都是通过网络来实现的，所以究竟这些数据是来自于NAS硬件还是来自于DAS硬件就变成了一个无关紧要的问题。文件级数据访问和块级数据访问的差异性是NAS设备适合于网页服务和文件服务，而不适合数据库存储和Exchange存储的重要原因。在文件级访问系统中，数据的访问是通过文件名字来实现的。而在块级访问系统中，数据的访问是通过数据块的地址来实现的，这个地址是特定数据存放的位置。在客户端/服务器的环境中，如果用户要从文件服务器读取一个文件，需要指定文件，由服务器完成数据块的读取工作，并且将得到的数据返回给用户。数据库存储和Exchange

存储在这种方式的通信过程中存在着很多问题，所以它们并不适合存储于 NAS 设备中。简单地说，NAS 就是经过专门优化的文件服务器系统加上大容量存储。其优点在于结构简单，配置和使用非常方便。在数据共享方面，因为采用的是传统 NFS 或者 CIFS 协议，所以不需要任何附加软件即可在几乎所有平台之间实现跨平台的数据共享。曾经有人认为，因为 NAS 与应用服务器之间交换的是文件，而不像 SAN 或 DAS 架构下服务器与存储设备交换的是数据块，所以 NAS 产品比较适合于文件存储，而不适合数据库应用。但这只是一般化的情况。事实上，的确有些数据库不允许把库建立在 NFS 或 CIFS 卷上，但是对于像 Oracle 这样的数据库而言，库文件可以建立到几乎任何卷区上。在性能方面，实际测试结果表明，当网络环境理想时，在 NAS 上运行 Oracle 与在本地磁盘上运行并无明显差异。但对一些以连续读写操作为主的应用来说，NAS 确实并不十分合适。

总而言之，在需要将存储空间放在网络时，NAS 是一个优秀的解决方案，但同时具有如下缺陷：

①在拥有相同的存储空间时，它的成本比 DAS 要高很多。

②对于数据库存储和 Exchange 存储这种高使用率的任务来说，往往不是很适合。

③网速会限制传输数据的高速共享。

④有可能存在节点故障。

作为一个以 FC 交换机为骨干的高速专用存储网络，SAN 通过支持 SAN 协议的光纤通道交换机将主机和存储系统联系起来，组成一个“网络”。SAN 拥有一套专用的网络作为连接存储设备、备份设备和服务器之用。其最大特点就是可以实现网络服务器与存储设备之间的多对多连接。服务器在访问它的存储系统的时候，不再像以前那样通过以太网（LAN）去访问存储设备，也不是通过直接连接在服务器上的外置存储系统来访问存储设备，而是好像 LAN 里一样，通过一个交换机（光纤通道交换机）来访问 On Line Storage，或者 Offline Storage，而且访问这些存储设备都是基于逻辑单元号（LUN）的，即都是透过文件系统，直接对卷集进行操作，如直接访问 RAID 卷集。传统的存储系统不是通过 SCSI 通道就是通过 FC 直接连接服务器，在 SAN 里面将 Channel 技术看作类似 LAN 中的 Network 的概念，将每个存储设备和服务器都看作“网络”中的一个节点，但是很显然这个网络是有别于局域网的，因为它以光纤交换机为中心，是基于 Logical Unit 而不是 TCP/IP。SAN 架构的优势在于高速存储连接和强大的可扩展性、多种存储设备的集中以及新架构支撑下的新型数据应用方式。一个 SAN 可以是本地的或者是远程的，可以是共享的或者是专用的。SAN 打破了存储器与服务器之间的束缚，允许独立地选择最佳的存储器或者是最佳的服务器，从而提高可扩展性和灵活性。在 SAN 架构中最先引入的新技术就是 LAN-Free 的数据备份。这种备份方式与传统备份方式的最大区别就在于，海量的备份数据不再拥挤在宝贵的网络带宽上，而是通过 SAN 中的高速链接进行数据传输。这一技术进步大大提高了备份的效率，同时节约了网络带宽资源，为数据库等应用进行在线备份提供了可能性。其他不适合在传统以太网中传输的数据应用方式，在 SAN 架构下，都可以大大提高工作效率，甚至出现全新的工作方式。一个典型的例证是视频行业的非线性编辑系统。在 DAS 架构下，各台非编机之间传输视频数据时的等待时间，往往要占到整个工作时间的三分之一左右。在引入 SAN 架构之后，由于数据是被各个非编机所共享的，交换数据时完全不用等待。同时，由于冗余数据的减少，系统的总存储容量需求大大降低。正是因为以上这些明显的优势,SAN概念从出现以来一直受到厂商、集成商和最终用户的关注和重视。一些厂商还联合开发了专门针对SAN的存储设备连接协议,这就是大名鼎鼎的Fiber Channel协议(光纤通道协议)。这个协议与传统的SCSI协议相比,具有明显的先进性,这也是今天光纤存储设备得以流行的原因,因为在SAN架构中,几乎无一例外地采用光纤通道协议作为连接协议。目前,SAN解决方案的最大问题是成本较高,一般中小用户还难以承受光纤交换设备和相对较昂贵的光纤存储设备。把SAN用作存储部分,不但价格有点昂贵,也非常复杂;而NAS和DAS产品正是以其较低的价格、简单方便的使用方式满足了相当一部分用户的需求。

SAN多是通过光纤通道交换机与磁盘阵列、服务器连接,而光纤通道交换机的端口是有限的(一般为8口),端口用完后不能通过增加磁盘阵列进行扩展,而需要进一步增加光纤通道交换机,但是增加磁盘阵列和改变存储网络的结构的代价太大,如前面所说性能价格比不高,所以它的扩展就受到经济条件的极大制约。可是PACS系统数据量是非常大的,存储设备的扩展是不可避免的,所以SAN的扩展方法与特点以其目前昂贵的价格对于PACS系统来说并不十分理想。

5.3 PACS存储架构、数据保存与存储产品选择

高性能的存储系统是PACS设计与实现的基础,也是重要组成部分。医学影像文件的数据量通常都很大,而诊断过程常常需要同时调用多个既往检查的影像拷贝,这客观上要求PACS系统必须设计大容量且高速的在线和近线存储。PACS系统在实际使用过程中,通常需要频繁访问近期数据,而对早期数据访问比较少。为了增大存储容量,同时尽可能减少对存储设备的投资,目前的PACS系统存储方案大都采用分级存储(Hierarchical Storage Management,HSM)策略。HSM是一种经济而且能有效利用存储设备的管理方式,对用户是透明的,也就是说用户并不知道这种管理过程的存在。HSM将PACS系统的数据按照其使用的频率进行分类,分别采用不同的存储介质,比如将磁带库等成本较低的存储资源用来存放访问频率较低的信息(如备份文件),而磁盘或磁盘阵列等成本高、速度快的设备,用来存储经常访问的重要信息。这样做很经济实用,即基于数据访问的局部性,通过将不经常访问的数据自动转移到存储性能稍低的磁盘(如IDE或SATA接口磁盘)或网络中的其他存储设备上,释放出较高成本的存储空间给更频繁访问的数据,以获得更好的性价比和存储管理效益。

5.3.1 PACS分级存储架构

根据用户需求不同,分级存储有不同的实施方式。一般来讲,按照存储时限和使用频率,主要有三个层次和两个层次共两种类型的分级存储方式。

其中三个层次的类型包括在线存储、近线存储和离线存储三级存储。

在线存储(Online)又称工作组级的存储,存储设备和所存储的数据时刻保持"在线"状态,是可随意读取的,可满足计算平台对数据访问的速度要求。如我们PC机中常用的磁盘基本上都是采用这种存储形式的。在线存储多用来保存短期常用数据。一般由具有容错构型的磁盘阵列(通常采用RAID-5)构成,以提供良好的容错能力、较高的在线(Online)数据读取速率及最大的磁盘空间利用率。相关存储设备价格相对昂贵,但性能很好。

近线存储(Nearline)的主要功能是存储不频繁调用但需要在线的数据。近线存储对性能要求相对来说并不高，但由于不常用的数据占总数据量的大多数，必须要有海量存储和无限扩展能力，目前多采用硬盘阵列、光盘库或磁带库实现。磁带库存储管理对环境要求较高，为保证数据存储的可靠性和良好的读取能力，可能需要对数据磁带执行定期的转录和重写操作。影像数据处于在线或近线存储时可以执行不需人工介入的自动查询和影像自动迁移、转存操作。

离线存储(Offline)多是以海量存储器存储整个系统的数据备份，同时需要安全而又稳定，以防范可能发生的数据灾难。多通过光盘、磁带、光盘库或磁带库实现，价格相对低廉。采用磁带或磁带库时，离线存储介质上的数据在读写时是顺序进行的。当需要读取数据时，需要把带子卷到头，再进行定位。当需要对已写入的数据进行修改时，所有的数据都需要全部进行改写。因此，离线海量存储的访问是速度慢且低效率的。由于影像数据存储媒质单元(如光盘、磁带等)被放置于与系统分离的存放位置，系统不能执行离线存储媒质上的影像数据的自动读取操作过程，必须人工介入方可。

在线数据的数据量可以根据投资的要求进行设定，从几百个吉字节到几个太字节都可以。近线数据的数据量，则是需要太字节级别的，而且随着时间的推移，医院的影像数据量是逐日递增的，为了确保所有生成的影像资料得到很好的保存，近线的数据量应该是可以无限扩充的。为了保证医院数据的安全性，需要对数据进行离线的备份，特别是在选用近线存储设备时，为了节省投资而降低了近线存储设备的速度和安全性的情况下，更需要做近线的备份，以确保数据的安全。如果医院对于数据安全等级要求很高，可以考虑使用异地备份，定期将本地的数据传送到异地，作为本地数据的一个容灾性备份。

两个层次的类型只包括在线存储和离线存储两级。该类存储系统是随着近年来存储介质容量和价格的变化，以及结合 PACS 对存储的具体要求而产生的。其在线存储将图像数据存储在计算机硬盘或其他在线存储设备(如光盘塔)上，并要求硬件设备足够保存全院一年所产生的影像资料。而其离线存储则指把上述的图像数据刻录在光盘或磁带库等其他备份存储器上，作为永久性资料保存。

PACS 分级存储设计的目的就是用适合的投资获得最大的存储容量、稳定以及快速的数据传输率。目前流行的 PACS 系统存储架构多为“磁盘阵列＋光盘库(或磁带库)”二级模式，这种模式比较好地兼顾了近期影像数据(在线存储)的快速响应能力、中远期影像的自动读取操作能力和对投资水平实施适当控制这三方面的要求。在线存储成本较高，应根据用户的投资水平设计合适的在线存储时间段，一般以 3 个月为限。近年来，随着磁盘阵列成本价格的显著降低，尤其是性价比较好的“SCSI to IDE”模式磁盘阵列在技术上的成熟，PACS 存储方案有了一个非常具有吸引力的选择。医院现在可以接近普通 PC 存储的投资，获得性价比非常高的磁盘阵列在线存储。基于这类磁盘阵列，很多医院也在规划 PACS 系统的“完全在线”存储方案，即以逐年扩展在线存储(磁盘阵列)容量的方式，真正实现所有影像全部处于在线状态，为系统的快速响应能力提供完全的保障。同时，因为所有影像均为在线状态，仅需配置简单的光盘刻录设备(CD/DVD-R)作为影像数据“备份”解决方案即可，省去了传统 PACS 存储方案中昂贵的光盘库或磁带库投资，使系统整体投资水平和执行效率可以同时优化提高。

基于数据存放的物理位置，又可把存储系统的存储架构划分为集中模式和分散模式两种。

集中存储模式是把各影像工作站采集的影像数据全部存放在服务器上，进行集中备份和管理，这种方式的管理成本低廉，目前被PACS厂商与客户公认为是理想的PACS图像存储方式，但对网络速度的要求比较高，并需要配备有相应的管理人员。

分散存储模式乃各个不同科室的影像资料分别存放和管理，互相不干扰。优点是医院既有的数据管理模式基本不变，缺点是管理的成本高，数据共享性和存取效率较低。结合医疗行业的特点看，分散模式的数据一致性难以保证，可以说是各科室自己组织的局部PACS系统，很难在医院整体上实现快速信息共享和信息的综合分析，并且不能同时访问患者在不同科室所做的检查，不利于提高诊断的准确性和诊疗效率。这有悖于开发PACS系统的初衷，因此并不可取。虽然集中存储模式需要较大的带宽，但是PACS系统通常都运行于基于千兆主干、百兆终端的网络环境，因此带宽不成问题。所以通常建议使用集中存储方式。

5.3.2 存储产品的选择标准

在确定了存储系统基本架构之后，还需要进行产品选型。基本可以从数据保护能力、性能、容量、连接性、管理性和附加功能这几个方面来考虑。

(1) 数据保护能力

数据保护能力是指在存储设备的设计方面，对各种偶然性错误和意外情况的预期，以及采取的预防或补救措施。这里，需要注意的是，存储系统是一个从软件到硬件的复杂系统，所以，对数据保护能力的评价应当考虑到整个系统。一些低端磁盘阵列厂商宣称他们的产品由于采用了RAID、热交换磁盘、双电源等技术，数据将永不丢失。对一些中小型用户，这些数据保护技术基本可以满足要求，但是对关键性业务的用户来说，这些技术只能算数据保护的最基本前提。只有在对数据完整性的保护、对写缓存的保护、对主机连接的保护以及对远程容灾支持等方面，才能够体现出存储产品的真正数据保护能力。

(2) 性能

存储产品的性能评价是最容易的，因为这一指标可以被充分量化。对磁盘阵列产品来说，性能指数主要有两个：带宽和IOPS(每秒I/O次数)。带宽决定于整个阵列系统，与所配置的磁盘个数也有一定关系，而IOPS则基本由阵列控制器完全决定。在Web、E-mail、数据库等小文件频繁读写的环境下，性能主要由IOPS决定。在视频、测绘等大文件连续读写的环境下，性能主要由带宽决定。可见，在不同的应用方式中，需要考察的侧重点也不同。对NAS产品来说，主要性能指数也是两个：OPS和ORT，分别代表每秒可响应的并发请求数和每个请求的平均反应时间。对磁带存储设备来说，单个磁带驱动器的读写速度是最重要的性能指标。

(3) 容量

容量是最简单的一个方面，这里需要留意的是，用户不仅要关心产品的最大容量，还要关心厂商推荐使用容量以及扩容成本等问题。而对磁带产品来说，容量决定于磁带记录格式。因为磁带驱动器都具有硬件压缩功能，所以磁带容量有压缩容量和非压缩容量之分。一般压缩容量按非压缩容量的两倍计算。

(4) 连接性

在SAN环境中，以光纤连接设备为中心，要连接主机、磁盘阵列、磁带库等设备，环境比较复杂，因此在产品选型时，要充分考虑设备间的连接性。选择具有良好的开放性和连接性的产品，不仅是当前系统正常连接和运行的保障，也为系统将来扩展提供更大的空间和灵活性。

(5) 管理性

管理性是任何产品的重要方面之一。首先，应考虑产品所提供的管理功能或方式是否实用可靠。其次，支持中心化管理和远程管理的产品一定会令用户省事不少。还有，很多产品的故障自动通知机制给用户带来了方便，但同时也是数据安全的隐患。最后，在配置改变或系统扩容时，不需宕机或尽可能缩短宕机时间是企业级产品的重要特征。

(6) 附加功能

今天的存储产品，尤其是部门级和企业级的在线存储产品，已经不仅仅是存储数据的盒子，而是一个智能的小型系统。各厂商将许多功能性软件结合到自己的存储设备中，以向用户提供更好的解决方案。目前，比较常见的附加功能主要有数据快照功能、LUN Masking功能、异地数据复制功能等。

在线数据存储设备最重要的要求就是速度和安全性。但是实际上对于速度和安全性的要求是一个相对的概念，不同医院，对于这些指标会有不同的解释，因此对于在线数据的存储，其性能指标就是医院本身对于PACS系统存储的期望值。硬件设备的性能和价格是同比增长的，在线存储设备是医院对于PACS感知最明显的部分，由于医生大部分的工作都是在调用这些在线设备里面保存的数据，因此在线存储设备的速度，基本就代表了PACS的速度。对于在线存储的数据，因为用户的访问频率比较高，要求是存取速度快，可以选用以下的一些存储硬件：FC磁盘阵列、SCSI磁盘阵列、IDE磁盘阵列等。采用PACS服务器直接连接的FC(Fiber Channel，光纤通道)磁盘阵列可以提供非常数据访问速度，但是需要使用光纤通道硬盘，价格相对较高。采用PACS服务器直接连接的SCSI磁盘阵列，是比较传统的磁盘阵列，在服务器上使用很广泛，技术很成熟，SCSI硬盘的价格也比较适中。采用PACS服务器直接连接的IDE磁盘阵列是近期出现的技术，随着IDE硬盘的速度越来越快，IDE磁盘阵列在低端服务器上有取代SCSI磁盘阵列的趋势，而且IDE硬盘本身也便宜，IDE磁盘阵列的应用前景很好，但IDE硬盘的安全性和速度还是比不上SCSI硬盘。采用磁盘阵列时，根据影像数据单个数据量大，传输不如事务系统频繁的特点，适合使用RAID 5的磁盘阵列，该磁盘阵列的磁盘利用率为：$T\times(n-1)/n$，其中T为总的存储容量，n为磁盘阵列中磁盘的个数。

对于近线存储的数据，用户的访问频率相对下降，但是要求存储的容量很大，而且需要可以随着时间的延长而扩充。根据此特点，同时分流服务器数据流量的瓶颈，可以使用存储局域网来实现。构成存储局域网的方式可以有几种：一是直接使用NAS设备，二是PC服务器＋磁盘阵列，三是PC服务器＋磁带库。NAS设备价格较贵，性能较好。磁带库的容量很大，但是磁带的定位时间比较长，而且磁带库本身的投资也很大。PC服务器＋磁盘阵列的优点是配置比较灵活，高中低档都有，可以根据实际应用的需要来配置。使用PC服务器＋磁盘阵列来搭建存储局域网中的存储点，可以有多种配置方式，可以用PC服务器加SCSI磁盘阵列，或是使用较便宜的PC服务器加IDE磁盘阵列，也可以使用淘汰下来的PC服务器加FC磁盘阵列。使用存储局域网的方式，在第一次投资时，只需购买一个存储点，当存储空间不够时，再增加一个存储点，以后每次只在存储空间不足之前，才增加存储局域网中的存储点，可以减少第一次投资的压力，而且等到当前的存储容量满后，硬件的价格也会下降，此时可以用更少的价钱购买到容量更大、性能更好的存储设备，保护了用户的投资。IDE磁盘阵列组成的存储局域网：采用存储局域网的形式，每一个存储点直接挂到网络上，只要在数据库中记录每一个存储点的信息，就可以直接使用该存储点，从而实现了近线存储设备的无限扩充。

对于医院的图像数据，除了考虑在线、近线存储外，还需要考虑对影像资料做备份，因为影像资料的数据总量太大了，如果使用在线备份，成本特别高，为此，可以考虑做离线备份。使用磁带或DVD来做离线的备份，成本较低，而且数据的安全性也提高了，但对于用户需要重新调用的历史数据，需要人工寻找磁带或DVD盘，将相应的磁带或DVD盘放入驱动器进行读取和数据恢复。对于使用了存储局域网的情况，由于存储局域网里的数据是可以无限扩充的，因此如果存储局域网内数据不被破坏，是没有必要去调用离线存储设备里的数据的。由于存储管理模式和应用设备的选择对系统的响应速率有着显著的影响，同时影像存储设备及其管理系统部分也是影响PACS总体投资的主要因素，因此对PACS系统存储管理设备的规划应该予以相当的重视。由于医疗影像设备层出不穷，功能不断提高，医学图像的种类、分辨率和大小增长速度很快，这要求PACS存储系统必须具有无限扩展能力，可以根据需要高性价比地随时扩充。医学信息存储必须安全稳定。PACS系统必须提供完备的备份恢复和容灾方案，并且采用一定的机制保证数据的安全。

5.4　PACS存储发展新动向

进入21世纪，实时平板成像检测器走出实验室，催生了DR等数字化X-线设备；螺旋CT的检测器排数也由单排扩展为多排(16、32、64、128乃至256排)，医院数据量进一步增长。值得注意的是，这一增长势头方兴未艾。随着实时平板成像检测器产品的成熟和价格的下降，锥形束CT也日见普及。

要对付这些海量数据首当其冲的是存储系统，包括存储媒质、存储策略和存储环境。与此同时，诊断工作站和浏览工作站对图像检索速度非但不会降低还会越来越高，达到秒级。对所有海量存储都要求快速读取没有必要，于是常采取分级存储策略。90年代初PACS存储只分长期、短期(离线、在线)，可以说是初级的分层。但随着医院数据量的激增，发展为离线、近线、在线三级；近年提倡“信息生命周期管理”的概念。意在根据不同数据的不同生命阶段，采用不同的存储策略和存储媒质。对短期存储或在线存储常用冗余磁盘阵列(RAID)。为了使可靠性达到5个9的水平，有一种RAID-DP(Dual Parity)即双奇偶校验RAID。在每个RAID阵列中配置了两块用于奇偶校验的硬盘，数据保护能力比通常只能承受一块硬盘损坏的RAID 4或RAID 5高出4 000多倍。近线存储现在采用ATA硬盘，其单个容量是SCSI硬盘的2倍以上，而单位容量成本是它的1/4。2003年NetApp推出NetStore R150，每个模块具有24 TB的容量，每小时数据吞吐量为430 GB(120 MB/sec)。

对长期(离线)存储媒质，以前均用光盘(CD-R)，形成光盘库。光盘容量为2.6 GB，传输速率为3 MB/sec。最近几年它有被淘汰之势，而DVD-R、DVD-RAM、DVD-RW、

DVD+RW 的容量及市场大幅度扩展，特别是磁带技术飞快发展，有非它莫属之势。目前主流磁带技术有：①DLT(Digital Linear Tape)，其中 SDLT(Super DLT)600 容量为 600 GB，传输速率为 72 MB/sec；②LTO(Linear Tape Open)，其 Ultrium 二代磁带系统容量为 200 GB，传输速率为 35 MB/sec，IBM Total Storage 3592 容量为 300 GB，传输速率为 40 MB/sec；③AIT(Advanced Intelligent Tape)，索尼技术。

磁带技术具有免维护特性，不需要定期清洗磁头。虽然磁带在数据搜寻和定位中花时多，但在读写时的速度大大高于光盘，甚至超过硬盘。因此，检索时间与文件夹容量有关。磁带机无故障使用时间达 25 万小时以上，可靠性超过磁盘和可擦写光盘。从成本来讲，光盘为＄0.03～0.05/MB/年，DLT 磁带只合 ＄0.001～0.006/MB/年。磁带库技术也随之发展，有 Storage Tek L 系列、IBM 3583 Ultrium 扩展磁带库、IBM LTO 3584 超级自动磁带库、ADIC 公司的 Scalar i2000 系列智能磁带库、昆腾第五代 MAKO PX720 磁带库等。

为了提高可靠性和可用性，Spectra Logic 公司推出了 Spectra T950 磁带库。它使用了上述 SLDT、LTO 和 AIT 等技术，提供比其他产品多 200%的更高存储密度；其传输方式使它比现有的磁带库的装载时间缩短一个数量级。通过特殊设计为用户提供超常的持续工作时间和可靠性。它有很好的可扩展性，并有本地和远程管理模式，使用户存储管理更加方便。它特别注意缩短故障排除时间，相对提高了可靠性。

DVD-R 自 1998 年问世后发展很快，DVD-R 容量单面为 4.7 GB，双面为 9.4 GB。DVD-R 记录数据速度达 11.08 Mbit/sec，而 CD-R 只有 1.23 Mbit/sec。DVD-R 的优点是只能写一次，满足数据安全要求。DVD-R 的缺点是不是在什么机器上均可读，必须装专门的硬件；而 DVD-R、DVD-RW、DVD+R、DVD+RW 和 DVD-ROM 在常规的 DVD-ROM 驱动器上都能读。DICOM 标准的 Supplement 80 对 DVD 媒质的应用作了很好的介绍，也可见它的重要性。

由于光盘库要用机械操作，稳定性和速度都有限，在 PACS 的长期存储领域已无竞争优势，余下的可能选择为磁带库、DVD-R 或 MO。Legato 在 2003 年推出 NetWorker 7.0 磁盘与磁带相结合的方式作为数据备份，将磁盘的快速访问与磁带的高速顺序读写的优势相结合。究竟如何取舍宜根据各种因素，包括消耗、维护、场地等实际情况进行选择。同时，必须紧盯变幻多端的产品市场。但就目前情况来说可从磁带与 DVD-R、MO 中进行选择。也有人用 RAID 作长期存储；韩国某些医院采用 RAID 与磁带结合作为长期存储，其中 RAID 作为主存储，而磁带作为补充和备份，这与 Legato 的思想一致。目前仍以磁带库最适合于作 PACS 的长期存储用。以后如何，将视技术发展而定。

PACS 新的存储方式是网格。它是格形计算用于内容存储、目录、存储资源管理和系统可靠性的一种方式。它使异质的、分布的不可靠的存储资源形成统一的和可靠的实体。适用于包括放射科、心脏和内窥镜等在内的所有医学图像、音频和视频信号。一个格形存储系统由在计算资源(节点)上运行的管理本地存储的诸软件成分组成，它们通过有限带宽的 IP 网络互连。格形存储系统没有集中控制单元。设计时应没有一个失效点。由于没有中央服务器或集中的内容、集中的元数据，所有的软件成分是全分布式的且是冗余的。那些有中央服务器利用多网络存储单元如 NAS 等进行数据存储和管理的集中系统，并不构成格形存储，而只不过是集中计算模式的简单扩展。

格形存储的优点：①可扩展性好，吞吐量大。②可靠性高，可达性高。③基本投资费用低。④自动备份，灾难自动恢复。⑤DICOM相容，自动存储管理。

体全息存储是最早研究的光存储技术之一，主要原理是利用存储材料（Fe：$LiNO_3$，Polymer等）的光折变特性存储信息，并利用相应的输入输出器件（SLM，CCD）实现信息的记录和读出。体全息存储的优点如下：

①存储密度高、容量大：采用全息的方法能将信息存储在介质的整个体积中，利用体全息图的布拉格选择性，可在同一存储体积内复用存储很多全息图，在可见光谱中理论存储体密度极限可达 10^{12} bits/cm^3，远大于磁存储 10^8 bits/in^2 的理论极限。②数据传输速率高、寻址速度快：全息存储中，信息以页为单位，可实现并行读写，从而达到极高的数据传输率。同时全息数据库可用电光偏转、声光偏转等无惯性的光束偏转或波长选择等手段寻址，无需磁盘和光盘存储中的机电式读写头，目前采用多通道并行探测阵列的全息存储系统的数据传输率将有望达到1G bit/s，数据访问时间可降至亚毫秒范围或者更低。③数据冗余度高：与传统磁盘和光盘的按位存储方式不同，全息记录是分布式的，存储介质的缺陷和损伤只会使得信号强度降低，而不至于引起数据丢失；因而体全息存储数据冗余度高，鲁棒性好，抗噪声能力强。④存储寿命长：存储介质记录的信息可保持30年以上。⑤更为有意思的是体全息技术具有关联寻址的功能，可以基于存储图像和输入图像之间的相似程度，实现内容寻址操作，该功能对于基于图像相关运算的快速目标识别、自动导航、卫星星图匹配定位、大型数据库检索与管理等应用十分重要，这对PACS存储系统设计和介质选择来说，在不远的将来也不失为一个非常合理的选项。

除了相关存储设备的发展，高性能存储管理软件的发展也至关重要，目前存储行业也非常注重数据保护、数据管理和数据访问等方面软件技术的研发，而且这些方面的发展与存储设备的发展同步，从容量、响应速度和管理效率上协同改善并全方位提高PACS存储系统的性能。

习题

1. 简述PACS的分级存储结构。
2. 列举并描述常用的存储产品。
3. 列举并描述常用存储接口。
4. 列举并描述各种RAID类型。
5. 列举并描述存储系统数据组织和应用方式。

第六章　PACS 系统分析与设计

PACS 是以数字成像技术、计算机技术和网络技术为基础，全面解决医学影像获取、显示、处理、存储、传输、管理和相关的医疗保健运作的综合性规划方案及系统，是医院现代化建设中重要的基础设施和医院信息高速公路的关键工程，代表了医学影像诊断迈向数字化、网络化和服务于以病人为中心的一体化流程的发展趋势，对整个医学影像的发展和社会医疗保健模式的转变均会产生重大而深远的影响。PACS 系统设计受多种技术因素的影响，包括：计算机/网络通信技术、存储介质、图像显示/图像数据压缩技术、人工智能(AI)、光电设备、软件技术、标准化医学图像通信接口和标准化图像和数据交换方式等。值得注意的是，随着近些年来 PACS 系统的概念已从原来放射科数字化医学影像的管理发展成为以数字化诊断(无纸化、无胶片化)为核心的整个影像管理过程，其中包括数字影像采集、数字化诊断工作站、影像会诊中心、网络影像打印管理、网络影像存储、网络影像分发系统和网络影像显示计算机、网络综合布线和数据交换系统等。其核心思想是以病人为中心的基础上，将医院的临床诊断、治疗、护理、质量、服务和病案管理等业务流程整合为一个紧密的供应链、为医院的管理者和医护人员提供全新的、高效的管理模式和业务流程，从而提高医院的诊断、治疗和服务水平，强化医院质量管理，降低医院运行成本，增强医院竞争力。这对 PACS 系统设计技术提出了新的要求和挑战，本章将结合相关计算机技术和软件工程设计思想或原则对 PACS 系统设计相关的一些基本问题进行描述和探讨。

6.1　PACS 系统设计的基本原则

尽管面市的 PACS 系统的具体设计方案各不相同，但是适应于日益扩大的影像数据库和大量的实时性服务需求，PACS 系统在设计时应该遵守如下一些基本原则：

(1) 标准化

包括通信协议和信息交换标准。PACS 设计的首要原则是尽量采用现有的工业标准，如国际上通用的 TCP/IP 通信协议和 DICOM 标准的医学数据格式和通信协议、HL7 医院数据交换协议等。遵循统一标准的系统易于扩展和维护，软件易于调试，并可最大限度地为建立可共享的以医疗影像业务为核心的远程医疗信息中心奠定基础。

(2) 可连接性、开放性和可扩展性

在 PACS 系统构架中，面临着各个 PACS 组成模块之间、信息系统之间、不同医院之间的相互连接问题。因此应采用开放式的架构设计，保证 PACS 易于升级和扩展，应能与各种不同开发商开发的 HIS、RIS 等医疗信息系统进行无缝整合。由于技术难度、历史遗留，以及经济预算等方面的原因使得国内绝大多数医院的信息化进程都不是一步到位的，客观上很多医院现在都是多种不同的系统同时在运行着，从长远考虑，为了今后各个系统间的整合和集成的方便,PACS系统设计的开放性和可扩展性就显得很重要,也极有必要。

(3) 可靠性、稳定性、可用性和易管理性

PACS系统是一个数据密集型的信息系统,储存了大量医疗影像数据,按照国家有关规定,这些数据必须能够可靠地保存10年以上,这就对系统的稳定性和可靠性提出了很高的要求。此外随着医院数字化程度的提高,影像科室乃至医院各科室对PACS系统的依赖也越来越深,这也对PACS系统安全性、可靠性和稳定性提出了严格的要求。作为复杂的多元体系,PACS中可能出现多种故障威胁系统中重要医学数据管理的可靠性和稳定性,必须把可靠性和稳定性置于系统设计的重要位置。设计时可采取的容错措施包括错误的检测和硬件的冗余配置(如采用镜像双服务器)、智能化软件恢复以及外部检查程序(检查网络线路、磁盘空间、数据库、队列、进程等状态网络管理进程)等。当系统某部分组件(例如服务器)异常故障时,应不影响整个系统的联机操作。除拥有稳定的网络环境外,应用软件程序也应稳定正确地执行且可支持多任务并行操作。此外,PACS系统中的数据一般都比较大,因此对于这些数据块比较大的图像数据的实时传输速度的考虑,是设计PACS系统的一个重要的方面,应该在保证数据可用性的基础上尽可能的快捷。PACS系统必须拥有处理大流量通讯的能力以及快速的反应能力,能即时处理大量的应用事务请求,并能整合PACS系统工作流以进行优化管理。对海量的医学影像数据必须具有高度自动化的数据库管理机制。整个系统应该易于管理与维护,以便节省使用及维护成本。

(4) 安全性

由于引入PACS后,医学数据可以广泛共享和交流,其中涉及病人信息等个人隐私,因此应采取相应措施预防信息安全漏洞出现。必须具有良好的安全防护机制,可防止未经授权地存取、更动或恶意破坏。

根据以上所述,在PACS设计中,首先是以这几个原则为前提,其次是对DICOM标准和对PACS系统的特点充分分析,在结合国内医院的实际情况的基础上,从软硬件的体系结构上对PACS系统进行全方位优化设计,其中包括操作系统和数据库的选择、软件体系结构的设计、数据流分析与优化、可靠性网络框架的设计、核心对象的程序设计实现等,其中需重点研究系统可靠性以及它的通信体系设置,这些方面也是外围网关良好工作的前提基础和保障。

为了设计PACS网络,必须了解不同站点和用户间的信息流量。设计PACS系统所需组网的数据,包括每一个节点的位置与功能、两节点间的信息通讯频度,通过合理规划,在不同节点间配置不同性价比的线路以节省传输费用,并有效保证通信的可靠性和吞吐量要求。网络拓扑结构也是考虑的重要因素。由于成像设备完成一次成像的速度不快,成像设备到采集计算机之间可用低速网;在采集计算机与PACS控制器之间宜用速度较快的网络,因为几个采集计算机可能同时发送图像文件至控制器。所用网络传输协议应是标准的,如TCP/IP。运行在不同计算机上的任务之间的过程协调是系统组网时需要考虑的问题。

在具体进行网络设计时,必须根据医院设备和各科室的分布情况,规划网络的拓扑结构并估算网络中骨干网络以及各主要子网的吞吐量等参数,以保证PACS用户在访问图像时具有最少的响应时间。尽管专用的高速网络对于高吞吐量是一个很好的保证,但

并不赞成在选择物理网络的拓扑结构时，一律采用高速网络，应根据不同网段的网络带宽需求量，选择不同带宽的物理网络。较好的设计应是在骨干传输网采用高速网络连接；对于图像采集子网或图像浏览子网，采用较低速的物理网络连接。这样网络结构呈层次结构，既满足了诊断的需求，又节约了费用。

依据需要解决的问题不同，PACS 系统的设计构架和组成各不相同。概括起来，PACS 应有以下这些基本组成部分：医学影像采集设备、各种工作站和 PACS 控制器。其中，具有 DICOM 标准接口的设备可直接与 PACS 控制器相连；非 DICOM 标准的设备需要借助 DICOM 网关与控制器相连。各种工作站分布在门诊部、住院部、手术室等部门，可以方便地在系统中调用或处理所需信息。另外，可以配备一些功能服务器或网关接口以整合 PACS 与其他医院信息系统间的数据通讯，进而实现不同医院信息系统的高效互联乃至远程医疗功能。另外，通讯网络是 PACS 中图像及其相关信息运输的管道，包括各类软硬件通信模块和设备。除了常用的高带宽局域网外，移动环境下的窄带传输也正逐渐引起大家的关注。

鉴于上述分析，PACS 系统设计必须满足：

①严格遵守国际技术标准（DICOM 3.0 和 HL7）并且具有完全开放式的体系结构，具有良好的兼容性。

②基于 Internet/Intranet 技术的网络结构，需要支持局域网（LAN）、广域网（WAN），可以实现远程会诊。

③采用海量存储子系统和高性能数据压缩技术，提高系统存储能力和响应能力。

④提供容错、纠错能力以及良好的数据安全性和灾难恢复能力。

⑤性价比高，系统界面友好，有强大的中文支持能力，易学易用。

⑥界面友好，图像处理和数据传输等多种技术无缝集成。

⑦提供完整的系统解决方案，利于维护和技术支持。

6.2 PACS 体系结构模式及其比较分析

从体系结构而言，PACS 的发展可以分为两个阶段。从 1983 年美国诞生第一个 PACS 系统开始到 80 年代末为第一阶段，在这期间投入运行的 PACS 可称为第一代 PACS。在这一阶段，PACS 的研究工作仅限于研究机构内小型系统的实现，它仅是将数字化成像设备连接起来。在系统的体系结构上多采用封闭的集中式的体系结构，能在小范围内实现医学影像文件的共享，但无法和其他的医学信息系统相连。

随着数字成像技术以及计算机和网络技术的高速发展，20 世纪 90 年代初，第二代 PACS 诞生了。第二代 PACS 克服了第一代的缺点，它采用基于 C/S（Client/Server，客户端/服务器端）的结构体系，使系统具有了分布式特征，存储在网络不同地方的图像和数据可以在其他地方获取。由于采用了 C/S 的结构体系，增强了 PACS 的互联性和开放性。但是这种体系结构也日益难于适应目前的要求，并制约着 PACS 效能的发挥和规模的拓展。这是因为在 C/S 体系模式下，客户端既要完成用户交互和数据表示，又要处理逻辑表达和数据库系统的交互，系统开销大、不够灵活，同时系统的设计、安装、升级和维护会随着系统规模的增大而日益变得复杂和困难，甚至危及其可实现性。所以，PACS 需要进一步改善其结构体系，提高系统的整体性能，以适应将来的发展。20 世纪 90 年代以来，网络技术得到了飞速发展，而面向对象思想与技术也日益成熟，这两者相互协调，相互补充，促进了基于应用服务器的B/S(Browser/Sever，浏览器/服务器)模式的发展，目前已经开始广泛应用于包括企业信息管理系统、学校学生信息管理系统、车辆管理信息系统等多领域。采用B/S模式的PACS系统是未来PACS系统发展的趋势。

C/S模式的PACS系统在结构上，客户端是安装了PACS系统浏览软件的PC，简单工作原理是：用户在诊断工作站或浏览工作站提出要调用观察由不同成像设备生成的某一病人的一幅或多幅影像的请求；客户机响应用户的请求并以SQL或HTTP的形式将请求提交给服务器；服务器接受到请求以后将查询到病人的影像通过DICOM标准协议传回工作站供用户查阅。在C/S模式的PACS系统中，所有的医学影像在成像设备、工作站和数据库之间的传输以及工作站和数据库之间的通信都在局域网内实现。C/S模式在技术上已经很成熟，它的主要特点是交互性强、具有安全的存取模式、网络通信量低、响应速度快、利于处理大量数据。但是该结构的程序可移植性差，客户端实现和配置比较复杂，变更不够灵活，维护和管理的难度较大，要求具有相当专业水准的技术人员去完成。通常只局限于在小型局域网内使用而不便于扩展。而且，由于该模式结构中的每台客户机都需要安装相应的客户端程序，分布功能弱且兼容性差，不能实现快速部署、安装和配置。

B/S模式在本质上是一种由传统的二层C/S结构发展而来的三层C/S结构在Web上的应用。相对于C/S结构而言，三层的B/S模式是把原来客户端一侧的应用程序模块与显示功能分开，将它放在Web服务器上单独组成一层，客户机上只是一个简单易用的浏览器软件。这样把负荷均衡地分配给了各种Web服务器，使得客户端的压力大大减轻了，从而克服了传统C/S二层结构负荷不均的弊端。B/S应用模式在体系结构上分为：客户端、Web服务器和数据库服务器。利用Web服务器可以将这三层应用相应地分为表示层、业务逻辑层、数据存储层。在B/S模式中，用户通过客户端浏览器向分布在网络上的Web服务器发出请求，Web服务器响应客户端浏览器的请求，并对浏览器的请求进行处理，将用户所需信息返回到客户端浏览器。而其余如数据请求、加工、结果返回，以及动态网页生成、对数据库的访问和应用程序的执行等工作全部由Web服务器完成。显然，B/S结构应用程序相对于传统的C/S结构应用程序是一个非常大的进步。B/S模式的主要特点是使用简便、维护方便、开发简单且共享性强、总体使用成本低。但是它也存在数据安全性问题、对服务器要求过高、数据传输速度慢、软件的个性化特点明显降低等缺点，难以实现传统模式下的一些特殊功能要求。此外，实现复杂的应用构造有较大的困难，虽然可以使用ActiveX、Java等技术开发较为复杂的应用，但是相对于发展已比较成熟的C/S的系列应用工具来说，这些技术的开发相对复杂，并没有完全成熟的技术工具可供使用。

比较起来，C/S模式和B/S模式在当前PACS系统的设计与实现中各有其特点和适应性，主要体现在：

(1) 适应范围不同

B/S模式建立在局域网的基础上，并且在广域网上通用，它有比C/S更强的适应范围。C/S模式往往只能建立在局域网的基础上，必须通过专门的数据库服务器提供连接和数据交换服务，提供服务的用户不仅固定，而且要求必须拥有相同的操作系统并处于相同的网络环境。而 B/S 模式一般只要有操作系统和浏览器就行,与操作系统平台关系较小甚至无关,可面向平台不可知的多用户群。

(2) 可扩展性、可维护性和可重用程度不同

B/S 的处理模式与 C/S 相比,大大简化了客户端,只要装上操作系统、网络协议软件以及浏览器即可,这时的客户机成为瘦客户机,而服务器则集中了所有的应用逻辑,设计和扩展起来比较灵活。系统维护是在软件生存周期中开销最大的一部分。C/S 程序由于其本身的整体性,必须整体考虑并处理出现的问题。而 B/S 结构,客户端不必安装及维护。B/S 结构在构件组成方面只变更个别构件,开发、维护等工作都集中在服务器端。当需要升级时,只需更新服务器端的软件,而不必更换客户端软件,即可实现系统的无缝升级。这样自然减少了对客户端的升级成本和工作量。在构件的重用性方面,C/S 程序只能从整体层面进行考虑,具有较低的重用性。而 B/S 对应的是多重结构,要求构件具有相对独立的功能,具有较好的可重用性。

(3) 体系结构与速度不同

C/S 模式是两层体系结构,而 B/S 模式是三层或多层体系结构。虽然 B/S 模式采用了逻辑上的三层结构,但在物理上的网络结构仍然是原来的以太网或环形网,这样,第一层与第二层结构之间的通信、第二层与第三层结构之间的通信都需占用同一条网络线路,网络通信量大。而 C/S 只有两层结构,只包括 Client 与 Server 之间的通信量,网络通信量相对要低。由于 C/S 在逻辑结构上比 B/S 少一层,对于相同的任务,C/S 完成的速度总比 B/S 快,所以,C/S 对需处理大量信息的业务比 B/S 更有适应性。

(4) 对安全性的要求不同

由于 C/S 采用配对的点对点结构模式,并采用适用于局域网且安全性比较好的网络协议,安全性可得到较好的保证。而且 C/S 一般面向相对固定的用户群,程序更加注重流程,可对权限进行多层次校验,提供了更安全的存取模式,对信息安全的控制能力很强。高度机密的信息系统采用 C/S 结构较为适宜。而 B/S 采用点对多点、多点对多点这种开放的结构模式,并基于 TCP/IP 这一类运用于 Internet 的开放性协议,其安全性只能靠数据服务器上的管理密码等有限的措施来保证,在安全性上较差。

总之,相对于 C/S 模式而言,B/S 模式是一次深刻的变革,它具有如下突出优点:①客户端不再负责数据库的存取和复杂数据计算等任务,大大降低了对客户端的要求,降低了投资和使用成本。②易于维护、易于升级。③用户操作使用简便。B/S 结构的客户端只是一个提供友好界面的浏览器,通过鼠标即可访问文本、图像、声音、影像及数据库等信息,用户无需培训便可直接使用,有利于推广。④B/S 结构使用的是 Internet 的 Web 技术,因而更适合 Internet 时代的需要。同时 B/S 模式相对 C/S 模式的弱点也很明显,主要表现在:由于是三层的结构,网络通讯量不仅包括客户机与 Web 服务器之间的通讯量,而且包括 Web 服务器与数据库服务器之间的通讯量,因而网络通讯量相对较大,使得运行速度和效率降低。事实上,由于传统的 C/S 模式大量存在,已有大量的信息和应用积累,将这些应用全部移植或转换成 B/S 模式是一种长期而艰巨的任务,因此,从目前发展趋势来看,B/S 模式并不会立即取代 C/S 模式,而是将与其长期共存。

对于 PACS 系统而言,当前医院的 PACS 系统一般采用 C/S 模式,大多数的 PACS 系统是医院范围内封闭式、集中式的,在客户端安装、升级、维护复杂,不利于系统的集成

和扩展，已日益无法满足PACS自身规模和应用不断发展的需要。互联网技术的进一步发展也对PACS系统提出了新的要求。PACS不应该仅仅满足医院内部的需求，医学影像的广域网共享、远程教学和远程会诊都是当今PACS系统应用发展的前景。如何设计并实现基于B/S模式的三层体系结构的PACS，即实现PACS系统Web方式浏览是未来PACS尤其是远程诊疗系统发展的一个方向和关键步骤。实现PACS系统Web浏览，不仅是建立广域开放式PACS系统的基础，同时客户端操作简单方便、易用性好，更适合于网上交换信息。

6.3 PACS系统设计基本支撑技术

6.3.1 分布对象技术

网络技术，尤其是国际计算机互连网络Internet在全世界的迅速发展和普及，使信息技术产业从以计算机为中心过渡到以网络为中心的发展方向。在大型企业的计算环境中，异构性是一个十分明显的特点。一个典型的企业内部网络包括大型主机、UNIX工作站和PC机，各种机器所采用的操作系统和网络通信协议差别很大。在这样的异构环境下，实现信息和软件资源的共享是一项极大的挑战，而一个开放的标准则是解决此类问题的关键。开放系统的发展可让用户透明地应用不同机型、不同运行平台组成的异构型计算资源。这就要求在千差万别的信息资源的基础上构造起信息共享的分布式系统，并能有效地实现应用系统与分布式处理的集成。在上述因素的驱动下，分布对象计算(Distributed Object Computing，DOC)技术和标准的研究和制定就成了当前的一个热点。分布式对象技术始于20世纪90年代初，已经发展成为当今分布式异构环境下建立应用系统集成框架和标准构件的核心技术，已经在企业集成、集成化的分布式系统管理、软件构件技术等方面发挥重要作用，出现了以国际OMG(Object Management Group)组织推出的分布式对象计算标准CORBA(Common Object Request Broker Architecture)、Microsoft推出的COM(Component Object Model)/DCOM/COM+以及Sun公司的Java RMI/J2EE标准为代表的应用互操作技术标准。其中，CORBA技术是最早出现的，1991年OMG颁布了COBRA 1.0标准，在当时来说做得非常漂亮；再有就是Microsoft的COM系列，从最初的COM发展成现在的DCOM，形成了一套分布式对象的计算平台。而Sun公司的Java平台，在其最早推出的时候，只提供了远程的方法调用，并不能被称为分布式对象计算，只是属于网络计算里的一种，其目前的版本为J2EE，推出了EJB，除了语言外还有组件的标准以及组件之间协同工作通讯的框架。应该说，目前DOC标准的三大流派中，COBRA标准是做的最好的，其特点是大而全，互操作性和开放性都非常好。主要分为3个层次：对象请求代理、公共对象服务和公共设施。最底层是对象请求代理ORB，规定了分布对象的定义(接口)和语言映射，实现了对象间的通讯和互操作，是分布对象系统中的“软总线”。在ORB之上定义了很多公共服务，可以提供诸如并发服务、名字服务、事务(交易)服务、安全服务等各种各样的服务。最上层的公共设施则定义了组件框架，提供可直接为业务对象使用的服务，规定业务对象有效协作所需的协定规则。目前CORBA的最新版本是2.3，CORBA 3.0也已基本完成，增加了有关Internet集成和QOS(Quality of Service)控制等内容。CORBA的缺点是庞大而复杂，并且技术和标准的更新相对较慢,COBRA 规范从 1.0 升级到 2.0 所花的时间非常短,而再往上版本的发布就相对十分缓慢了。

相比之下,Java 是 Sun 公司自己制定的标准,演变得很快。Java 的优势是纯语言的,跨平台性非常好。Java 分布对象技术通常指远程方法调用(RMI)和企业级 JavaBean(EJB)。RMI 提供了一个 Java 对象远程调用另一 Java 对象的方法的能力,只能支持初级的分布对象互操作。Sun 公司于是基于 RMI 提出了 EJB。基于 Java 服务器端组件模型,EJB 框架提供了远程访问、安全、交易、持久和生命期管理等多种支持分布对象计算的服务。

COM 技术是 Microsoft 独家做的,最初是在 Windows 3.1 中为支持复合文档而使用 OLE 技术上发展而来,经历了 OLE 2/COM、ActiveX、DCOM 和 COM+等几个阶段,目前 COM+把消息通讯模块 MSMQ 和解决关键业务的交易模块 MTS 都加进去了,是分布对象计算的一个比较完整的平台。Microsoft 的 COM 平台效率比较高,同时它有一系列相应的开发工具支持,应用开发相对简单。但它有一个致命的弱点就是跨平台性较差,如何实现与第三方厂商的互操作性始终是它的一大问题。

分布对象技术在比较大型的网络系统中应用较多,比如像医学方面的医学信息系统、银行业、交通、电信,几乎各行各业都有成功的例子,但在国内成功的事例相对还比较少。分布对象技术应用起来比较复杂,因为这种软件通常都比较庞大,涉及网络、对象技术等多种技术,尤其是 COBRA,系统开发比较困难。分布式系统通常采用组合框架软件(Component Software)方法进行开发或集成,是基于软件体系结构的集成,只有特殊需求的组件才需要新开发,再与其他组件在集成框架下集成为一个整体。使用组合框架软件进行分布式系统开发需要一整套方法、工具和平台的支持。对于分布式计算,COM/DCOM 和 CORBA、EJB 有可扩展性和健壮性的结构,并且具有各自不同的优势,它们分别适用于具有不同规模和类型的应用中。如果系统主要运行微软操作系统,并且其地域分布不是很广的话,COM/DCOM 是比较合适的。CORBA 则适用于异构的、大规模的分布式系统。EJB 主要在 J2EE 环境下构造服务器端的业务逻辑。J2EE 是一种利用 Java 2 平台来简化企业解决方案的开发、部署和管理等相关复杂问题的体系结构。J2EE 技术的基础就是核心 Java 平台或 Java 2 平台的标准版,J2EE 不仅巩固了标准版中的许多优点,例如"编写一次、随处运行"的特性,方便存取数据库的 JDBC API、CORBA 技术以及能够在 Internet 应用中保护数据的安全模式等等,同时还提供了对 EJB(Enterprise Java Beans)、Java Servlets API、JSP(Java Server Pages)以及 XML 技术的全面支持,其最终目的就是成为一个能够使企业开发者大幅缩短投放市场时间的体系结构。J2EE 体系结构提供中间层集成框架用来满足无太多费用而又需要高可用性、高可靠性以及可扩展性应用的需求。通过提供统一的开发平台,J2EE 降低了开发多层应用的费用和复杂性,同时提供对现有应用程序集成强有力的支持,完全支持 Enterprise JavaBeans,有良好的向导支持打包和部署应用,添加目录支持,增强了安全机制,提高了性能。现在 J2EE 的多层企业级应用模型将两层化模型中的不同层面切分成许多层。一个多层化应用能够为不同的服务各提供一个独立的层,以下是 J2EE 典型的四层结构:

①运行在客户端机器上的客户层组件。

②运行在 J2EE 服务器上的 Web 层组件。

③运行在 J2EE 服务器上的业务逻辑层组件。

④运行在 EIS 服务器上的企业信息系统(Enterprise Information System)层软件。

J2EE 应用程序是由组件构成的,J2EE 组件是具有独立功能的软件单元,它们通过相关的类和文件组装成 J2EE 应用程序,并与其他组件交互。J2EE 说明书中定义了以下的 J2EE 组件:

①应用客户端程序和 Applets 是客户层组件:J2EE 应用程序可以是基于 Web 方式的,也可以是基于传统方式的。

②Java Servlet 和 Java Server Pages(JSP)是 Web 层组件:J2EE Web 层组件可以是 JSP 页面或 Servlets。按照 J2EE 规范,静态的 HTML 页面和 Applets 不算是 Web 层组件。Web 层可能包含某些 JavaBean 对象来处理用户输入,并把输入发送给运行在业务层上的 Enterprise Bean 来进行处理。

③Enterprise JavaBeans(EJB)是业务层组件:业务层代码的逻辑用来满足银行、零售、金融等特殊商务领域的需要,由运行在业务层上的 Enterprise Bean 进行处理。

总之,分布对象技术将分布在网络上的全部资源(无论是系统层还是应用层)都按照对象的概念来组织(一切资源皆对象),每个对象都有定义明晰的访问接口。分布对象不仅能够被访问,而且自身也可能作为其他对象的客户。在分布对象技术中,客户与服务器的角色划分是相对的或多层次的。与第一代的分布式计算技术相比,分布对象技术的实质性进步在于使面向对象技术能够在异构的网络计算环境中得以全面、彻底和方便地实施,从而能够有效地控制系统开发、管理和维护的复杂性。分布式处理的关键是定义可管理的软件组件。对客户来说,希望这种软件组件能"即插即用",即能从所提供的软件组件库中获取最合适的组件并可充分重用现有成熟的软件代码。就供应商来说,希望这种软件组件能够便于客户裁剪,便于维护和重构。分布式对象计算就是从系统集成与分布式处理要求中提出来的一种可行的解决方案。

6.3.2 负载均衡技术

负载均衡(Load Balance)建立在现有网络结构之上,它提供了一种廉价、有效、透明的方法扩展网络设备和服务器的带宽、增加吞吐量、加强网络数据处理能力、提高网络的灵活性和可用性。负载均衡有两方面的含义:首先,大量的并发访问或数据流分担到多台节点设备上分别进行处理,减少用户响应等待时间;其次,单个重负载的运算分担到多台节点设备上做并行处理,每个节点处理结束后,将结果汇总,返回给用户,使系统处理能力得到大幅度提高。

在实际应用中,可能不仅仅是把客户端的服务请求平均地分配给内部服务器,而不管服务器是否宕机,而是想使配置好的服务器能接受相对更多的服务请求,一台处理服务请求较少的服务器能分配到更多的服务请求,出现故障的服务器将不再接受服务请求直至故障恢复等等。

选择合适的负载均衡策略,使多个设备能很好地共同完成任务,消除或避免现有网络负载分布不均、数据流量拥挤反应时间长的瓶颈。在各负载均衡方式中,针对不同的应用需求,在 OSI 参考模型的第二、三、四、七层的负载均衡都有相应的负载均衡策略。

负载均衡策略的优劣及其实现的难易程度有两个关键因素:

第一，负载均衡算法；第二，对网络系统状况的检测方式和能力。考虑到服务请求的不同类型、服务器的不同处理能力以及随机选择造成的负载分配不均匀等问题，为了更加合理地把负载分配给内部的多个服务器，就需要应用相应的能够正确反映各个服务器处理能力及网络状态的负载均衡算法：

①轮询均衡(Round Robin)：每一次来自网络的请求轮流分配给内部服务器。从1至N然后重新开始。此种均衡算法适合于服务器组中的所有服务器都有相同的软、硬件配置并且平均服务请求量相对均衡的情况。

②权重轮询均衡(Weighted Round Robin)：根据服务器的不同处理能力，给每个服务器分配不同的权值，使其能够接受相应权值数的服务请求。倒如：服务器A的权值被设计成1，B的权值是3，C的权值是6，则服务器A、B、C将分别接受到10%、30%、60%的服务请求，此种均衡算法能确保高性能的服务器得到更多的使用率，避免低性能的服务器负载过重。

③随机均衡(Random)：把来自网络的请求随机分配给内部多个服务器。

④权重随机均衡(Weighted Random)：此种均衡算法类似于权重轮询算法，不过在处理请求分担时是个随机选择的过程。

⑤响应速度均衡(Response Time)：负载均衡设备对内部各服务器发出一个探测请求(例如Ping)。然后根据内部各服务器对探测请求的最快响应时间来决定哪一台服务器来响应客户端的服务请求。此种均衡算法能较好地反映服务器的当前运行状态。但这最快响应时间仅仅指的是负载均衡设备与服务器间的最快响应时间，而不是客户端与服务器间的最快响应时间。

⑥最少连接数均衡(Least Connection)：客户端的每一次请求服务在服务器停留的时间可能会有较大的差异，随着工作时间加长，如果采用简单的轮询或随机均衡算法，每一台服务器上的连接进程可能会产生极大的不同，并没有达到真正的负载均衡。最少连接数均衡算法对内部需负载的每一台服务器都有一个数据记录，记录当前该服务器正在处理的连接数量，当有新的服务连接请求时，将把当前请求分配给连接数最少的服务器，使均衡更加符合实际情况，负载更加均衡。此种均衡算法适合长时处理的请求服务，如FTP。

⑦处理能力均衡：此种均衡算法将把服务请求分配给内部处理负荷(根据服务器CPU型号、CPU数量、内存大小及当前连接数等换算)最轻的服务器，由于考虑到了内部服务器的处理能力及当前网络运行状况，所以此种均衡算法相对来说更加精确，尤其适合运用到第七层(应用层)负载均衡的情况下。

⑧DNS响应均衡(Flash DNS)：在Internet上，无论是HTTP、FTP或是其他的服务请求，客户端一般都是通过域名解析来找到服务器确切的IP地址的。在此均衡算法下，分处在不同地理位置的负载均衡设备收到同一个客户端的域名解析请求，并在同一时间内把此域名解析成各自相对应服务器的IP地址(即与此负载均衡设备在同一地理位置的服务器的IP地址)并返回给客户端，则客户端将以最先收到的域名解析IP地址来继续请求服务，而忽略其他的IP地址响应。这种均衡策略适合应用在全局负载均衡的情况下，对本地负载均衡是没有意义的。

尽管有多种的负载均衡算法可以较好地把数据流量分配给服务器去负载，但如果负载均衡策略没有对网络系统状况的检测方式和能力，一旦在某台服务器或某段负载均衡设备与服务器网络间出现故障的情况下，负载均衡设备依然把一部分数据流量引向那台服务器，这势必造成大量的服务请求被丢失，达不到不间断可用性的要求。所以良好的负载均衡策略对应有对网络故障、服务器系统故障、应用服务故障的检测方式和能力：

①Ping 侦测：通过 Ping 的方式检测服务器及网络系统状况，此种方式简单快速，但只能大致检测出网络及服务器上的操作系统是否正常，对服务器上的应用服务检测就无能为力了。

②TCP Open 侦测：每个服务都会开放某个通过 TCP 连接，检测服务器上某个 TCP 端口(如 Telnet 的 23 口，HTTP 的 80 口等)是否开放来判断服务是否正常。

③HTTP URL 侦测：向 HTTP 服务器发出一个对主页文件的访问请求，如果收到错误信息，则认为服务器出现故障。

负载均衡策略的优劣除受上面所讲的两个因素影响外，在有些应用情况下，需要将来自同一客户端的所有请求都分配给同一台服务器去负担，例如服务器将客户端注册、购物等服务请求信息保存的本地数据库的情况下，把客户端的子请求分配给同一台服务器来处理就显得至关重要了。有两种方式可以解决此问题：一是根据 IP 地址把来自同一客户端的多次请求分配给同一台服务器处理，客户端 IP 地址与服务器的对应信息是保存在负载均衡设备上的；二是在客户端浏览器 Cookie 内用独一无二的标识来把多次请求分配给同一台服务器处理，适合通过代理服务器上网的客户端。还有一种路径外返回模式(Out of Path Return)，当客户端连接请求发送给负载均衡设备的时候，中心负载均衡设备将请求引向某个服务器，服务器的回应请求不再返回给中心负载均衡设备，即绕过流量分配器，直接返回给客户端，因此中心负载均衡设备只负责接受并转发请求，其网络负担就减少了很多，并且给客户端提供了更快的响应时间。此种模式一般用于 HTTP 服务器群，在各服务器上要安装一块虚拟网络适配器，并将其 IP 地址设为服务器群的 VIP，这样才能在服务器直接回应客户端请求时顺利地达成三次握手。

负载均衡方案应是在网站建设初期就应考虑的问题，不过有时随着访问流量的爆炸性增长，超出决策者的意料，这也就成为不得不面对的问题。当引入某种负载均衡方案乃至具体实施时，像其他的许多方案一样，首先是确定当前及将来的应用需求，然后在代价与效率之间做出权衡。

针对当前及将来的应用需求，分析网络瓶颈的不同所在，就需要确立是采用哪一类的负载均衡技术，采用什么样的均衡策略，在可用性、兼容性、安全性等等方面要满足多大的需求，诸如此类。

不管负载均衡方案是采用花费较少的软件方式，还是购买代价高昂在性能功能上更强的第四层交换机、负载均衡器等硬件方式来实现，亦或其他种类不同的均衡技术，下面这几项都是在引入均衡方案时要考虑的问题。

①性能：性能是在引入均衡方案时需要重点考虑的问题，但也是一个最难把握的问题。衡量性能时可将每秒钟通过网络的数据包数目作为一个参数，另一个参数是均衡方案中服务器群所能处理的最大并发连接数目，但是假设一个均衡系统能处理百万计的并发连接数，可是却只能以每秒 2 个包的速率转发，这显然是没有任何作用的。性能的优劣与负载均衡设备的处理能力、采用的均衡策略息息相关，并且有两点需要注意：①均衡方案对服务器群整体的性能，这是响应客户端连接请求速度的关键；②负载均衡设备自身

的性能。避免有大量连接请求时自身性能不足而成为服务瓶颈，有时也可以考虑采用混合型负载均衡策略来提升服务器群的总体性能，如DNS负载均衡与NAT负载均衡相结合。

另外，针对有大量静态文档请求的站点，也可以考虑采用高速缓存技术，相对来说更节省费用，更能提高响应性能；对有大量SSL/XML内容传输的站点，更应考虑采用SSL/XML加速技术。

②可扩展性：IT技术日新月异，一年以前最新的产品，现在或许已是网络中性能最低的产品；业务量的急速上升，一年前的网络，现在需要新一轮的扩展。合适的均衡解决方案应能满足这些需求，能均衡不同操作系统和硬件平台之间的负载，能均衡HTTP、邮件、新闻、代理、数据库、防火墙和Cache等不同服务器的负载，并且能以对客户端完全透明的方式动态增加或删除某些资源。

③灵活性：均衡解决方案应能灵活地提供不同的应用需求，满足应用需求的不断变化。在不同的服务器群有不同的应用需求时，应有多样的均衡策略提供更广泛的选项。

④可靠性：在对服务质量要求较高的站点，负载均衡解决方案应能为服务器群提供完全的容错性和高可用性。但在负载均衡设备自身出现故障时，应该有良好的冗余解决方案，提高可靠性。使用冗余时，处于同一个冗余单元的多个负载均衡设备必须具有有效的方式以便互相进行监控，保护系统尽可能地避免遭受到重大故障的损失。

⑤易管理性：不管是通过软件还是硬件方式的均衡解决方案，都希望它有灵活、直观和安全的管理方式，这样便于安装、配置、维护和监控，提高工作效率，避免差错。在硬件负载均衡设备上，目前主要有三种管理方式可供选择：命令行接口（Command Line Interface，CLI），可通过超级终端连接负载均衡设备串行接口来管理，也能通过telnet远程登录管理，在初始化配置时，往往要用到前者；图形用户接口（Graphical User Interfaces，GUI）。有基于普通Web页的管理，也有通过Java Applet进行安全管理，一般都需要在管理端安装有某个版本的浏览器；SNMP（Simple Network Management Protocol，简单网络管理协议）支持，通过第三方网络管理软件对符合SNMP标准的设备进行管理。

6.3.3 XML技术

可扩展标记语言（Extensible Markup Language，XML）在Internet中的地位已经确立，对XML的研究和应用正在兴起并在Internet时代背景下迅速发展。XML是W3C组织于1998年2月发布的标准，是一种采用开放的自我描述方式定义的数据格式，由于XML的简单性、自描述性和可扩展性而备受关注。W3C组织制定XML标准的初衷是定义一种互联网上交换数据的标准。之后，XML被广泛应用在各种互联网应用的系统中，如电子商务、企业应用集成等。作为标准通用标记语言SGML（Standard Generalized Markup Language）经过优化后的一个子集，XML具有简明的结构、良好的可扩展性、通用性和开放性，因而成为大部分结构化信息交换的基础。XML文档是一种结构化的标记文档。XML实际上是通过对内容做标记来描述其意义，从而使显示与内容相分离。随着XML处理和应用的发展，与XML相关的标准逐步建立起来，W3C制定的相关标准就有二十多个，包括与XML相关的各个方面。其中不仅有XML标记语言本身，还包括了很多相关的规范，比如文档格式化标准（Schema）、文档显示模式定义（XSL）、文档查询标准（XQuery）、文档解析标准（SAX）和文档链接标准（XLink）等等，而且基于XML这个底层的规范，还有很多高层的应用协议。

XML使用有意义的标记(Tag)对来组成文档，每个标记用来描述元素(Element)。标记对由开始标记(指出元素的开始)和结束标记(指出元素的结束)组成，在开始和结束之间是要表现的元素数据，在开始标记中还可以描述元素的某些属性(Attribute)。元素间可以形成嵌套，即元素下面可以有若干个子元素。这就是用元素通过结构化的方式表现数据的方法，既保持了数据的意义，又包含了数据的内容。

XML不单是一种技术，而是一组技术，可以把这些技术称为一个"标准体系"，该体系由一系列的技术规范组成，下面对其中较为常用和重要的技术进行简述：

(1) 文档解析技术

DOM(Document Object Module)和SAX(Simple API for XML)是对XML进行解析的两种不同方法。DOM是基于文档内容模型的，SAX是基于事件处理的。DOM读取XML文档时，解析器会在内存中创建一个关于该文档的树结构，因此使用DOM的好处是可以引用和操作每一个对象，但是为一个文档创建一个树结构，尤其当文档尺寸很大的时候，需要很大的内存空间。SAX是基于事件驱动的，即当读到XML文档中每一部分内容的时候，就会产生一个事件，应用程序可以在这个事件中写入具体的处理代码，接着处理文档的下一部分。和DOM相比，SAX对内存的需求很小，但SAX也存在一些缺陷，因为整个文档并没有映射到内存中，所以它不能随机地到达文档的某一部分，不能实现复杂的搜索，同时应用程序必须在处理过程中按顺序处理信息，所以SAX在处理包含很多内部交叉引用的文档时较为困难。

(2) 文档定义模式

应用XML技术的一个目标是为了交换信息方便。对于诊断报告来说，报告数据信息的交换是一个重要内容，交换的前提是数据信息的标准化，只有XML文档的格式或结构得到交互各方的一致认可，即有一种共同的数据定义标准可以遵循，数据交换才可能有意义。XML为诊断报告提供了非常好的交换介质，但XML仅是描述信息的"元语言"，要使交换的报告信息能为双方所共同"理解和处理"，双方还必须有约定一致的报告描述文档。创建XML文档之前，首先要确立其元素(标记)和结构的定义，填入实际的内容，形成XML文档。XML这样的结构文件有两种定义方式，即文档类型定义(Document Type Definition，DTD)和XML大纲或者XML模式(XML Schema)。两者规定了在文档中能够使用的元素和属性，以及这些对象与文本内容的可能组合形式，并可以用来对XML文档内容的合法性进行验证。目前来说，DTD是W3C所规范的XML文档定义标准，Schema还处于W3C的推广阶段，未正式成为W3C标准，但Schema的优越性使得它在不久的将来很有可能取代DTD，成为验证XML文档合法性的标准。

实际上，模式(Schema)所起的作用与DTD相同，与DTD相比XML Schems具有以下几个优点：

①DTD是用一种与XML不同的语法编写的，而XML Schema使用的是一种类XML的语言。

②DTD中的所有声明都是全局声明，而XML Schema既有全局声明也有局部声明，可以视情况而定。

③DTD不能对给定的元素和属性的数据类型进行定义，而XML Schema具有一套完整的数据类型体系，它允许对数据类型如整型、时间型或字符型等进行详细定义。在

DTD 中,每个元素都被声明为全局的,所以每个元素必须有唯一的名字并且只能被声明一次。元素可被多个其他元素所引用,但在这些情况下,他们的定义必须完全相同。然而在 XML Schema 中,上下文是非常重要的。在 Schema 的顶层声明的元素被认为是全局声明。在定义一个复杂类型时,可以参考和使用这些全局定义的元素作为该类型的一个子部分,也可以定义一些新的局部元素,但作用域被限制在该复杂类型之内。

制定有关诊断报告信息的结构定义(DTD 或 Schema)的标准,是将 XML 应用于 PACS 诊断报告交换的关键。

(3) 可扩展样式表语言

XML 实际上是通过对内容做标记来描述其意义,从而使显示与内容相分离。目前,针对 XML 样式表开发的标准被称为可扩展样式表语言(eXtensible Stylesheet Language,XSL)。通过使用 XSL,可以将 XML 文件转换成 HTML 或其他格式的文档。XSL 能使 Web 浏览器直接根据用户的不同需求改变文档的显示方式。XSL 能使 Web 浏览器直接根据用户的不同需求改变文档的显示方式。通常,有关数据的内容放在一个 XML 文件中,例如 PatientData. xml,而不同的表现形式放在几个 XSL 文件中,例如 Displayl. xsl,Display2. xsl,不需要与服务器进行交互通信,在客户端就可以选择不同的方式(即与不同的 XSL 文件相关联)来进行显示。

(4) 可伸缩向量图形

可伸缩向量图形(Scalable Vector Graphics,SVG),是一种基于 XML 标准的描述矢量图形的语言,SVG 的提出使得用文本来指定图像成为可能。它有很多优点,包括方便地生成图形(缩放不失真),以及向图形添加动画和交互性的能力等。

SVG 属于矢量图形的一种,通过指令来确定每个像素值,而不是指定像素的具体数值。由于 SVG 本身是构建在 XML 基础上的,因此可以方便地在 XML 文件或 XSL-F0 文档中嵌入 SVG 语言,同时由于 SVG 采用文本方式加以表现,因此 SVG 的应用范围很广。目前 SVG 技术在医疗上也有所应用,例如,可以通过 SVG 作图描述人体部位,方便医生在诊断报告中进行标记;国外的一些医学研究组织利用 SVG 技术,来标注病人放射图像中的异常部位。SVG 可以单独保存为一个文件,且体积较小,很方便地使原始图像和标注分开,节省了空间。同时,由于 SVG 的平台无关性、通用标准性,使得在不同医院中交互信息变得简单。

概括起来,XML 具有以下重要特性:

①结构化的语言:XML 以一种开放的自我描述方式定义了数据结构,在描述数据内容的同时能突出对结构的描述,从而体现出数据之间的关系。

②可扩展性:从本质上来讲,XML 是一种元语言(Meta Language),即可以定义其他语言的语言,也就是说,这种语言能够根据需要进行扩展,以满足特定情况的需求。这意味着在创建 XML 文档时,不会局限于一套预先定义的标记,可以为特定应用程序创建所需要的任何标记。同时,XML 标准提供了一套与这些细节相关的规则,来规定诸如如何创建标记、XML 文档如何结构化等问题。

③平台无关性:XML 具有平台无关性,适合在不同平台下进行病历数据的交换,在不同环境下进行系统开发。

④数据存储与数据显示分离:XML 文档中的数据存储,对于数据的显示没有任何约束,文档中仅仅包含结构化的数据,而不关心其逻辑结构的定义和显示方式。如果数据

使用XML规范存储，就可以确保对数据的显示没有任何限制。

基于XML技术的上述特点，我们可以很方便地将其运用到诊断报告领域，用于结构化诊断报告的生成。首先，将诊断报告有关数据的内容放在一个XML文件中，而将不同的表现形式放在几个XSL文件中。在诊断报告生成时，将报告内容按照XML文件格式要求保存为数据文件，并上传至服务器。当需要对报告内容进行查看时，只需从服务器上下载报告数据文件，就可以按照XSL文件定义的表现形式进行查看。只要在不同科室内定义统一的数据文件格式，就能够在这些科室中以任意方式查看所有的诊断报告，以达到诊断报告共享的目的。同时，由于XML文件中报告数据完全以结构化的形式保存，用户可以通过对数据文件的解析，实现对于报告内容的数据挖掘工作。目前，电子病历的研究大多是基于XML技术实现的，PACS结构化报告DICOM SR的格式文件也可以转化为XML格式。因此，XML有助于将放射科的检查诊断信息更便利地融入电子病历系统和Web应用。在DICOM标准最新扩展中也增加了对XML持久对象的支持。

实际上，DICOM SR和XML是目前PACS中两种主要的结构化文档技术，但是由于具有各自不同的特点，在结构化诊断报告方面有着不同的侧重。DICOM SR由于本身属于DICOM标准的一部分，对于已有系统的兼容性较好，能够较为简便地应用到现有系统；XML技术由于是一种结构化的"元语言"，具有更好的扩展性，可以支持比较复杂的系统应用，同时，由于XML对于HL7 3.0标准的良好支持，在系统集成方面有着更大的优势。随着HL7 3.0版本的正式发布，XML技术在医疗环境中的作用大大加强，基于XML技术的PACS报告系统体现了良好的兼容性和强大的扩展性。从某种意义上说，XML技术在DICOM标准和HL7标准之间搭起了一座桥梁，有人已经在尝试以XML技术为基础，实现DICOM SR和HL7消息的相互转化，从而扩展结构化文档在医疗环境中应用的范围。

此外，在临床应用方面，2000年9月，HL7组织发布了通过XML进行临床文档信息交换的医疗行业标准——临床文档体系(Clinical Document Architecture，CDA)，也称为病人记录体系(Patient Record Architecture，PRA)。CDA采用XML技术描述病历结构，通过制定DTD作为数据定义的标准，其中的语义则借助于HL7的参考信息模型(Reference Information Model，RIM)和编码词汇表(Coded Vocabularies)进行定义。在CDA标准中，根据病历信息的结构化程度，依次划分为三级：病历首页(Level One)、基本病历内容(Level Two)和详细病历内容(Level Three)。目前，CDA仅对Level One的结构进行了详细定义。2001年12月，HL7又发布了完全基于XML编码的HL7 Ver3.0。在2002年，CDA通过了ANSI标准，随后，美国国家生命健康统计委员会(NCVHs)把HL7确定为病人病历信息(Patient Medical Record Information，PMRI)的核心标准。这些努力和进步，都为医疗行业采用XML技术奠定了坚实的基础。

随着医疗信息化建设的不断深入以及电子病历系统的广泛应用，区域医疗体系的建立已成为趋势，迫切需要提高医院与医院、医保中心或其他外部机构之间的数据共享能力和医院内部不同医疗信息系统之间的数据交换能力。在目前的医疗信息产业中，医疗应用系统都由各系统开发商独自开发，没有彼此交换及传递数据的考虑，如医院信息系统HIS(Hospital Information System)、医学影像管理与通信系统PACS(Picture Archiving and Communication Systems)以及医疗保险应用系统等，各系统之间难以顺畅地进行医疗数据交换。Health Level 7 CDA(Clinical Document Architecture)标准的出现为解决此难题提供了技术基础条件。HL7 CDA 标准的制定是以交换文档为目的的，利用结构性很好的 XML 语言进行元素标记，涵盖了一套完整的层级规范，并且支持很多国际医学信息标准，例如国际疾病分类标准（ICD）、医学系统命名法-临床术语（SNOMED-CT）以及观测指标标识符逻辑命名与编码系统（LOINC）等，CDA 文档可以在 HL7 消息中进行传输，对实现结构化的电子病历以及异构医疗信息系统之间的信息交换是大有裨益的。

6.3.4 PACS 系统平台和数据库技术

在 PACS 体系结构中，控制器操作系统平台对整个系统的性能有着重要的作用。在 20 世纪 90 年代，市面上几乎所有的 PACS 服务器操作系统都是 UNIX 平台。但是自 2000 年以来几乎所有的厂家，无论大小，都已转向 Intel 兼容机，普遍采用 Windows NT、Windows 2000 Server 或最新的微软 Windows Server 操作系统。随着计算机技术的日新月异，旧有技术的不断改进和新技术的不断涌现，原有的操作系统和数据库管理系统一直在不断发展。在“标准”PACS 服务器系统平台配置保持了多年不变之后，现在，随着 Linux 操作系统的逐渐成熟，为我们带来了新的选择。作为新兴操作系统，Linux 已经成为新世纪初 Windows 操作系统最强有力的竞争对手，它具有免费和完全源代码开放等特点，并展现出了优异的性能和强劲的发展势头，使它备受世人关注和青睐。从 Linux 发展和现在的应用情况来看，与 Unix 和 Windows 相比我们不难看出 Linux 拥有很高的性价比，如表 6.1 所示。

表 6.1 Linux，Unix 和 Windows 各种参数比较

	商业 Unix	Linux	Windows
用户界面	中等	一般	中等
安装配置	复杂	复杂	简单
性能	优秀	优秀	中等
可靠/稳定性	优秀	优秀	中等
价格	高	基本免费	中等
服务	中等	一般	较好
技术支持	中等	中等	较好
安全性	优秀	优秀	中等

其优点分述如下：

(1) 开放而免费

由于 Linux 是基于 GPL 基础下的产物，它的开放性的架构使得一方面几乎可以免费取得 Linux，至于一些安装套件的发行者，他们发行的安装光盘也仅需要少许费用即可获得；另一方面使用者可以自由修改其中的源代码，而这对于各种不同需求，该系统可以通过系统定制或者代码优化来满足个性需求。

(2) 配备需求低廉

Linux 支持个人计算机的 X86 架构，系统资源不必像早先的 Unix 系统那般，仅适合于单一公司(例如 Sun)设备，Linux 相对不耗资源的系统，只要一部 P 100 以上等级的计算机就可以安装并且使用。

(3) 性能稳定而功能强大

Linux是建立在Unix上发展而来的操作系统，因此，继承了Unix稳定并且有效率的特点；与Windows系统不同，Linux主机上可以同时允许多人上线来工作，并且资源的分配较为公平，比起Windows的单人多任务系统要稳定的多；另外，Linux近来已经可以独力完成几乎所有的工作站或服务器的服务了，其功能并不弱于一些大型的Unix工作站和Windows系统，甚至在网络性能上还表现的更好：可作为路由器使用、利用Ipchains/Iptables可构建NAT及功能全面的防火墙、集群，在相关软件的支持下，可实现WWW、FTP、DNS、DHCP、E-mail等服务。

(4) 安全性高

Linux支持者日众，有相当多的热心团体、个人参与其中的开发，因此可以随时获得最新的安全信息，并给予随时的更新，进行漏洞的修补，具有相对安全性。

当前国内开发PACS多是采用Unix或者Windows平台，面向的对象是大型医院。对于为数众多的中小规模医院，在实现医学信息数字化管理的过程中，需要的是适合其规模大小价格适中的PACS系统。从这一点来说，Linux无疑是可以胜任的，从上述有关操作系统的分析比较中可以看出，Linux具有较高的性价比，尤其是在服务器的应用方面具有明显的优势，加上它在安全性和可靠性方面的优秀表现说明以Linux作为服务器平台既可以满足PACS系统的性能、可靠性、安全性要求，又可以大大降低PACS系统的成本。所以，选择Linux系统作为PACS系统的操作系统，是符合国情的，具有很强的现实意义，也是实现PACS系统真正国产化的一条可行之路。

另外，在PACS中数据库系统平台的选择也非常关键。数据库技术是数据管理的技术，是计算机科学中发展最快的技术之一。数据库是现代计算机信息系统和计算机应用系统的基础和核心。数据库技术产生于20世纪60年代中期。根据数据模型的不同，可以划分为三个阶段：第一代的层次、网状数据库系统；第二代的关系数据库系统；第三代的面向对象数据库系统。

第一代数据库系统是最早期的层次数据库系统和网状数据库系统，它们分别支持层次模型和网状模型。最典型的代表是1969年IBM公司研制的层次模型的数据库管理系统IMS和70年代美国数据库系统语言协商CODASYL下属数据库任务组DBTG提议的网状模型及在这种模型基础上开发的许多商用系统。层次数据库的数据模型是有根的定向有序树，网状模型对应的是有向图。这两种数据库系统具有下列共同特点：

①支持三级模式的体系结构。三级模式指外模式、模式、内模式。模式之间具有映射功能。

②用存取路径来表示数据之间的联系。

③独立的数据定义语言。

④导航的数据操纵语言。

第二代数据库是以关系模型为基础的，关系模型由数据结构、关系操作、数据完整性组成。由于关系理论研究和关系数据库管理系统研制的巨大成功促进了关系数据库的发展，使关系数据库成为具有统治地位的数据库系统，并在各领域得到广泛使用。关系模型具有以下特点：

①关系模型的概念单一,实体和实体之间的联系用关系来表示。

②以关系代数为基础。

③数据独立性强,数据的物理存储和存取路径对用户不透明。

④关系数据库语言是非过程化的。

第三代数据库产生于20世纪80年代,随着科学技术的不断进步,各个行业领域对数据库技术提出了更多的需求,这些应用领域需要处理和管理非常复杂的数据对象,而关系数据库系统又难以胜任,从而促使人们对第三代DBMS——面向对象数据库系统的研究与开发。

面向对象数据库系统允许对基本数据类型进行扩展,因此既增加了数据库的功能又增强了它的建模能力,能够支持复杂对象,这使它们在专业应用领域中特别合适。但现在面向对象数据库系统还大多处在理论研究阶段,成熟的、商业化的系统还较少,主要是两大问题,一是标准化,二是性能。现在广泛使用的SQL 3标准增加了面向对象的许多特征。在面向对象数据库系统中要获得较好的性能还需在辅助索引、物理聚集、查询优化、事务管理等方面不断进行改进。

数据库技术与多学科技术的有机结合是当前数据库发展的一个重要特征。为了适应数据库应用多元化的要求,在传统数据库基础上,结合各个专门应用领域的特点研究适合该领域的数据库技术是当今数据库发展的一个重要方面。如空间数据库、地理数据库、多媒体数据库等。这些数据库技术大大丰富并提高了数据库的功能、性能和应用领域,扩展了数据库的概念和技术,产生了众多新型的数据库系统。

面向专门应用领域数据库系统的研究和开发一般都以传统数据库技术为基础,针对该领域数据对象的特点来建立特定的数据模型。有的是对关系模型的扩展,有的具有某些面向对象特征的数据模型。这些特定的数据库系统都明显带有该领域应用需求的特征,有的已实用化。PACS医学图像数据库系统就是一种面向医学图像及其相关信息管理的特定数据库技术。

在普通数据库中,一般只考虑对数据的内容与结构的建模,而不涉及数据的外观表现。医学图像数据库中的多媒体数据模型则要完成两方面的任务:一是支持结构化数据(如字符、数值)和非结构化数据(如视频、图像等)的表示及其属性特征的描述;二是支持多媒体的表现(Presentation)建模,即表示各媒体对象间的语义关系、时态关系和空间关系。医学图像数据库多采用超文本数据模型,因为它不仅可以表示多媒体信息,而且还可以表现多种多媒体对象的时间和空间关系。

PACS中医学图像数据库作为一种多媒体数据库,其管理方法主要有三种:扩展关系数据库、面向对象数据库和超文本/超媒体数据库。

(1) 扩展关系数据库

扩展关系数据库方法顾名思义是通过对关系数据库的扩展使其能够管理多媒体数据库的一种方法。关系数据库系统具有成熟的理论基础和广泛的应用。但是关系模型只可以描述字符和数字等结构化信息,无法描述图像、视频、动画、声音等多媒体信息。

因此,人们通过对关系数据库进行扩展使其能够兼具描述多媒体信息的能力。虽然这种方法可以利用关系数据库特有的优势,但它的建模能力不强,而且在定义抽象数据类型、反映多种多媒体数据间的时间和空间关系以及对媒体对象的处理等方面仍有困难。

90 年代关系数据库技术的发展，特别是由于硬件性能的大幅度提高，解决了大数据库元素的存储问题。通过定义 BLOB(Big Large Object Binary)类型，在数据库中数据项可以存储高达 1 GB 以上的内容，数据元素的存储空间几乎没有了限制，这样就给 PACS 中静态图像乃至动态图像的存储提供了解决方法。目前，市场上的 PACS 设计多选用 ORACLE、SYBASE、INFORMIX、MS SQL SERVER、DB2 等大型关系数据库作为后台数据库。

(2) 面向对象数据库

面向对象方法的基本出发点是把客观世界的复杂实体的信息形态的各方面抽象为一个有机的研究目标，即对象。面向对象的多媒体数据库倾向于从媒体的数据模型入手，采用面向对象方法中对象、方法、属性、消息、对象类的层次结构和继承特点描述多媒体的数据模型。面向对象数据库方法有以下优点：①面向对象模型支持抽象数据类型和用户定义的方法。②面向对象系统的数据抽象、功能抽象与消息传送的特点使多媒体对象在数据库中是独立的，且有良好的封闭性，这一特点使数据库系统便于扩充和修改。③面向对象系统的对象类、类层次和继承性的特点减少了数据冗余，而且有利于版本控制。从本质上讲，图像不但有其属性的一面，还有其操作方法上的另一面。即图像本身有描述的数据结构，同时还与这些数据结构的解释有关，如采用的压缩算法、颜色的表示方法等，这就是它的方法上的要求。从这个意义上，图像更加适合于用面向对象的方法来描述与存储。面向对象数据库正是为了解决这一类多媒体等数据而出现的新一代数据库系统。面向对象数据库不仅存储对象的属性(数据)，而且还描述施加在对象上的方法(程序)，这些方法是用户可编程的。但是面向对象数据库系统目前还不成熟，缺乏统一的标准，现在只是试验性质的产品，因此在实用性的系统中很少采用。

(3) 超文本/超媒体数据库

计算机中传统的信息管理是一种线性和顺序的组织结构，比如要想读一本书只能一页一页按顺序来读。这种固定的顺序结构对大型的信息系统而言，检索信息的效率低下，信息定位困难。超文本克服了线性文本的缺点，以联想式及非线性化结构对信息进行管理。80 年代，Internet 的迅速发展使超文本的应用越来越广泛，因为作为 Web 技术支柱的浏览器，其信息组织完全采用超文本方法。页面制作的基本工具 HTML 就是一种超文本标准语言。

超文本可以简单地定义为收集、存储和浏览离散信息，以及建立和表示信息之间关系的技术。如果它能支持基于时间变化的信息，如图形、影像、视频、音频等多媒体信息，则称为超媒体。超文本和超媒体只是研究对象不同，所以一般并不区别它们。超文本和超媒体作为一种信息管理技术，是对网状结构的知识和信息进行表示和管理的一种新方法，它把信息按其内部固有的独立性和相关性划分为不同的信息块。然后，再按它们的自然关系连接成网络。比如读一本书，超文本/超媒体可通过信息块中的"热字"、"热区"等定义的链来打开另一些相关的媒体信息，而不必按顺序找信息。

它在表现多种媒体和构造复杂信息的联系上表现突出，尤其适用于表现多媒体信息。超文本/超媒体是由相对独立的节点信息和表达它们之间关系的链所组成的信息网络。节点、链和网络是超文本的三要素：①节点是超文本/超媒体表达信息的基本单位，其内容可以是文本、图形、图像、视频、计算机程序等,也可以是它们的组合形式。②链用来连接相关的节点,是超文本/超媒体的灵魂。链形式上是从一个节点指向另一个节点的指针,本质上表示不同节点间存在的信息联系。③超文本/超媒体中由节点和链构成的网络是一个语义网,表现了作者的思维轨迹。

目前比较公认的超文本/超媒体的结构模型是由 Cowbell 和 Goodman 提出的结构模型,分为三个层次:数据库层——存储、共享数据和网络访问;抽象机层——节点和链;表现层——用户接口。数据库层涉及所有传统的有关信息存储的问题。超文本/超媒体实质上是一种链式的数据库存取方法,比普通数据库更为简单。在超文本/超媒体系统中,需要存储的信息量大,一般用磁盘、光盘等大容量存储器,或将信息存储在网络服务器上。超文本抽象机(Hypertext Abstract Machine,HAM)层介于数据库及表现层之间,用于保存、处理节点之间链的关系和链的结构性信息,并控制数据库层按指定结构存储、访问数据。表现层也称作用户接口层,管理人机交互的界面,涉及抽象机层中信息的表示,如用户可使用的命令、节点和链如何展开等。表现层直接影响超文本/超媒体系统的成功。

总之,作为建立在图像数据库、图像处理、计算机网络技术及医学领域知识基础上,支持医学图像数据有效存储、传输、检索和管理的数据库技术,医学图像数据库既不同于传统的数据库,也不同于一般的图像数据库。在已有的许多 PACS 系统中,由于当时数据库系统不能支持图像数据这样大的记录域,采取了关系数据库管理基本内容,文件存储图像数据的混合处理的解决方案,给系统的维护和管理带来困难。近年来关系数据库的发展,特别是对大型数据对象(BLOB)的支持,使得图像数据可以直接存放在数据库中。系统中所有数据统一在数据库系统下管理,无论是安全性还是数据的完整性都能得到保证。使用这种方法生成的系统技术成熟,有很好的稳定性和可维护性,人员培训也容易,适合于在医院临床环境下的应用。尽管面向对象数据库从理论上更适合图像等多媒体数据,但仍存在着商品化程度低、可靠性差等问题。考虑到上述各种综合因素,多数采用了通用的关系数据库作为 DICOM 标准的医学图像数据库的支撑环境。研究医学图像数据库,除了借鉴现有的图像数据库研究成果外,也需结合医学数据的相关知识,综合利用生物医学工程等多学科的新技术、新方法,提供医学图像数据的集成管理。医学图像数据库需研究的内容及解决的问题包括:医学图像数据库的建立策略;医学图像的存储策略;医学图像数据库的检索技术;医学图像的处理技术;医学图像数据的采集、编解码、显示等。

医学图像数据库是医疗信息系统中的数据存储中心,是 PACS 系统以及其他涉及图像的医疗信息系统的基础。医学图像数据库本质上是一个多媒体数据库,功能包括对医学图像数据的组织、存储、查询、展示等。医学影像数据库技术涉及数据库技术、面向对象技术、多媒体技术、图像处理技术及医学图像检索技术等。其中,医学图像检索技术是决定医学图像利用效率的关键因素。传统的以病人信息和图像基本信息的查询方式已不能满足临床医学及医学研究的需要。随着基于内容图像检索技术的产生,医学图像数据库从单一的基于属性的图像数据库,转向了基于特征的图像数据库。数据库中管理的对象除了图像本身,还包含图像的特征信息。在临床应用中,医学图像数据库中存储着海量的图像数据,如何在海量图像数据库中实现基于内容的图像查询,要求医学图像数据库应具有进行高速的特征提取和对提取的特征建立高效的索引机制的机能。

目前，医学图像数据库按其功能可分为以支持教育、科研工作为宗旨的数据库和以医学临床应用为目的的数据库，都是为用户提供原始图像数据和图像浏览工具。前者典型的代表有：美国国家医学图书馆（National Library of Medicine）的可视化人体项目（The Visible Human Project），他们通过获取男性和女性的 1 mm 间隔的 CT 和 MRI 数据，用于医学教育和科研；美国 EMBBS 医学图像数据库主要用于教学和管理信息，该数据库拥有大量实用的临床照片、X 光照片、文章、工作指南以及临床信息等；南佛罗里达大学的乳房图像数据库，该数据库为研究机构提供乳房图像，促进乳房图像显示技术及教学辅助工具的开发；类似的还有 Florida 的病理学者 Dr. John Minarcik 首先开创的肿瘤图像数据库（Tumor Board），美国卡耐基梅隆大学的图像数据库（Carnegie Melon Image Database）等。后者典型的代表是广泛使用在 PACS 系统中的图像数据库等。这些医学图像数据库大多建立在现有的成熟的关系数据库或扩展关系数据库基础之上来管理医学图像数据，而未真正形成完善的医学图像理论模型，因此研究面向医学图像的专门数据库是很有意义的工作。在检索上，一般都是基于病人信息和图像基本信息的基于关键字的查询，这已不能满足临床医学及医学研究的需要，因此在海量存储图像数据库中研究基于医学图像内容的查询，包括特征的提取、相似性度量及高维索引结构（特征的组织）等又是一个重要的方面。

6.4 PACS 控制器功能及设计

PACS 控制器是 PACS 系统的核心，它主要包括数据流控制器、数据库服务器和存储管理系统等三大部分，在一些文献中也不严格地称之为 PACS 服务器。PACS 系统中其他部分功能的完成几乎都依赖或者涉及 PACS 控制器。采集计算机和显示工作站通过网络与 PACS 控制器连接，把各种成像设备获得的图像送到数据存储服务器保存，并送到指定的工作站诊断、显示或硬拷贝打印机打印。PACS 控制器的设计必须要解决好与 PACS 控制器有信息交互的各个接口部件的通信、消息控制和相互协调问题，包括软、硬件体系结构和数据流设计。PACS 控制器有下列主要组成部分：服务器平台、数据库软件、DICOM 服务器软件、数据管理与数据流软件、存储管理、预取和备份软件及其他辅助硬、软件。PACS 控制器性能的好坏影响到整个系统性能的好坏，其基本功能包括：

（1）图像存档与管理

各种影像首先在图像采集计算机中转换为 DICOM 格式，然后多通过以太网送到存档数据库。PACS 控制器功能上使用客户机/服务器结构，可以同时接收多个采集计算机的图像数据。PACS 控制器接收的图像数据暂时保存在服务器硬盘或磁盘阵列上，这样，显示工作站可以直接从服务器硬盘或磁盘阵列中快速检索图像，降低响应时间。到达 PACS 控制器的图像由暂存硬盘复制到光盘或磁带等离线存储介质上做较长期保存。复制完成后，PACS 控制器将通知相应的采集计算机删除图像文件并释放存储空间。PACS 控制器根据应用需要给显示工作站确定不同优先级，如用于最初诊断、会诊和危重病房的工作站优先级最高。在工作站提出图像提取请求时，及时响应并将所需的图像传送到指定的工作站中。

（2）数据流管理

PACS系统的工作流程的两个主要部分是影像归档存储（Archiving）过程和影像的应用操作过程，即所谓的软拷贝诊断执行过程（Soft Copy Interpreting）。前者主要发生在影像设备和PACS控制器之间，其对PACS控制器的网络带宽和响应速率并不存在特殊的要求，仅对PACS控制器执行进程存在较大的数量和时间的压力。而影像软拷贝诊断过程，其主要的要求即为系统的响应速率，通常要求在尽可能短的时间限度内快速地完成一次诊断过程需要浏览和操作的全部影像，在不考虑影像软件执行速率的情形下，这一系列任务的完成过程的瓶颈主要在影像序列的检索和网络传输环节，这两个环节的速率均取决于PACS控制器的性能和网络端口的数据流量，集中式的PACS系统管理模式（所有影像工作站直接从中央服务器查询和提取影像）将很难为执行诊断任务的工作站群提供可靠的响应速率。在引入影像数据流程管理过程后，影像诊断过程需要操作的影像序列的拷贝。在诊断过程开始之前，均已通过图像预取、自动路由、组播传输、分级调度等影像自动或半自动迁移进程的执行，完成了从PACS中央服务器存储位置向诊断过程执行位置的迁移，当诊断过程开始时，所有影像的通讯和操作均被局限于本地存储或局部网络管理范畴，从而保证了在任何情形获取要求的系统响应速率的能力。影像工作流管理过程的引入，也会明显改善PACS全局系统网络带宽的使用和效率。可靠而快速的系统响应是PACS系统执行性能的基本指标，也是影像学软拷贝诊断过程的基本要求。此外，PACS采用数据压缩技术也可在一定程度上降低网络数据流量。

（3）接口管理

PACS控制器需要与系统之外访问PACS信息的网关进行数据通讯，如图像获取网关（DICOM网关）、PACS与HIS/RIS网关（DICOM/HL7网关）、PACS与WWW网关（WWW网关）、打印网关等，这些网关与PACS控制器之间的信息交互的管理问题是PACS设计的关键性问题，PACS控制器本身的运行也都和这些网关密切相关联。

（4）PACS数据库更新

PACS服务器使用SQL语言实现数据处理，如数据插入、删除、选择和更新。PACS数据库使用多种表保存数据，如病人描述表记录病人统计数据，病案表记录每次放射检查过程，存档目录表记录每个图像的存储记录，诊断表记录每次检查的诊断报告。PACS服务器根据接收图像数据和RIS/HIS接口数据对这些表进行及时更新。

从内容上看，PACS控制器由以下两大部分组成：

（1）SCP（Service Class Provider）

SCP是PACS控制器软件需要支持的各种DICOM标准相关服务，作用是接收从影像设备、采集工作站、HIS/RIS和终端工作站送来的图像和其他信息，可供医生影像工作站调用，可分发给临床主治医师和会诊专家，还可当成病历的一部分归档长期保存以备后用。包括以下4个子部分：

①DICOM Store：DICOM标准中一个最简单而且最有用的DIMSE子协议。其用途是将图像从一台机器传到另一台机器。Store SCU是发送方，Store SCP是接收方。Store SCP是DICOM服务器软件必备一部分。

②DICOM Query/Retrieve：PACS控制器的另一个必备的功能。其作用是让PACS工作站和影像设备查询（Query）和检索（Retrieve）病人图像资料。这部分软件与数据库

的设计是紧密联系的，当 DICOM 服务器软件收到一个列表查询（Query）指令，它必须实时将其翻译成数据库（SQL）指令以从数据库搜索资料，然后再按 DICOM 标准要求发送回去。

③Modality Worklist（工作清单）与 Modality Performed Procedure Sep（MPPS）：是两个与工作流有关的 DICOM 服务子协议。影像工作流从临床医生下单开始，病人做完诊断后结束。如临床医生看一个心绞痛的病人，因单靠临床检查无法确诊，便下单做核医学 Stress-Rest 心肌灌注检查。这个单子由护士输入 RIS 终端。核医科护士在 RIS 终端知道有这么个病人要来。病人到了后，技师通过 ECT 机器的 DICOM Modality Worklist 功能从 PACS/RIS 服务器搜取该检查的病人和检查基本资料，这样就省去了重新输入病人基本资料的步骤。检查开始，ECT 采集工作站用 Modality Performed Procedure Step 通知 PACS/RIS 服务器检查开始了；检查结束后，ECT 采集工作站用 MPPS 通知 PACS/RIS 服务器检查已经结束了。这个检查便从 PACS/RIS 工作清单里消失。当然，这里的前提是 PACS/RIS 服务器的 DICOM 软件有 Modality Worklist 和 Modality Performed Procedure Step SCP 功能。病人做完扫描，核医科医生做影像诊断，报告打印完经上级医师二级审批（Approval）后通过 PACS/RIS 的 HL7 接口送到 HIS。

④PACS 控制器里常见的 SCP 还有如下几项：

· Storage Commitment：用途是让图像发送方告诉 PACS 服务器全权接管所列的图像，发送方可能在本地删除这些图像。

· Structured Reporting（结构化报告）：通过 DICOM Store 发送的文字或图文报告。

结构化报告提供结构化的诊断报告模板和医学常用词汇，有助于报告的规范化。其结构化的内容克服了传统诊断中查询文本困难，效率低，占时长的缺点，便于科研所需的查询、统计，使得图文连接更加紧密。它可以直接为电子病历 EMR 提供影像诊断内容，是 EMR 实施的前提。随着结构化报告的不断积累，影像诊断知识库得以不断丰富，借着人工智能技术的进一步发展，计算机辅助探测/诊断 CAD 将更易于实现，真正使临床影像诊断步入“知识积累时代”。同时，丰富的诊断知识库也为“影像诊断学”的科研教学活动提供便利条件。

· DICOM Grayscale Softcopy Presentation State（灰阶图像显示状态）（GSPS）：描述的是某图像或某系列图像在某工作站上显示时的窗宽窗位等灰度调节、图像标注和其他一些状态。

· Hanging Protocol（悬片协议）：与 GSPS 有类似的地方，描述的也是图像的显示参数。所不同的是 Hanging Protocol 描述的不是灰度显示参数，而是某个检查或某个病人在不同时期的几个检查的图像在计算机屏幕上的排列格式。

（2）图像与数据管理部分

PACS 控制器收到一个图像后还有许多工作要做，如影像预取（Pre-Fetching），即在病人检查开始前，自动将特定病人的历史影像数据迁移至优化的存储位置。此外，还要检验图像的 DICOM 正确性，在数据库表中添加该图像的 Patient（患者）、Study（检查）、Series（序列）、Image（图像）几层信息，将图像文档存在数据库指定的地方等等。在 PACS 系统中，最重要而且数据量巨大的是图像数据，一幅 CT 图像的数据就有 10 MB 数量级，而一个大型医院每年的图像数量达到 T 级。为了合理利用存储空间，对图像数据采用某种压缩算法进行压缩是十分必要的。另外,欲提高数据检索、存储更新和传输效率,PACS 控制器还必须有相当的数据管理能力。概括来说,图像与数据管理部分至少要具有六大基本功能,即图像压缩、图像预取、图像调度、图像备份、在线监控和图像归档。这主要是通过管理包括从 HIS/RIS、Web 服务器以及其他系统的消息组成的消息队列,并根据消息的种类,实现各种应答、控制信息的发送与相关操作的执行以及对相应的 SCP 类的调用来实现的。

医学图像因其数据量巨大,传输需要出用很宽的网络带宽资源。而医院工作的特点是对图像数据的突发性访问要求高。例如在病人刚入院时需要调用大量的病历数据,包括图像数据,而平时则主要局限于使用在院病人的资料。在这样的环境下,信息系统网络的平均带宽需求与高峰时的需求差距非常大。要想既满足医疗的需要又降低整个系统的成本,可使用图像预取技术,这是能够充分利用信息系统网络资源的办法。预取技术的核心就是根据病人入出院以及预约的信息,利用网络通讯的低谷时间将所需要的病人图像事先传输到医生所需要的地方,以减少网络高峰时间的压力,同时提高医生存取图像时的速度。要实现图像预取的基础是 PACS 必须与医院的其他系统能够很好地进行信息沟通,同时也要研究一个合理的预测算法。

目前常用的预取算法有:

①相关检查预取,即在下载当前检查的同时预取当前检查的在设定时间范围内的所有相关检查影像。由于医生诊断过程中大多需要参考患者的相关检查,所以这个算法具有很高的效率。

②指定范围预取,即在下载当前检查的同时预取设定时间范围内,指定设备和部位的检查图像。这主要适用于按顺序写报告的一线医生。

③急诊检查预取,即在下载当前检查的同时预取符合设定条件的急诊检查图像。医生可以按照需要,设置不同的预取方案使用,但设定的条件范围不能过宽否则会因为预取的无用数据太多而降低系统效率。

当 PACS 控制器收到来自 RIS/HIS 的 ADT 消息,得知病人到达时,采用查表方式进行图像预取处理,即从 PACS 数据库和光盘库中选择历史图像、病人统计数据以及相关诊断报告,在病人检查结束前送到指定的显示工作站。预取算法根据预先定义的参数(包括检查类型、断面码、放射科医生、相关医生、显示工作站地点、保存的图像数量和时间)来确定要提取的历史图像。

在 DICOM 标准中,并没有规定数据源的组织方式。在设计实现时,最常用的方式是数据库方式和图像文件服务器方式。这两种方式各有利弊,数据库方式的查询效率比较高,数据容易组织,但是备份效率比较低。文件服务器方式的备份效率比较高,但是查询效率不高,需要对目录系统进行设计。常采取数据库和文件结合的方式,针对选定的数据库系统,根据 DICOM 3.0 定义的信息对象模型,建立服务器的数据模型,并根据该模型在数据库中建立一系列相关表。这里需要强调的一点是,有了数据库软件并不表明就有了 PACS/RIS 数据库。数据库软件只是一个引擎,数据库本身要根据应用具体设计。这就跟汽车有了引擎还要有变速箱、方向盘、轮子等才能开的道理是一样的,数据库的良好设计也是系统性能优越的一个方面。考虑到标准性问题,系统数据库表参照 DICOM 标准第三章的内容,将 IE(Information Entity)和 Module 对应为 Information Entity 和

Tables,可设计 Patient Module、General Study Module Series Module、General Image Module,每个表里的 Attributes(DICOM 元素)是数据库表里的组(Column),DICOM UID 就是数据库表里的主键(Primary Key)。DICOM 图像的像素数据(Pixel Data)不直接存在数据库里,而可保留在文件服务器的 DICOM 文件里。

此外,在 PACS 控制器设计过程中,必须要注意图像数据传输流程的改进及优化,具体包含如下几个方面。

(1) 关于某些"标准"DICOM 设备图像传输

一般来说 DICOM 服务器可以接收任一标准 DICOM 影像设备输出的 DICOM 图像。但是,不是所有接收进来的图像都能在工作站上正确显示出来。从可以接收图像,到可以正确地接收和保存图像还有很长一段距离。并不是所有 PACS 控制器都能很好地、完全无误地接收和保存影像设备发送过来的所有图像。如果医院选择让影像设备自动向 PACS 发送图像,这类问题变得尤其显著。比如说国内常见的柯达 CR 900 和 Acuson 的 Sequoia 超声波机器就具有边采集边发送图像的功能。有实例证明一些 PACS 产品与它们不兼容。某医院曾经发生超声波图像不能可靠传送到某个 PACS 的问题,现象是一个检查的几十幅图像在传送中途失败了,即便技师手工全部重新传送也是失败次数超过成功次数。遇到这类问题,可将设备的图像传输流程从传统的设备把图像直接传输到 PACS 控制器,改为设备用 DICOM 送给网关,网关再用 DICOM 送给 PACS,听起来费解,但是事实就是如此。这样做一方面可以避免上述问题的发生,另外可以简化数据,使得 PACS 控制器的设计相对简单,有利于 PACS 控制器的标准化、可靠性,进而达到提高效率、优化 PACS 性能的效果。

(2) 图像数据的传输流程优化

传统的设计方案中,图像数据传输的整个流程一般是:设备采集→网关→PACS 控制器→诊断工作站→PACS 控制器→各个显示工作站。其中图像数据在 PACS 网络上要经过多次重复传送,造成了对网络的额外压力。可使用工作流程管理和组播的数据传输方案来缓解这个问题。

①工作流程管理:就是在控制器里面放置一张图像与地址映射表,这样,PACS 控制器就可以根据传输队列和网络情况,主动向需要图像数据的工作站进行关联,并传输数据,有利于数据的及时利用。临床医师在诊断时需要多方面的信息,包括病人现在和历史的影像数据、医疗信息以及相似病例的诊断状况等。如果依靠实时检索,将造成网络信息量过大,图像传输速率下降,系统响应缓慢,不能满足诊断需求。通常采用自动路由与影像预分配(可分为影像预载荷预取)技术来解决该问题。自动路由(Auto-routing)即根据用户定义的规则和执行逻辑,将特定的影像序列自动地送至某一指定的操作位置,譬如执行诊断操作过程的本地服务器和影像诊断工作站。影像预载(Pre-loading)是执行自动路由的相反过程,即由本地服务器或工作站根据用户预设的规则和执行逻辑自动地将特定患者的相关影像序列从远程查询并提取到本地系统的过程。影像预取(Pre-fetching)即将当前执行影像检查的患者相关的、位于近线存储单元内的以往历次检查的影像数据,自动地查询并迁移一个拷贝至能提供更优化响应速度的存放位置,如磁盘阵列(在线存储位置),便于后续更快地响应。使用人工智能技术进行相似病案获取,实现相似病案检索和获取;采用预分配与自动路由(Auto-Routing)技术,在病人检查结束后,

根据特定的规则和逻辑将影像序列自动地送往某一指定的位置,并将患者的历史影像、病案信息等资料,汇同新生成的影像和相似案例合成为特定的数据包,自动传输并驻留在预定的工作站或服务器上,保证病人的图像和相关信息在医生阅片时无迟滞地呈现在他的面前,这是 PACS 和 RIS 进行集成和数据通讯的环节之一。

②组播传输:一种方案是在图像获取网关再把图像传输到 PACS 控制器的时候利用组播技术,一次性地将图像数据传送到需要图像数据的诊断工作站、临床工作站、打印服务器等,这样就大大减少了网络上数据的传输量。当然,实现这个方案的前提是,网络设备支持组播协议,图像获取网关的功能要强,至少要能保证图像的可用性。在 IP 网络上,主机的通信可采用三种模型:单播(Unicast)、广播(Broadcast)和多(组)播(Multicast),不同的通信模型有不同的特点。在单播方式中,需要分别向每个接收成员发送同一拷贝。在广播方式中,数据在整个 IP 子网范围内广播传送,所有在子网内部的主机用户不论是否需要都可以接收,比较耗费整个子网的带宽资源,同时也不利于数据信息的控制。多播是在网络中实现一对多、多对多的技术。多播数据只向那些需要数据包的主机和网络发送数据包(以多播地址寻址)。多播数据在网络中是沿着多播生成树分发数据的,在共享的链路上,相同的信息只需要一个多播流。因此能够很好地控制流量,减少了主机和网络的负担,提高了网络应用服务的效率和能力。按照传统的方法,一份图像数据要在 PACS 网络上经过多次连接、传送才能完成各个工作站对数据的需求。从上面有关组播的原理分析我们不难看出,如果采用组播技术来传输图像,一份图像数据可以只有一份拷贝在网络上传输就能完成原有的工作。因此,采用这项技术,可以很明显地改善 PACS 系统的数据流程,进而极大减轻 PACS 系统的网络压力,可以有效缓解 PACS 系统网络瓶颈问题,能够极大提升 PACS 系统的效率和性能。

(3) 图像数据传输形式改进及优化

为了减少网络流量,图像数据采取压缩以后再进行存储和传输处理办法。在图像查询过程中,一般一个 STUDY 会包含多幅图像,但是查询者并不一定全部要浏览,或者不会一下子全部浏览。因此,可以设计为采用缩略图的方法,就是在数据库中除了图像数据本身外还存储与图像一一对应的缩略图。在响应客户端查询时,根据查询键,先是把缩略图传送到客户端,然后再根据需要发送具体数据的方法。这对缓解网络数据压力,加快速度,提高服务质量有很好效果。

另外,从调度角度将 PACS 分为影像服务器、分中心服务器和影像工作站。影像服务器在接受病人影像后自动把影像传送到检查科室和病人所在科室影像分中心服务器中,分中心服务器在接受病人影像后自动把影像传送到本科室其他影像工作站中。由于科室医生浏览影像的实时性并不高,影像服务器完全有足够的时间在医生调阅前把病人影像传递到相应的影像工作站中。这样,科室医生可在科室任一影像工作站上调阅所有病人影像。采用分级调度的方法,可大大减轻影像服务器和网络的压力。

6.5 PACS 可靠性保障框架体系的设计

可靠性对 PACS 很重要,无法想象一旦 PACS 网络和存储系统瘫痪给整个医院所带来的严重后果。正是因为意识到这一巨大风险,美国国防部人力支援中心在对投标 DIN-PACS 项目的各厂家考核中明确提出了 8 条指标,其中就有一条故障恢复功能(其他 7 条为：DICOM 兼容性；系统存储与影像存档性能；网络性能；工作站功能；RIS（放射信息系统）功能；远程放射诊断功能；测试系统的质量控制与系统内部质量控制部件性能）。目前，随着越来越多的数字化医院的出现，对要害环节实行备份，在敏感环节引入检错或自动纠错机制，建立镜像文档成为提高可靠性的普遍措施。

PACS 系统的可靠性主要包含以下三个方面的内容。

①网络可靠性：PACS 系统是一个运行在网络上的分布式多层次信息系统，包含许多相互联系的节点，节点间信息交换完全依赖于网络，因此网络能否可靠地运作是 PACS 系统能否正常运作的一个关键问题。

②服务器可靠性：PACS 服务器起着保存和管理数据、对外提供数据访问接口的重要作用，是 PACS 系统中不可或缺的部分；同时 PACS 服务器也是信息流的集中点，承担着数据流量 90%以上的压力，因此服务器的可靠性直接决定了系统的可靠性。

③数据可靠性：现代信息系统的最大作用就是提供收集和发布数据的手段，对任何企业或事业单位而言，信息系统中最有价值部分就是保存和管理的数据。对于医院而言，PACS 系统中最有价值的部分也就是长期积累的医学影像数据及相关资料，因此数据可靠性也是系统可靠性中至关重要的部分。PACS 系统和其他信息系统一样，其可靠性的最高目标是 365×24 可用（即每年 365 天，每天 24 小时可用），要真正达到此目标，需要大量的资金和人力投入，未必符合国内中小医院的实际情况。此外 PACS 系统与真正的关键任务系统（如武器控制系统、证券交易系统等）还是具有一定的区别，对可靠性的要求尚未达到如此严苛的地步。

6.5.1　网络和服务器可靠性保障框架

PACS 中计算机网络部分完全由硬件构成，因此保障其可靠性的最简单也是最有效的办法就是采取冗余备份技术：对网络中的关键部分（如交换机、光线通道等）或者所有部分都采用两份或者多份硬件进行备份，一旦某硬件出现故障，备份硬件即可自动或者手动切换进入运行状态，从而避免网络停顿。一般来说，目前网络硬件的可靠性都在 99%以上，如果采用备份冗余技术（双份硬件），则可靠性可以达到$(1-(1-0.99)^2)\times 100\%=99.99\%$以上，已经能够满足医院的需求。目前国内很多医院网络设计都采取这种方案。

服务器与网络的不同之处在于服务器不仅包含硬件，而且包含了软件，因此服务器可靠性包含两个方面的内容：硬件可靠性，即服务器硬件系统的可用性；软件可靠性，即服务器中运行的软件（操作系统、数据库管理系统等）对外提供的接口的可靠性以及通过接口所获得/存储的数据的一致性和完整性。

目前最通用、最成熟的方案是双机热备方案：采用两台服务器，使用 HA（High Availability）软件实时监控服务器状态（包括操作系统状态和应用软件状态等），一旦发现一台服务器出现故障，立即在另一台服务器上启动相关任务，接管故障服务器的工作。任务切换过程由 HA 软件全自动完成，对使用服务器功能的应用程序透明。

随着计算机技术的发展，近年来服务器集群（Cluster）技术得到了飞速发展和广泛应用。集群技术的基本思想是将若干个实体服务器组织为一个虚拟服务器来对外提供服务，从而可以透明地动态增删服务器，以提供更强大的处理功能。集群系统具有以下显

著特点:

①动态负载平衡。对大负荷的服务请求(如 Web 服务请求、PACS 图像浏览等),可以根据各个服务器的工作负载进行动态分配,从而减轻单一服务器的压力,提供更好的服务性能。由于在 DICOM 环境下影像按次序传输时,工作站在接收新的影像之前必须确认前一幅影像已成功传送,这在传输多个检查的情况下无疑产生了一个虚拟瓶颈,明显影响了传输速度。在一个检查有大量的影像时,这种影响特别明显。在硬件上可以通过利用多个影像存储服务器组成的群集(Cluster),同时采用多进程或多线程技术,在同一时间将影像并行地传送到各个浏览工作站,可有效加速影像从 PACS 控制器到诊断工作站的传输。

②可靠性高。在服务器集群中可以动态增删服务器,因此任意服务器失效都不会影响整个集群对外提供的服务,仅仅是增加了其他服务器的压力。

事实上,双机热备份可以看作是只包含两台服务器的简单集群。表 6.2 对双机热备份方案和服务器集群方案进行了简单的比较。

表 6.2 双机热备份方案与服务器集群方案比较

特性 \ 方案	双机热备	服务器集群
可靠性	较高	很高
成熟度	非常成熟	较成熟
所需投资	低	较高
扩展性	差	优
性能	一般	优良

医院可以根据自己的实际情况选用上述两种方案之一。如果资金充裕,考虑到未来 PACS 系统的扩展将大大增加图像数据访问压力,建议采用服务器集群方案,以保证系统性能、可靠性和扩展能力。如果难以选择服务器集群方案,双机热备份方案也不失为近期内提高服务器可靠性的较好选择。

6.5.2 数据可靠性保障框架

数据可靠性可以分为若干层次:完整性,即数据的逻辑结构没有缺失或偏差;安全性,即只有获得授权才能访问到数据;可用性,即数据能够被外界通过一定的手段进行访问。

数据安全性主要依赖管理制度和管理软件的配合。目前 PACS 系统大多采用"PACS 软件口令保护/授权机制——操作系统安全机制——物理网络隔离"三层安全机制,基本能够保证数据安全。但由于数据安全性保障是一个涉及面非常广泛,非常复杂的课题,不可能做到 100%数据安全,因此只有通过逐步完善管理制度,完善安全机制才能更好地保证医学影像数据的安全。数据完整性和可用性主要受存储格式、访问方式、存储位置和存储系统几个方面因素的影响,同时也和数据本身的特性相关。下面我们将结合 PACS 系统中的数据的特性,逐一分析各方面因素的影响,设计一种保证数据可用性的框架。PACS 项目中的数据可以分为两大类:RIS 数据和医学影像数据。RIS 数据主要包括患者信息、检查信息、设备信息、诊断报告和相关配置信息等方面的内容,数据间具有很强的关联;医学影像数据主要包括患者进行检查所产生的各类影像信息,数据间几乎没有关联。影响数据可用性的另一个重要因素是数据存储位置。为了防止单点数据失效,至少需要将数据复制存放在两个或两个以上不同的存储位置上,万一主数据失效,可以利用存放在其他位置上的数据副本来恢复原始数据。这种数据复制的工作称为数据备份。数据存储系统对数据可用性和访问效率也有很大影响。在 PACS 中医学影像数据通常采用层次存储系统,采用"在线——近线——离线"模型,对经常用的数据使用更昂贵、速度更快的设备,而对不常用的数据使用廉价的慢速设备,以充分降低成本。在这个模型中,通常使用的设备为"磁盘阵列——光盘塔——磁带机"。但近年来随着数据存储技术的飞速发展,PACS 数据存储模式已经逐步向"在线——备份"模式发展,即保存所有数据在线,同时使用大容量备份设备进行备份以防止数据丢失。可以预见,光盘塔之类的设备将逐步被淘汰。

根据以上的分析,作为例子,可以给出如图 6.1 所示的 PACS 系统可靠性保障框架。

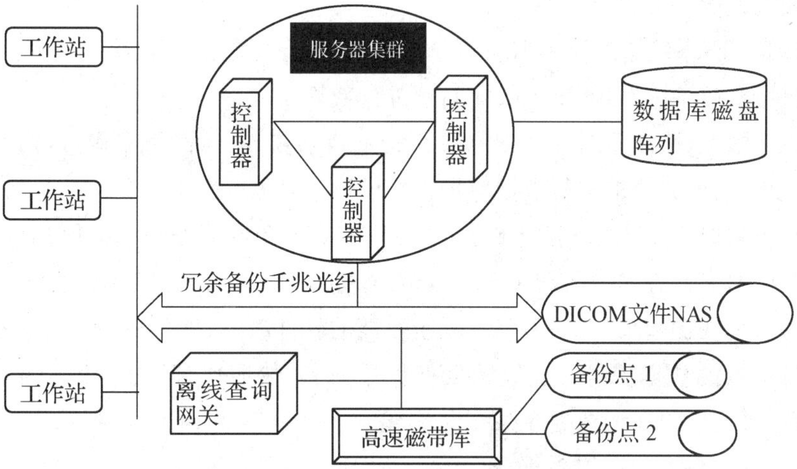

图 6.1 PACS 系统可靠性框架示意图

该框架中包含下列措施:

①通过网络冗余备份保障网络可靠性;

②使用服务器集群技术来保障服务器可靠性;

③RIS 数据存放在数据库中,医学影像数据以 DICOM 3.0 Part 10 格式存放为独立文件;

④RIS 数据存放在磁盘阵列中,医学影像数据存放在 NAS 存储中,充分利用 NAS 对文件操作的优化特性;

⑤采用"在线——备份"模式,取消了近线存储设备;

⑥使用高速磁带库来备份数据,容量大,速度快,可以支持离线数据查询。建议设定两个或以上备份点;

⑦由于使用了服务器集群技术，一般不需要 Cache 服务器，但若图像访问压力过大，可以考虑增加 Cache 服务器。

上述框架具有可靠性高、效率高、管理方便等优点，并且符合 PACS 系统发展趋势，投资额适中，能充分满足医院的需求，是目前最理想的框架之一。

6.5.3 数据保护方案设计

权威部门的调查数据显示，通常 IT 系统的数据丢失以及灾难发生主要有两个方面的原因：软件故障和硬件故障。系统故障、计算机病毒、人为过失以及站点灾难属于软件故障，然而不论是哪类的故障，PACS 可靠性设计的目的是当系统在遇到人为因素或者自然灾难的时候，能够通过备份来对故障系统有效进行灾难恢复，而不是仅仅要一个备份。

目前的 PACS 系统需要重点保护的数据有两个部分：

(1) PACS 系统和 RIS 系统的数据库以及 PACS 系统图像数据保护。这就要求对在线图像和非常关键的 PACS 系统图像备份以及采用容灾等各类方式方法进行数据保护，以此来应对存储系统由于软件故障原因、硬件故障原因以及其他可能发生的灾难，导致的一些重要数据的丢失现象。

(2) 对 PACS 系统服务器和 RIS 系统服务器、影像诊断报告以及一些重要工作站的操作系统进行必要备份，以便出现故障问题进行恢复。

鉴于以上情况，所以要对整个 PACS 系统从自然灾难、软故障和硬故障以及系统备份等方面全面地、全方位地进行数据保护方案设计。

对在线 PACS/RIS 的数据库(图像索引)和 PACS 图像数据的数据保护可采用 CDP(连续数据保护)设计方案。CDP(Continuous Data Protection)能够在数据发生变化的时候把数据有效地保护起来，针对 PACS 系统可能的软件故障、硬件故障、自然灾难几大方面问题实施有效的数据保护。连续数据保护里面有“快照代理”功能和“TimeMark”功能，系统管理员可以将在线数据在某一时刻建立一个“时间标记”，依照原先设定好的时间间隔，把存储设备上的在线数据“TimeMark”那一点的数据信息进行保存。一旦发生人为的误操作或者受到病毒攻击等情况而致使在线的数据发生错误或者丢失，就可以通过“TimeMark”的功能回溯恢复时间标记点以前的数据良好状态，类似我们日常应用的一键还原。连续数据保护技术把传统观念的“数据备份”的技术，发展到数据恢复快、数据丢失少的数据保护阶段。连续数据保护最大的技术优势是能够对任意时刻的数据恢复操作。而对存储设备的硬件故障导致的数据丢失现象，可以采用近线备份的方法，采用存储系统的复制功能把在线存储设备中的数据信息依照原来设定的方案复制到近线存储设备中，也就是二级存储设备中，当在线存储设备不能用时，就可以切换至近线存储设备上，从而可以避免由于在线存储硬故障而引起的数据信息丢失或者业务中断情况的发生。

针对 PACS 系统一些非常重要的数据信息和图像，应该建立灾备中心，对这些数据和图像实现异地备份，以此来保证发生灾难的时候能够对数据进行快速恢复。采用存储系统的远程复制功能把本地中心服务器的一些重要数据通过网络传送给远程容灾存储系统的存储池。需要注意的是，在远程容灾方案设计时，非常适合进行跨区域的数据备份，同时采用加密技术、数据压缩技术以及增量复制技术等功能，通过这几大技术的完美融合，就能够安全地、轻松地、高效地实现跨区域的数据备份。每一次数据复制只需将上次复制以后的变量数据复制到远程容灾中心即可，降低了带宽占用问题。由于采用了先进的块增量扫描技术，数据变量不是基于文件级的变量，而是更小单位的基于磁盘块的变量，这样可以保障数据增量最小，对网络带宽的占用最低。同时，通过数据压缩和加密的功能选项，进一步保证备份数据穿越广域网的高效性和安全性。数据直接通过存储系统传输到远程，而不经过应用服务器，因此对应用服务器零干扰。

除了对 PACS 系统的数据做保护，还需要对 PACS/RIS 服务器、影像诊断报告工作站和重要 PC 机做相应保护。可以通过一些成熟的应用端软件对应用服务器和 PC 机的 Windows 操作系统做保护，将主机应用数据或操作系统直接复制到在线存储上，实现数据的集中备份和管理，以便在系统崩溃或硬盘损坏时远程启动操作系统和快速恢复受损数据，及时恢复本地系统的运行。

6.6　PACS 的实施与系统评价

PACS 不是一个设备，而是一个复杂、庞大的系统工程。在组建 PACS 的过程中需要投入大量的人力和物力，并且当今各种检查设备的制造技术在不断地进步，PACS 本身也在不断地发展和完善，所以组建 PACS 的原则是：不管准备组建的 PACS 规模大小如何，所实施的每一个细节都应考虑到将来的发展和升级。在具体筹建过程中，决策者应充分了解 PACS 的优越性方面，它所具有的功能和医院发展的定位，它的投入和产出比值的经济效益分析等。本节将重点讨论 PACS 的实施方案及其 PACS 系统的性能评价。

(1) 胶片消耗分析

PACS 实施的第一步是考虑现存常规 X 线设备胶片的消耗和库存老片的数字化。日常工作中，大量常规 X 线设备都是将影像记录在胶片上，然后通过读片灯观察和保存，一些数字化成像设备(如 CT、MR、CR)，虽然可以通过显示器直接观察，但很多部门仍将胶片作为长期保存的手段。目前，对于多数放射诊断医师和临床医师来说，他们仍然习惯和喜欢看胶片上的图像，而不喜欢看显示器上的图像，这造成了胶片的大量消耗。建立 PACS 的目的之一，就是将胶片的消耗降到最低程度，并培养阅读者适应从显示器上阅读、分析和诊断，因为一台好的显示器，其分辨率并不亚于胶片且传递过程中信息丢失少。表 6.3 和表 6.4，一个是以诊断分类的统计，另一个是有关胶片的消耗统计。目前有部分医院放射科诊断工作的划分仍使用按检查部位划分的方法，尤其是常规放射部分，而根据 PACS 系统设计的概念，应该是按照人体解剖的系统划分，这样更有利于 PACS 系统终端工作站的设点、布线。

表 6.3　各部门的工作量和胶片消耗

部门或专业	年检查数量	使用胶片(张)	胶片的消耗(元)
核医学			
超声			
CT			
MRI			
小儿放射			
消化泌尿系统			
神经放射			
心血管放射			
介入放射			
急诊放射			
乳腺摄影			
总计			

表 6.4　与胶片有关的消耗统计

类别	一年(元)	若干年(元)
片库储存消耗		
胶片冲洗消耗		
人员配备		
胶片消耗		

表 6.4“片库储存消耗”中包括片袋和片架等的消耗，胶片冲洗消耗包括显、定影药水和冲洗机的维修等，人员配备包括暗室工作人员和管理片库的工作人员。胶片和胶片管理的统计，有助于决策人员了解实施 PACS 计划后能节省多少开支和产生多少经济效益。在统计材料的分类方面，消耗和效益的分析方法是有所不同的，上述两个列表只标明了放射科在某一年或若干年内的消耗统计，它们数值详尽可提供决策者参考；而效益分析则应将原消耗和实施 PACS 计划后的消耗作比较，说明实施 PACS 计划前后的开支是增长还是减少。

(2) 人员的组成和培训

为了使 PACS 系统能正常运行，医院应该配备专职的 PACS 管理和维护人员。一般，应配备一名硬件工程师、一名系统和软件工程师，一名质量监测技术人员和一名管理人员。在 PACS 筹建和安装的全过程中，这些人员应该到场，了解和监视 PACS 的筹建过程，熟悉 PACS 的性能。另外，医院方面还应该做好 PACS 运行前的人员培训工作，这些培训工作主要针对三方面的人员。

①主治医师以上和临床医师：这些人员应该了解数字化图像的概念和特点，并且学习操作使用终端工作站，掌握工作站的使用性能和图像处理软件的应用。培训应该是不

间断的、周期性的，因为随着新的成像设备、新类型的显示设备出现，设备要不断更新，知识也需要经常更新。

②放射科以及其他专业住院医师：对这类人员的培训应该更专业化，培训的基本内容是数字化成像的基础知识，还应该到 PACS 部门轮转一两个月，懂得一些计算机的硬件知识，了解一些软件方面的情况，知道一些通讯协议和显示工作站的概念。住院医师还应该熟悉一些图像处理的基本知识和图像处理的操作。这类培训应该定期举行，新参加工作的住院医师都应经过这方面的培训，以适应 PACS 终端工作站操作的需要。

③放射技师：所有上岗操作的放射技师，都应把工作的重点转移到数字化成像方面来，掌握数字摄影成像的方法，如成像板的使用、激光胶片扫描仪的使用、图像处理工作站的使用和 RIS 系统工作站的使用等。另外，还需专门做一些 PACS 网关计算机方面的知识介绍。这类培训工作也要合理安排进行，重点是对这些设备的使用操作经验的积累。

(3) PACS 实施的基本配置及方案

建立一个 PACS 的配置清单如下，根据实际需要的数量，即可大致做出 PACS 系统的预算。

①采集网关计算机(每两个成像设备配置一台)

高速以太网连接设备

接口设备

②PACS 单元

数据库服务器

文件服务器

长期存储设备

高速以太网连接设备

③通讯网络电缆

高速以太网交换机

集线器

路由器

网桥

视频监视系统

④显示工作站

2K 四显示器工作站

2K 两显示器工作站

1K 四显示器工作站

1K 两显示器工作站

1K 单显示器工作站

⑤与其他数据库接口

HIS

RIS

其他数据库

⑥软件开发

一般情况下，软件开发的费用是硬件投入费用的1～2倍。

⑦设备维修费用

一般是硬件和软件总投入的10％。

⑧消耗品

光盘、磁带(年总计)。

PACS的实施规模可大可小，小型的PACS可以简单到只用一台数字化扫描仪连接一个显示工作站，专为某一部门使用。大型的PACS应该是连接整个医院所有的成像设备，包括HIS、RIS系统，甚至实现地区间医院的连接。一般而言，年检查病人数量在2万以上的医院，应该考虑配置大型的PACS系统。根据目前发展的趋势，PACS的筹建都朝着大型化的方向发展，这是因为连接的成像设备越多，PACS的优越性越能体现。一般，新建的医院必须考虑投入PACS的建设，至少应该为以后建立PACS留有余地，如预先确定成像设备的布局、布好网线等。总而言之，PACS的大小规模、最后的实施还取决于医院的财力和投资。规模小或暂时没有经济能力的医院，可考虑按照大型PACS的要求，先建立小型的PACS，待以后条件成熟可以再加以扩展。有一定经济能力的医院，可考虑建立PACS系统，一切根据实际需要和经济承受能力，因为PACS很大程度上利用了计算机技术，和其他计算机产品一样发展迅速，只有相对的先进，而且计算机产品的生命周期短，升级换代快。

6.7 PACS系统的性能评价

PACS系统应建立在高速以太网上，采用Client/Server结构，以便合理利用资源，提高系统效率和可扩展性，提高系统的可维护性。PACS系统的评价涉及系统的性能和图像的质量等方面，下面将分别叙述这些方面的内容和方法。

6.7.1 系统性能分析和评价

PACS系统的运行速率取决于PACS系统中各部分的运行速率，这些子系统包括数据采集部分、存储部分、显示部分和网络通讯部分，每一个部分图像的通过时间相加，等于整个系统的运行速率。图像在每一个子系统中的滞留时间，通常是指为了完成一个特定的任务处理图像所需的时间，而每一个PACS子系统可以执行几个任务，子系统中的工作有时需要几步处理才能完成。如存储系统中，往往需要执行三个任务：图像的存储、图像的检索和图像的传送。检索一幅图像时，首先由存储服务器接受显示工作站的检索指令，然后从长期存储档案库中检索该图像文件，最后由传送处理将该图像送往显示工作站，这三个步骤工作是由三方的查询机制以及三方的协同工作完成的。一幅图像的检索时间，即存储服务器接受检索起至该图像送到显示工作站的这一段时间的总和。在各子系统中可加入处理时间计算程序，自动记录处理的开始和完成的时间。各子系统滞留时间分配如表6.5。

表 6.5 各子系统滞留时间分配表

任务	滞留的地点	时间范围
采集	图像采集部分	从成像设备接收图像开始，经过图像重新格式化，将图像传送至 PACS 服务器单元止
存档	存档服务器	从采集计算机收到图像开始，经过 PACS 数据库更新，至图像存档于存档服务器存储设备止
检索	存档服务器	从存档服务器收到检索要求开始，经过光盘检索，至图像传送到显示工作站止
分配	存档服务器	从采集计算机收到图像开始，经过 PACS 数据库更新至图像文件送到显示工作站止
显示(2K)	显示工作站	从 PACS 服务器单元收到图像开始，传送到硬盘或 RAID，至该图像在 2K 显示器显示止
显示(1K)	显示工作站	从 PACS 服务器单元收到图像开始，至该图像在 1K 显示器显示止
网络传输	网络	一个 PACS 系统之间通过网络传输所需的时间

(1) 采集滞留时间

图像采集部分主要有三项工作：采集图像文件和有关病人的信息；将图像数据和病人信息转换成 DICOM 格式；将重新格式化后的图像文件送到 PACS 服务器单元。我们知道，不同的成像设备需采用不同的数据接口，目前大多数厂家采用的接口技术都限制了图像的传输速度，从而影响了 PACS 系统的总体传输速率。

(2) 存储滞留时间

PACS 服务器单元图像的存档时间受 PACS 服务器任务分配优先权机制的影响。因为存档工作优先权的级别很低，如在存档服务器中同时出现检索或分配请求，存档请求必须在上述任务完成后才能进行，即存档服务器在接受到存档指令后，必须在存档服务器中等待其他任务完成后才能进行。

(3) 检索滞留时间

在存档服务器中，存储、分配和检索三项工作，检索的优先级别最高，不管其他请求是否同时出现，检索的请求总是首先执行，然后按照优先的级别再执行其他任务。

(4) 分配滞留时间

PACS 服务器单元接收到采集网关送来的图像后，先送往显示工作站，然后再由存档服务器存档。

(5) 显示滞留时间

显示工作站大都自带硬盘，有的工作站还自带一个 RAID，从 PACS 服务器单元送来图像到显示器显示图像，其间的滞留时间受上述硬盘工作时间的影响。

(6) 传输滞留时间

传输滞留时间是通讯网络系统中采集、存储和显示时间的叠加，高速以太网和 ATM 传输模式的传输速率还受到硬盘输入/输出速度的影响。

6.7.2 系统效率分析和评价

系统效率分析采用两种方法比较。过去采用胶片拍摄图像，然后将加工完成的胶片送给医师书写诊断报告；而现在不需要胶片，只要通过 PACS 传输，坐在显示工作站的医师通过检索就能调阅病人的图像。我们将这项工作分成四个步骤来分析。

(1) 采用胶片的诊断程序有四个步骤

①在 CT 或 MR 机上，技术员调节窗宽窗位后拍摄照片，以及冲洗胶片；

②片库工作人员抽取老片；

③整理冲洗好的照片和老片；

④将全部整理完成的片袋送到读片室。

(2) 采用 PACS 系统的程序

①计算机采集网关定时采集 CT 和 MR 扫描的图像，并转换成 DICOM 格式；

②图像文件从网关传送到 PACS 服务器单元；

③PACS 服务器处理图像，工作站检索图像；

④从 PACS 服务器将图像传送到显示工作站。

根据经验，采用照片方式整个 CT 检查诊断报告的操作程序在 45 分钟左右，以常规胸部扫描程序为例，拍摄肺窗和纵隔，冲洗条件是照相机和冲洗机分离配置，其中比较花费时间的工作是胶片的拍摄、冲洗和整理，老片的存放地点视情况有所不同，如果存放地点较远就更花费时间。而通过 PACS 传送和检索上述一次检查的图像约在 15 分钟以内，当然，根据各个医院网络的配置和成像设备的情况会有所不同，但总体来说 PACS 做这些工作的速度肯定要快于常规照片方式。下面是美国旧金山大学医院关于两种方法花费时间的一个统计数据(表 6.6)。

表 6.6　照片方式和 PACS 方式图像传递时间比较

采用方式	步骤 1	步骤 2	步骤 3	步骤 4	总计时间
照片方式	50	25	15	3	93
PACS(CT)	80	1	2.9	4.6	88.5
PACS(MR)	35	0.75	3.75	4.7	44.2

注：以上时间计算单位为分钟。

上述表中老片抽取因为片库相距较远(近期老片就地存放，而远期老片则存放另处)，老片抽取时间花费 25 分钟。PACS 方式中，CT 和 MR 的图像采集速度都较长，这主要是因为这些早期的 CT、MR 产品不兼容 DICOM 传输协议，接口传输的速度慢，尤其是 CT 机，一个病人检查图像的传送是否完成，采集网关无法知道，只有在第二个病人检查图像开始传送时，采集网关才能结束上一个病人传送程序，但是两种方式比较，PACS 还是比照片方式快。

根据使用的情况，系统效率的评价有以下一些内容：图像的质量、图像显示的速度、图像显示布局是否合理、图像处理功能是否完善、有关病人的信息和图像的参数是否完整和操作软件的易用性等。

6.7.3　图像质量相关的性能和评价

PACS 图像的质量主要涉及显示器的性能。显示器的性能主要体现在空间分辨率、密度分辨率、灰阶和亮度等几个方面，此外，由于显示器是电器设备，又有它固有的特性。

首先是亮度，由于医师已经习惯从读片灯上阅读，显示器的亮度可能不及读片灯，但亮度和分辨率的关系是相对的，一般情况下只要调节好显示器屏幕的亮度和对比度，以及环境光线的明亮程度，就能够保证图像显示清晰。

其次是噪声，显示器本身属于电器设备，在图像显示过程中由于亮度变化会产生电子噪声，但一般这种影响很小，采用高分辨率的显示器基本可避免这类问题。在图像数字化输入过程中，噪声产生的原因有 X 线照片的量子噪声、模数转换引起的量化噪声等。

PACS 系统图像质量性能的评价通常采用比较的方法，即将显示器中的图像和照片进行比较。比较采用 ROC(Receiver Operating Characteristic，ROC)方法，ROC 评价步骤分为图像采集、观察者测试、真阳性确定和统计分析，下面对前二者分别叙述。

(1) 图像采集

检测用图像分别传送给显示工作站和激光打印机，先由中间人根据诊断的要求、有无病变和疾病的分类作初选，为保证评判的公正性，所选的图像两种方法应各占一半，为便于统计处理，大的检查项目图像数应不少于 350 幅。经初选的图像应再由真阳性组筛选一次，真阳性组中至少应有两名人员知道该病例的病史、化验等的所有其他资料。第二次筛选主要剔除一些图像质量差、病灶太明显等图像，余下的图像供 ROC 分析使用。真阳性一般不易确定，通常尽可能多地收集病史、临床检查资料、各种影像学检查资料等，如有可能做一些活检穿刺。

(2) 观察者测试

显示工作站的阅读环境应该与读片室相同，两者室内灯光的亮度要适宜，无杂光射入。每个测试观察者在正式实施 ROC 测试前，应先按照下述方法训练一次，以保证测试结果的可信度：首先让测试观察者了解显示器图像的阅读方法和特点，然后试填写显示器图像阅读结果的 ROC 表格；同样让观察者试阅读观片灯的照片并填写 ROC 表格。

正式测试时，所有图像的顺序必须打乱，ROC 采样数据应该随机地分成四组，四组的图像数应大致相等，并且每组中最好既有照片图像又有显示器图像。测试分成两次，一次测试观看几组图像，为防止疲劳，一组图像的数量以 30 幅左右为宜，并且应包含照片图像和显示器图像。第二次测试安排在 3～5 月后，并且不能知道该测试病例的一切情况，采用与第一次不同的方法阅读全部图像，ROC 测试结果见表 6.7。

表 6.7 ROC 测试结果

ROC 测试者	第一次测试结果	第二次测试结果
1	A1，B1，C2，D2	A2，B2，C1，D1
2	A2，B2，C1，D1	A1，B1，C2，D2
3	C1，D1，A2，B2	C2，D2，A1，B1
4	C2，D2，A1，B1	C1，D1，A2，B2
5	C1，D1，A2，B2	C2，D2，A1，B1

注：表中 A、B、C 和 D 是图像数量相同的四个组，数字 1 和 2 分别表示显示器图像和照片图像。表中测试者 1，第一次测试结果选择 A1、B1、C2、D2，第二次再测试选择 A2、B2、C1、D1。

最后将 ROC 测试结果表格作统计分析，分析软件有 CORROC 2，统计分析结果有助于图像质量的评价。

习 题

1. 概述 PACS 系统设计的基本原则。
2. 论述 PACS 体系结构模式并进行比较分析。
3. 列举 PACS 系统设计常用的支撑技术。
4. 描述 PACS 控制器的结构及功能。
5. PACS 可靠性保证框架如何？如何实施 PACS 并对其系统和性能进行评价？

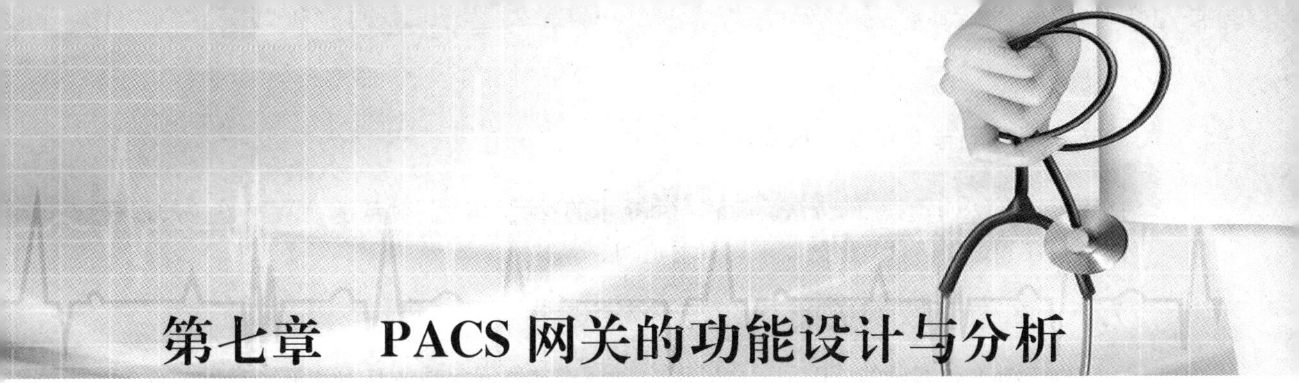

第七章　PACS网关的功能设计与分析

网关也被称为网间连接器。这是一种连接两个系统，特别是两个不同协议的系统的设备或软件，其运行在OSI模型的高层，对传输层到应用层均能支持。它可执行协议的转换，并将数据重新分组发送，实现不同协议网络之间的通信。网关不一定是一台设备，有可能在一台主机中基于硬件实现网关功能，当然也可以在一台计算机上安装专门软件来实现网关具有的协议转换功能。

在PACS系统中各种网关的主要作用体现在：

(1) 网关将指定的影像设备与PACS控制器隔离开来。由于目前的许多影像设备本身具有一个UNIX类操作系统，而不同厂家生产的设备，其网络部分的硬件或设置都有所不同。如果将其与PACS控制器直接相连，则PACS控制器面对的就是许多不同标准的硬件设备。要与这些设备互联并进行数据通讯，这给服务器的设置和程序设计带来很大的不便。

(2) 由于PACS系统中的影像设备并不是一成不变的，而每次增加或减少影像设备，都需要重新配置控制器或修改程序，这会导致控制器的稳定性受到影响。利用网关将影像设备与控制器隔离，使得控制器面对的不再是不同的影像设备，而是具标准配置的网关设施，控制器与网关之间的设置和通讯都是标准的，从而将不同影像设备之间的差异性通过网关屏蔽掉。

(3) 由于不同设备的网络设置不同，为了与PACS控制器连接，必须修改设备的网络配置。网络配置的改变，会使设备的某些方面的功能受到影响，因而这种修改设备网络配置的方法是不可取的。使用网关后，尽管PACS控制器和影像设备的网络地址处在不同的网段，但可以通过网关来转发数据相互通讯。在设计应用程序时可以不考虑网关的存在，因为网关是透明的。

PACS中网关的主要功能包括图像的获取、图像数据的解析、图像格式与协议的转换。目前主要有图像获取网关、PACS与HIS/RIS网关、PACS与WWW网关。

①图像获取网关：也叫DICOM网关，研究将非DICOM医学图像数据源融入PACS系统的方法。在对关键问题分析的基础上，给出图像采集、转换和存储的过程。

②PACS与HIS/RIS网关：研究PACS如何同HIS/RIS系统进行信息交互，在分析HL7和DICOM标准的基础上，重点研究数据冲突调解问题及DICOM与HL7数据和消息映射问题，并在此基础上给出PACS与HIS/RIS集成的DICOM/HL7网关的设计和实现方案。PACS控制器通过HIS/RIS网关计算机与RIS/HIS相连，RIS/HIS将病人入院、出院和转院(ADT)信息及时通知PACS，这样不仅能及时向PACS提供病人统计数据，而且能触发存档服务器进行数据预取、病案分组、盘片管理等处理过程。

③PACS与WWW网关：有时也简称为WWW网关，研究通过WWW查询并且显示

PACS系统数据库信息的方法。随着网络技术的发展和应用，对基于WWW网关的远程放射治疗和远程信息共享的需求也日益迫切。

7.1 图像获取网关的功能与分析设计

在PACS控制器的外围网关中，DICOM图像获取网关是最基本和最为常见的部分，其最根本的目的就是获取DICOM数据，并且按照DICOM标准进行传输。图像获取网关的工作流程中，第一步工作是影像数据的获取，这是PACS系统能够正常运行的基本前提。目前国内医院中数字医学图像数据采集方式一般有四种：

(1) 直接DICOM采集

符合DICOM标准的设备，可以直接采集数据。

(2) 间接DICOM采集

采集不符合DICOM标准的成像设备产生的非DICOM数字图像。有些较老的影像设备虽然具有数字接口，但其格式并不符合DICOM标准，如GE、SIMENS、PHILIPS等公司生产的旧型号大型影像设备都是这种情况，目前国内大多数医院还在使用这些设备。

(3) 视频采集

图像数据来源于视频采集卡采集的模拟信号转变而来的数字图像。目前国内医院中还有一些设备只能产生模拟视频输出，例如较老的超声仪器等。针对这种设备，我们通过使用视频采集卡来采集其模拟信号，并转换为数字信号。

(4) 胶片扫描

在使用PACS之前，通常医院已经积累了大量的胶片，为了避免造成巨大的浪费，同时为了保证系统数据的完整性，可以通过专用胶片扫描仪将这些胶片扫描转换为数字化影像。

如图7.1所示，从符合DICOM标准的设备中采集到的数据一般可以直接传送给DICOM服务器，而后三种采集方式所采集到的数据是不能直接应用到PACS系统中的，都需要传送给DICOM图像获取网关进行进一步的转换处理，然后再传给DICOM服务器。

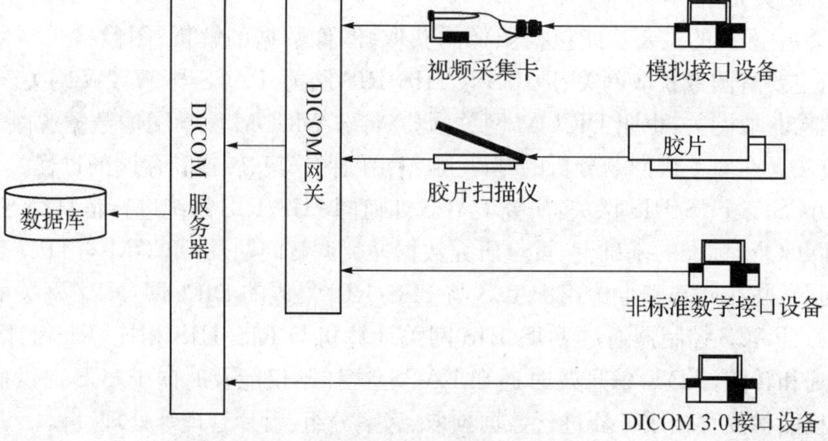

图7.1 影像数据采集过程和方式

因此,DICOM图像获取网关必须具备数据的转换和数据的传输两方面的功能。由于DICOM本身的复杂性,不可能完整地支持整个标准,因此在中文环境下设计的DICOM网关,至少要完成以下的功能:

①连接各种DICOM标准设备和PACS控制器,提供对DICOM文件的处理。

②把非DICOM标准的数字影像设备转换成DICOM设备,提供从设备队列到PACS控制器的一致接口。

③提供对中文的支持,允许根据实际需要设计配置网关,包括字段的设计、编码方式、传输方式等,以解决不同系统之间难以对接的问题。

图像获取网关的设计应满足以下几个特点:

①标准性:在网关的设计中,严格按照DICOM标准,在保证可用性的前提下,力求做到可靠、快速地和PACS控制器的无缝连接。

②灵活性:DICOM图像获取网关最好是一个半自动的网关,某些情况下图像附属信息的获取需要人为参与,可以由数据源端的管理者输入,也可以由网关服务器的管理者输入。网关允许数据源获取的数据中存在缺失或者错误,通过数据校验可以发现不合格的数据,由网关管理者修改或者传送回数据源端修改。DICOM图像队列的传输既可以通过独立的服务进程调用C-STORE SCU功能来完成,也可以通过队列管理进行监控,以确定特定的图像数据是否需要传输或者是否优先传输。

③可扩充性:在网关中,所有对于网关图像数据的访问都是通过数据访问程序完成,并不直接访问数据源,这样减少了数据依赖性,当数据源发生变化时,需要更新的只是数据访问程序。同时,整个网关软件最好采用模块化设计,以便于扩充。

原则上说,DICOM标准影像数据可以直接进入PACS系统,其通讯过程可通过DICOM标准中各种服务类直接来实现。然而对于国内的医院来说,现有的DICOM标准影像设备多是进口的,一般都不具备中文处理能力,因此即使对于标准DICOM数据而言,也可能存在中文优化的问题。在实践中还发现,由于DICOM标准的复杂性和版本等问题,很多声称符合DICOM标准的设备在和PACS服务器的通讯过程中,数据获取不成功、数据不完整的情况也时有发生,或者说各个PACS系统间经常存在兼容性问题,因此有必要将这类设备也一并纳入图像获取网关,这一方面可以解决兼容性问题,另外可以简化PACS系统的结构,尤其是可以减轻PACS控制器的负担,因为这样PACS控制器从以前的和各种不同的影像设备打交道,变成了和接口统一的网关进行信息交互,其可用性、可靠性都会有极大的提高。

从非DICOM标准通过影像采集获得的数字图像数据绝大多数都是不符合DICOM标准或者专用的数据格式的,如GE等公司的影像设备产生的图像数据,或者是通用的数据格式如BMP、GIF、JPEG等。但是任何的影像文件其格式都可以分为文件头(Header)及图像数据(Image Raw Data)两部分,DICOM文件也是类似。其文件开始部分存储了患者的姓名、扫描设备的类型、图像的维数等。图像数据部分包含了图像的位图信息,可以采用JPEG有损或无损压缩格式,也可以采用Run-Length无损压缩格式。不同类型的影像文件数据元素的组织会有所不同,针对每一种影像设备,标准的第3部分都有详细的规定。这些影像信息可以说是DICOM文档中最重要的部分。对于这些数据,在传给PACS控制器之前需要进行进一步的转换处理,这里面主要是对文件系统的转换,称作二次获取图像信息,是图像获取网关设计中的关键性问题之一。

各种不同影像设备类型的数据文件的差异主要集中在 IOD 也就是文件开始部分各个字段的选择和处理上,其中部分关键字段与图像数据的保存方式和设备类型的特性相关。由于各种不同的影像设备类型的各个字段的选择并不相同,同类设备中不同的需求对各个字段的设计也不一样,只能针对具体类型做具体的分析。在 DICOM 标准中,针对不同应用对于图像分辨率的需求定义了更加具体的二次获取图像 IOD,描述了由非 DICOM 格式转换为 DICOM 格式后的各类图像,包括:单帧多帧单比特、多帧灰度字节、多帧灰度字、多帧真彩色。二次获取图像 IOD 是一个复合 IOD。

表 7.1 列出 DICOM 标准中二次获取图像的一些必需信息(其中 1 代表必需赋值,2 代表必需但可为空值)。在这些信息中,有些是可以通过网关程序自动生成的,如检查实例 UID、序列实例 UID、图像实例 UID,而其他的一些信息是图像转换程序所无法知道的,即使是在 PACS/HIS 集成的情况下,仍然必须由人工来完成,尤其是某些特殊情况,比如急诊室大量的信息只能靠人工手动去完成。因此,从某种意义上来说,图像获取网关是个半自动网关。

表 7.1　二次获取图像必需数据元素

模块类别	信息元素	类型	人为输入
病人模块	病人姓名(Patient's Name)	2	是
	病人 ID(Patient ID)	2	是
	病人生日(Patient's Birth Date)	2	是
	病人性别(Patient's Sex)	2	是
一般检查模块	检查实例 UID(Study Instance UID)	1	否
	检查日期(Study Date)	2	是
	检查时间(Study Time)	2	是
	相关医生姓名(Referring Physician's Name)	2	否
	检查 ID(Study ID)	2	是
	获取编号(Accession Number)	2	是
一般系列模块	设备(Modality)	1	是
	序列实例 UID(Series Instance UID)	1	否
	序列编号(Series Number)	2	是
二次获取图像设备模块	装换类型(Conversion Type)	1	是
一般图像模块	实例编号(Instance Number)	2	是
图像像素模块	每像素样本数(Samples per Pixel)	1	否
	光度解释(Photometric Interpretation)	1	否
	行(Rows)	1	否
	列(Columns)	1	否
	分配的位数(Bits Allocated)	1	否
	存储的位数(Bits Stored)	1	否
	像素表示(Pixel Representation)	1	否
	像素数据(Pixel Data)	1	是

DICOM 图像获取网关处理的核心内容是医学图像数据(包括附属信息,下同),因此图像数据的组织结构对于网关功能的实现和效率有很大的影响。一般情况下,DICOM 图像获取网关的图像数据有两种组织方式:数据库方式和文件方式,包括数据库中存储转换之前的图像数据和转换成功的图像的文件存储位置,以及文件中存储转换成功的 DICOM 图像文件。DICOM 图像文件按照 DICOM 文件标准格式进行存储。网关数据库是网关的数据核心,根据 DICOM 标准的二次获取图像的信息模型,可在数据库中创建 5 个表,分别对应病人信息、检查信息、系列信息、图像信息和设备信息。不论采取数据库方式或文件方式中的哪一种,都须同时创建 DICOM 图像队列视图,记录转换成功的图像基本信息。通过 DICOM 队列视图,可以进行队列管理,监控并管理待传送的 DICOM 图像。

此外,支持中文是中国 PACS 用户的基本要求,除了最基本的软件界面用中文显示以外,还有必要让医学影像存储与管理系统从内到外,从存储、传输到显示都支持中文。DICOM 标准是现在的医疗设备和 PACS 都遵循的数据组织和通讯标准,然而在各种符合 DICOM 标准的数据中,很少有中文的数据,当然最主要的图像数据是不存在语言问题的,只有各种字符串才有这个问题。即便如此,一个普通的 DICOM 数据集(Data Set)中也往往包括几百个甚至更多的字符串信息。为了中国用户的方便,有必要开发既符合 DICOM 标准,又能够完美地支持中文的 DICOM 增强版。为了支持中文,要在 DICOM 数据集中添加 DICOM 的中文数据单元(Data Element)。另外,考虑到使用的方便以及将来扩充的需要,使 DICOM 文件数据能方便阅读,应该将中文的患者数据填入文件中,如患者身高、患者体重等相关信息。具体可以利用 DICOM 标准定义的私有数据单元来增加相关中文数据存储,同时与标准数据单元的标签(Tag)相关联以利于后续处理。这同时带来了一个新问题,就是与其他 PACS,特别是国际交流的问题。把中文信息提供给外国同行或者一个不支持中文的 PACS 是没有意义的,只会带来麻烦。具体可使用面向对象程序设计中的动态绑定技术确保 PACS 间的兼容性。动态绑定就是根据不同的对象,动态地组合数据单元,从而医学影像存储与管理系统 PACS 可以适应其他各种语言的 PACS,确保 PACS 间的兼容性。实现这一技术,首先要扩展 DICOM 数据单元以提供对多种语言的支持,使得数据单元支持国际统一编码 Unicode,该编码可支持中文国标编码 GB2312 和 GB18030。实际上国家已经把中文编码的 GB18030 标准作为包括 PACS 在内的软件产品的强制性标准,按照这个要求,不支持 GB18030 的软件是不能够在中国销售的。以患者姓名为例,若将患者中文姓名填入 DICOM 规定的必需字段——患者姓名字段中,在非中文语系国家中,患者姓名可能出现乱码,为解决这个问题,可将患者的中文姓名填入另外的 TAG:(0010,1001)——another patient name 中,使用 UNICODE 进行编码,而 DICOM 必需的 TAG 为(0010,0010)的数据元素——patient name 则按照标准约定填入英文姓名。这样文件头内虽然有两个患者姓名,但 DICOM 应用软件一般会先查询 TAG 为(0010,0010)patient name 这个字段的患者英文姓名。若应用软件也对 TAG 为(0010,1001)another patient name 查询,同时也支持相同的语言编码,则该患者中文姓名就可以正确地显示。如此,患者姓名便不会因为中文编码方式不同出现乱码问题。类似地,在通讯过程中,有了保存同样含义的中英文数据的两种数据单元,就可以根据对方通讯实体的要求,基于动态绑定技术选择适当的数据单元封装成数据集,提供给对方。该过程更多地体现在系统内部,最终用户是感觉不到的。需要强调的是,在 DI-

COM 中缺省使用的是所有 ASCII 字符中的图形字符(Graphic Character)和 LF(Line Feed)、FF(Form Feed)、CR(Carriage Return)三个控制字符。若要使用其他扩展的图形字符,如法、德、阿拉伯、希伯莱等文,必须首先说明(用于说明的字符使用 DICOM 缺省字符)。标准到目前为止,由于还不支持东方文字,因此控制字符不可被扩展。

7.2 PACS 与 HIS/RIS 集成网关功能与设计

近年来,PACS 和 HIS/RIS 都处于迅速发展之中。从医院的信息化建设发展来看,实现放射科内的全程自动化,可极大地提高医院的整体效率以及放射科的医疗服务水平,并为医疗服务范畴的扩展即远程医疗和远程放射学的实施和应用提供可靠的技术支持和保障,而这都需要 PACS 和 HIS/RIS 的互联。另外,PACS 和 HIS/RIS 之间密切相关,客观上需要进行信息交互。总的来说,PACS 和 HIS/RIS 之间的信息交互有以下几个方面的需求。

(1) 信息集成需求

①为了避免重复录入病人人口统计和检查信息造成的录入错误,需要利用从 HIS/RIS 中获得的病人人口统计和检查信息作为医学图像的唯一标志。②当作诊断报告或回溯时,医学图像工作站在显示 PACS 中存储的图像的同时应该能够提供存储在 HIS/RIS 中的病人医疗记录;反之亦然,在 HIS/RIS 中也需要观察 PACS 中存储的医学图像。

(2) 功能集成需求

①PACS 工作站需要各种 HIS/RIS 功能,如查询病人医疗记录、查询诊断报告、检查预约等。②HIS/RIS 也需要 PACS 的功能,如 HIS/RIS 中需要的查看图像和一些简单的图像处理功能。

(3) 系统集成需求

①因为病人数据主要存储在 HIS/RIS 中,而图像及其相关数据存储在 PACS 中,当病人需要检查时,病人的病访信息就应该从 HIS/RIS 传到 PACS 中(尤其各种图像检查设备上)。当检查(或图像获取)完成后,检查的过程状态等信息应被传回 HIS/RIS。②当病人在 HIS/RIS 预约后,这个事件应触发 PACS 中病人的图像从长期存储设备向短期存储设备迁移,这些应该在病人到达之前完成,这就是通常所说的 PACS 的图像预分配。

HIS/RIS 和 PACS 最初设计的目的是不同的,它们所采用的标准也有所不同。一般来说,HIS/RIS 是一个由病人安排系统、医院管理系统、各科室子系统集成起来的信息系统,现在正被日益采用的标准是 HL7;PACS 所面对的对象是图形和图像,主要功能是图像获取、存储、传输、浏览、打印等,采用的标准是 DICOM。PACS 和 HIS/RIS 集成的技术难点就在于没有统一信息交换标准。F. J. Martens 曾经论述:HIS/RIS 交换信息的方法和 PACS 交换信息的方法至少在以下四个方面有所不同:①处理事物不同;②对消息和数据元素的解释不同;③消息的语法不同;④通讯协议子集不同。为了克服这些不同需要一个智能、复杂的 PACS 和 HIS/RIS 通讯接口。信息系统的结合是为了提高功效和扩展功能,但不能强行集成,使系统本身的结构受损。为了使 HIS/RIS 和 PACS 能顺利整合,应遵循一定的规则:确保每个系统都是特定而独立的。每个系统都应保持其本身的设置不变,其数据及执行的功能也应该是不变的,不应为集成要求系统做结构或功能上的调整,只有数据是被共享的,功能仍然隶属于本地,如 RIS 的功能不能在 PACS 或

HIS 的工作站上进行。由于 PACS 与 HIS/RIS 的运作方式的不同以及没有统一的关于 PACS 和 HIS/RIS 接口的通讯标准，导致 PACS 和 HIS/RIS 的集成成为一个繁琐、复杂和困难的课题。然而在我们国内的各个医院，由于经济、技术等客观原因，过去，各个系统都是独立发展的，相互之间不能相互通讯。因此，我们不难看出，当前在我国实现医院内不同信息系统（HIS、PACS 和 RIS）无缝集成，已成为医院的迫切要求。本节结合中国医院的实际情况，研究 PACS 如何同 HIS/RIS 系统进行信息交互，在分析 HL7 和 DICOM 标准的基础上，重点研究数据集成及 DICOM 与 HL7 通讯协议转化问题，并给出一种切实可行的集成网关设计方案以作示例。

DICOM 标准规定了设备和系统间信息交换的内容和协议，是实现医学影像信息有效管理与共享、远程放射学系统的基础。HL7 是关于住院、护理、检测设备、医生等各类文本形式的医疗信息对象之间的数据交换协议，定义了各类医学信息系统和医疗应用程序之间医疗信息交换的方式以及数据格式的规范。HL7 是 HIS/RIS 遵从的国际标准，是实现与 PACS 交互信息的基础。此外，有关医疗信息交换的协议还涉及通讯、多媒体、数据库、计算机操作系统等方面的接口标准，如 TCP/IP 通讯协议、ODBC 接口、SQL 标准、JPEG 静态图像压缩标准、MPEG 系列动态图像压缩标准等。

7.2.1　HL7 标准简介

HL7（Health Level 7）标准是医疗系统之间进行电子数据交换的一个标准，是由 HL7 组织制定并由 ANSI 批准实施的一个行业标准，规定了各种信息系统与应用程序相互之间信息交换的方式和数据组织的格式与规则。HL7 是由消费者和销售商共同组成的委员会发起的，成立于 1987 年 3 月。该委员会的目的在于创立一个在各种医疗信息系统间实施临床、保险、管理、行政及检验等各类电子资料交换的统一标准。因此，HL7 是一个用于医疗环境，特别是医院应用环境中的数据交换的标准。由于汇集了不同厂商用来设计应用软件间接口的标准格式，该标准可简化多个销售商之间计算机应用的接口实现，并允许各个医疗机构的不同应用系统间进行一些重要资料的沟通。HL7 通讯协议的设计同时保留相当的弹性，使得一些特定需求资料得到处理，维持兼容性。该标准的重点在于数据的格式以及在医疗信息系统中交换关键文本数据的协议，Level 7 指的是国际标准组织（ISO）规定的开放系统互连（OSI）中的最高的一层，也就是应用层。但这并不是说 HL7 就遵守 ISO 定义 OSI 的七层划分。HL7 并没有将一系列 ISO 批准的抽象消息说明列入自身的规定，但 HL7 的确与 OSI 模型第七层应用与应用接口的定义是互相对应的。在 OSI 的概念模型中，通信硬件与软件的功能被划分成为七大层，HL7 标准重点是对第七层的问题描述。标准内容主要包括交换数据的定义、交换时间的规定以及交换的时候某些应用错误处理的规定。研发人员可利用 OSI 模型的下层协议来理解标准的内容。目前标准描述了许多在不同系统间的接口，这些系统功能包括接收和发送病人的入院登记消息、出院与转院等消息、查询、病人的预约、时间分配、检查与诊断结果的公布、主文件信息修改、病例维护及病人护理等。标准的设计是为了支持一个中心病人护理系统，同时也支持一个数据分布于各个部门子系统的环境。由于医护信息系统通常种类繁多，很明显有许多接口受益于标准化。HL7 所选择的接口均是被国际公认且具有较高的优先级的。HL7 的宗旨是为这些接口预备一个一致而完善的标准，使这些接口建立于一个通用的、足够强大的、能够支持其他更多的接口的系统架构之上。

HL7从HIS/RIS接口结构层面上定义了接口标准格式，并支持使用现行的各种编码标准，如ICD-9/10、SNOMED等。目前，HL7已经成为HIS/RIS所遵循的标准而被广泛研究和应用。在西方发达国家，HL7已被普遍认同。1994年，HL7被纳入美国ANSI国家标准，德国95%以上的医疗机构采用了HL7标准，同时在澳洲、加拿大、日本等国家已在推广使用。HL7协议在不断地推出更新版本：1988年推出了2.0版，1994年推出了2.2版，1997年推出了2.3版。到2000年时，推出了2.4版。当前HL7标准正积极推行运用了包括XML、COBRA以及微软的OLE等在内的大量最新出现技术的XML3.0版本及其修订版本，这个版本兼容先前的版本，同时纠正了先前版本的很多错误，在标准制定的用语上也更加规范，对其中的格式和内容又进行了扩展。美国政府规定，2004年5月前美国全部医疗信息系统必须支持HL7。HL7的宗旨是开发和研制医院数据信息传输协议和标准，规范临床医学和管理信息格式，降低医院信息系统互连的成本，提高医院信息系统之间数据信息共享的程度。目前主要是规范HIS/RIS系统及其设备之间的通信，它涉及病房和病人信息管理、化验系统、药房系统、放射系统、收费系统等各个方面(图7.2)。HL7标准包含256个事件、116个消息类型，139个段，55种数据类型，408个数据字典，涉及79种编码系统，内容相当庞大。但在应用HL7标准时，并不一定需要涉及标准全部内容，选择自己需要应用的相关事件、消息类型和段就可以了。而在数据字典和编码系统方面，HL7标准并没有进行强制的规定，允许用户选择，标准的内容作为推荐。由于HL7涉及非常广泛，且在开发过程中广泛接纳了最终用户、开发商、研究机构的各方面的意见，从另一个方面也可以将HL7标准理解为医学信息中的其他编码标准的一个总纲性质的索引。HL7标准可以在不同的系统中进行接口的编址，这些系统可以发送或接收一些信息，包括就诊者住院/登记、出院或转院(ADT)数据、查询、资源和就诊者的计划安排表、医嘱、诊断结果临床观察、账单、主文件的更新信息、医学记录、安排、就诊者的转诊以及就诊者的护理。HL7在内容上包括入院、出院和转移，指令，结果报告，查询，财务等，现分别介绍如下：

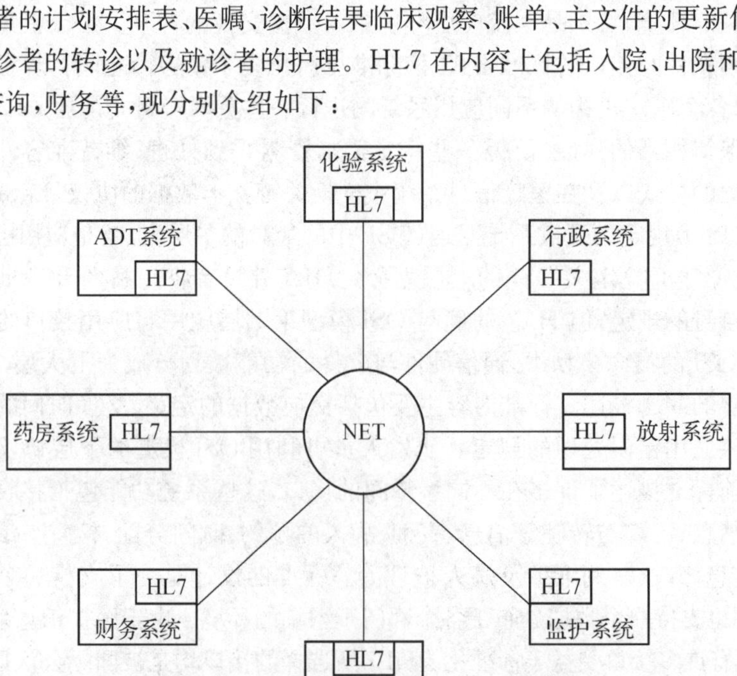

图7.2　HL7的范围

①入院、出院和转移：通常简称为 ADT(Admission-Discharge-Transfer)。ADT 主要是关于病人个人信息的生成和更新，以及病人来访等信息数据的交换。由于任何加入医疗系统网络的设备都需要病人的个人信息，因此 ADT 是 HL7 标准中应用最广泛的一个方面。

②指令：指令是指应用程序之间接收、传递预定信息的行为。

③查询：当一个应用程序需要从另一个程序获取它所关心的数据时，它就发送一个查询信息。HL7 标准支持多种形式的查询，如一般性的查询；通过内嵌的查询语言(如 SQL)查询；通过执行存在于对方的一个进程进行查询等。

④财务：HL7 在财务方面做的工作包括开户、收费、付款、赔款、担保等，标准涉及了美国财务统一规格书规定的所有数据。

⑤观察报告：包括各种临床观察，如临床化验室结果、影像诊断报告、心电图诊断报告、病人状况报告等。

⑥医学记录/信息管理：目前的标准只支持文档管理，以后将会支持图标定位和跟踪，信息发布等功能，其目的是维护一个准确、合理、清晰易读的病人文档。

⑦时间安排：主要处理预约与资源、服务之间的关系，安排消息可分为请求及其响应，查询及其响应，未被请求的更新及其响应三种基本信息。

⑧病人介绍：主要是处理在不同医疗单位之间，或医疗单位与其他机构之间传递病人信息，一般情况下是在医疗单位、专家、付款人、政府机构、实验室之间传递病人信息。

⑨病人护理：包括急诊、诊所、长期住院、在家、在办公室、在学校等的护理。

如图 7.3 所示为 HL7 协议栈图。

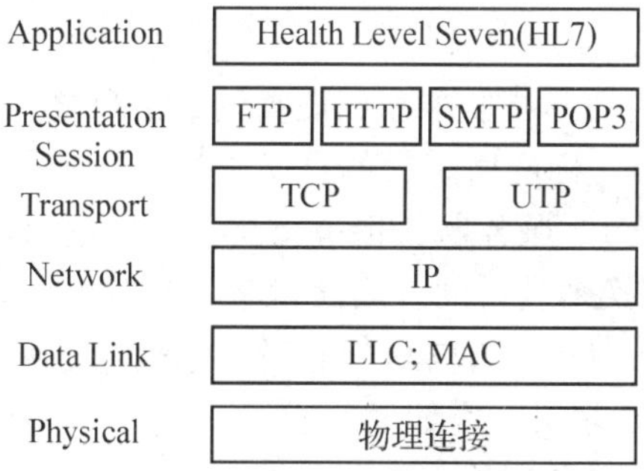

图 7.3 HL7 协议栈图

HL7 标准没有对数据所有者做假设，对数据接收后的后处理没有自己的要求，也没有对接收应用程序系统的设计和体系结构做假设，作为基于事件和消息响应机制的标准，在 HL7 中，应用系统之间是通过消息来交换资料。当现实世界中发生的事件产生系统间数据流动的需求，则称其为触发事件(Trigger Events)。如病人的入出转(ADT)在 HL7 中对应 ADT 事件。每个事件对应一个消息，如病人入院对应 ADT_A01 消息。HL7 采用面向对象技术，使用消息驱动，可以避免交叉调用的混乱。它的实现机制就是“触发事件”，如图 7.4 HL7 实现机制图解所示：医生为住院患者开了 X 线片检查，护士在 HIS 系统录入医嘱时产生触发，在 HIS 端 HL7 接口引擎产生消息，并传递给 RIS 端 HL7 接口引擎，由它解析后，通知 RIS 系统为该患者进行 X 光片预约。HL7 可以采用点对点方式或 HL7 服务器方式实现,还允许在数据间和相互关系不同的级别上使用触发事件。

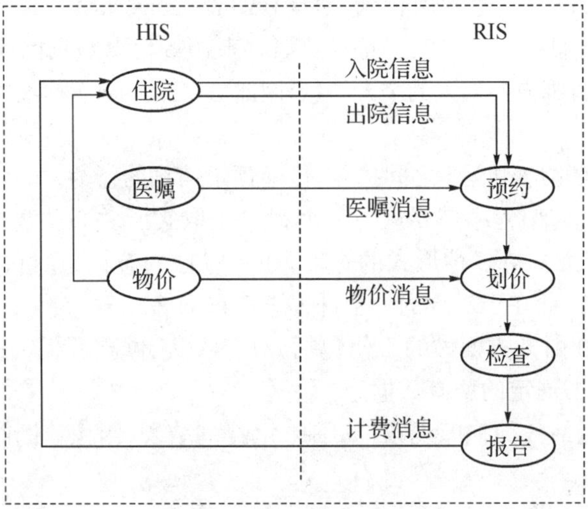

图 7.4 HL7 实现机制图解

一个消息(Message)是系统间传送数据的最小单位,它包含了一组段(Segment),这些段按定义好的顺序排列。HL7 的范围只涉及应用系统间的消息规范和触发它们的事件。在 HL7 中,消息交换分成主动更新(Unsolicited Update)和查询(Query)两种类型。主动更新对应到真实世界一个触发事件(Trigger Event)(如病人住院),由一个系统传送到另一个系统,通知对方本身状态已经更新。当接收端接收该消息后,不需传回任何资料,只需传回一个"确认"(Acknowledgment)的消息,告知发送端该消息已经收到。若一个应用系统必须向另一个系统索取信息时(如某一个应用系统可能传送一个包含病人的病历号的消息给住院系统,以请求获得该病人相关的信息),所使用的消息交换称为查询。在这一类型的消息交换中,接收端收到该查询的消息之后,必须响应相关的信息,而不是传回"确认"消息。HL7 标准所定义的这两类消息交换:主动更新——确认消息,查询——响应消息,适用于客户/服务器(Client/Server)的操作模式。在 HL7 中,应用程序之间的通信是通过消息交换来进行的。因此,在任何情况下,HL7 标准都是应用程序对(自动更新——确认,或查询——响应)之间的简单消息交换组成。不管是怎么样的环境,HL7 都假定这些通信环境必须有如下的能力:

①无错传输:应用可以认为它们能够正确地接收按发送的顺序传输的字节。这说明检查机制是在较低的层次实现的。然而,发送的应用不能在收到确认前假定消息已经正确发送。

②字符转换:如果两台机器使用不同的字符表示,通信环境应能从一种字符转化成为另外一种字符。

③消息的长度:HL7 对消息的最大长度没有限制。标准设想通信环境能够传输任意长度的消息。但实际情况中,实施方可以对消息的长度进行上限规定。对于超过该上限的消息,也可使用消息延续协议(Message Continuation Protocol)。

HL7 的消息结构如图 7.5:

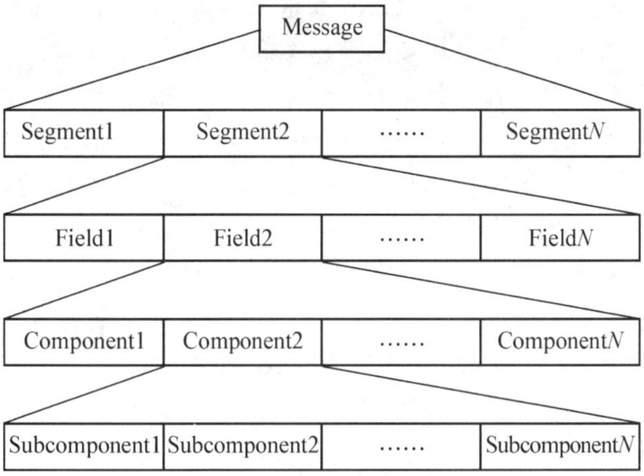

图 7.5 HL7 消息结构

每个 HL7 消息属于一种消息类型(Message Type),用于定义信息目的和用途,如 ADT(Admission,Discharge and Transfer)消息类型是运用于住院出院与转诊应用中。HL7 共归纳了 116 种消息类型(Message Type)。消息的类型与触发事件之间的关系是一对多的关系,同样的触发事件不可能与多个消息类型相关,而一个消息类型却可能与多个触发事件相关。每个消息由数个段(Segment)所组成,它是逻辑上相关信息的集合,例如 PID(Patient Identification)段包含了所有病患的基本信息,OBR(Observation Request)段则包含了病患观察检验的信息,相同的段可以使用在不同的消息中。HL7 共有 139 个消息段,每一消息段都有相应的名称,用于界定其内容或功能,例如 ADT 消息可能包含以下段:Message Header(MSH),Event Type(EVN),Patient ID(PID),Patient Visit(PV1),消息段分为必需、可选、可重复三种类型。每一个段以唯一存在的三个字符的代码作为自己的名字,如 MSH、EVN、PID、PV1 等,它们在消息中可能出现一次或多次。而且,每个段进一步由多组数据域(Data Field)组成,HL7 的数据域(Field)实际上是指一串字符串,其中须定义其在相关段中的位置、长度、数据类型(HL7 共有 55 种数据类型,可参见 HL7 标准的第二章)、选择类型、重复性等。例如 PID 的段中包含了病患的姓名、住址和联络电话。HL7 不管应用的系统是如何存储数据的,当传送的是 HL7 域时,它们是作为字符串传递的。HL7 的数据域允许为空值。发送空值时,采用两个双引号的形式表达。这和省略选择性数据域不同,后者的消息的内容将被用于修改数据库中的记录而不是添加一个空记录。如果不发送值的话,旧的数值将不会改变。如发送空值的话,旧的数值将变成空。每个数据域又由许多具有特殊功能的分量(Component)和子分量(Sub Component)组合而成,例如患者数据域就可以包括 ID、姓名、地址、电话等 30 个分量。而患者的姓名分量又包含了姓氏、名称和职衔等子分量。表用作对数据域进一步详细说明。表分为 HL7 标准表、用户自定义表以及外部表三类。

HL7 标准之中另外还定义了编码规则(Encoding Rule),说明不同的信息类型如何在一个数据域中编码,以及何时个别的数据域可能重复等,因此,发送端和接收端可以正确地解释消息的意义。HL7 的消息是建立于信息与信息之间,我们只要确立一件事情,就是信息之间的交流全是通过 HL7 传送,这样就可以做到所谓的开放式系统结构。它可以分成三个部分。第一部分为 HL7 Message Creation,作用是将来源信息转换成 HL7

的消息结构，HL7 标准协会将整个 HL7 消息结构的建立过程称为 Message Develop Framework(MDF)，将 MDF 转至真实的信息实体的过程称为 Implementation Technology Specification(ITS)。第二部分是 Message Instance，指的是消息交换过程，通常表示消息在实体网络环境上的交换过程，既然资料已经转换成为 HL7 标准，那么资料与资料之间就可以沟通交换了。第三部分是 HL7 Message Parsing，作用是将 HL7 消息转换成为信息目的地的格式。在 HL7 通信协议中，消息(Message)是数据交换的基本单位。HL7 的消息是自动生成的，它将 HL7 标准文档自动转化为一个 HL7 规则数据库和部分程序数据结构代码。实现一个通信标准的具体工作是生成数据结构，以及实现一个构造器(Builder)和一个解析器(Parser)。数据结构表现了标准中各个数据对象的相互关系。构造器将数据结构中的数据转化成能在电子数据交换媒介中传输的数据串。而解析器能够将数据串解析回原来的数据结构。HL7 标准是一个文本结构的文档。首先，利用一些文字处理工具将文档中的各个数据定义抽取成数据结构，再将结构的形式存入预先定义的 HL7 规则数据库。然后，开发一种代码生成器，它根据规则数据库的内容，自动生成某一种计算机语言代码。最后，将这些代码加入实际应用的程序框架。

HL7 编码规则中段由段分隔符来分隔。每个段以三个字节的字符值开始，并在一个消息中用这三个字节来标识它。段可根据需求定义并允许重复。在消息中，单独的数据域可通过它们在相关段中的位置来识别。所有的数据都被表示为一个可选字符集中的可显示字符。ASCII 可显示字符集是默认的字符集，除非在 MSH 的头段中修改它。域分隔符必须从 ASCII 字符集中选取。所有其他的特定分隔符(如分量或子分量分隔符)和特定字符同样必须是可显示的。编码规则在有空值的数据域和没有空值的数据域是不一样的：前者表示为两个邻近的引号，后者根本没有数据(即两个连续的分隔符)。当一个记录被更新时，空值(Null)和那些无法表示的记录的区分是很重要的：在前一种情况，数据库中的域应被设为空，后一种情况则应维持初始值。编码规则指定，如果一个接收应用不能处理一个数据域，它应该被认为是可以表示的，而不是空。表 7.2 为 HL7 消息中默认的分隔符值及其用法。

表 7.2　HL7 消息分隔符值

分隔符	假定值	编码字符位置	用法
段中止符	＜cr＞(hex 0D)回车符	—	终止一个段记录，这个值不能随应用场合而改变
数据域分隔符			—	用于段中分隔两个相邻的数据域。也可以在同一段中分隔第一个数据域和本段 ID 号
分量分隔符	^	1	分隔允许的数据域中相邻的分量
子分量分隔符	&	4	分隔允许的数据域中相邻的子分量。如果没有子分量，该字符将被忽略
重复分隔符	～	2	分隔多次允许出现的字段
Escape 字符	\	3	字符用在以 ST、TXF 或 FT 数据类型为代表的字段中，或用于 ED 数据类型的数据分量中。如果消息中没有使用 Escape 字符，该字符将被忽略。然而，如果子分量在消息中使用，该字符号必须存在

为了对 HL7 消息编码方式有个直观了解，以 HL7 标准 2.4 版本第 3.5.1 小节的一个示例为例进一步说明：

3.5.1 Admit/visit notification-event A01 (admitted patient)

MSH|^~\&|ADT1|MCM|LABADT|MCM|198808181126|SECURITY|ADT^A01|MSG00001|P|2.4|<cr>

EVN|A01|198808181123||<cr>

PID|1||PATID1234^5^M11^ADT1^MR^MCM~123456789^^^USSSA^SS||JONES^WILLIAM^A^III||19610615|M||C|1200 N ELM STREET^^GREENSBORO^NC^27401? 1020|GL|(919)379? 1212|(919)271? 3434||S||PATID12345001^2^M10^ADT1^AN^A|123456789|987654^NC|<cr>

NK1|1|JONES^BARBARA^K|WI^WIFE||||NK^NEXT OF KIN<cr>

PV1|1|I|2000^2012^01||||004777^LEBAUER^SIDNEY^J.|||SUR||||ADM|A0|<cr>

Patient William A. Jones, III was admitted on July 18, 1988 at 11:23 a.m. by doctor Sidney J. Lebauer (#004777) for surgery (SUR). He has been assigned to room 2012, bed 01 on nursing unit 2000.

The message was sent from system ADT1 at the MCM site to system LABADT, also at the MCM site, on the same date as the admission took place, but three minutes after the admit.

含义解读：该消息为 ADT 消息类型中的 A01 消息，MSH 为消息头段，EVN 为消息事件段，PID 为病人标识段，NK1 为相关，PV1 为病人就诊段。这些三个字母的组合称作段 ID，<cr>代表回车符，表示该段的结束。该消息根据实际应用背景需要基于 HL7 2.4 中对 ADT_A01 消息的定义进行编码：

ADT^A01^ADT_A01　　ADT Message　　Chapter

MSH　　Message Header(消息头)　2

EVN　　Event Type(事件类型)　3

PID　　Patient Identification(病人标识)　3

[PD1]　　Additional Demographics(附加基本信息)　3

[{ ROL }]　　Role(任务)　12

[{ NK1 }]　　Next of Kin / Associated Parties(血缘关系/社会关系)　3

PV1　　Patient Visit(病人就诊)　3

[PV2]　　Patient Visit-Additional Info.(病人就诊——额外信息)　3

[{ ROL }]　　Role(任务)　12

[{ DB1 }]　　Disability Information(伤残信息)　3

[{ OBX }]　　Observation/Result(观察/结果)　7

[{ AL1 }]　　Allergy Information(过敏症信息　3

[{ DG1 }]　Diagnosis Information(诊断信息)　6

[DRG]　Diagnosis Related Group(诊断相关组)　6

[{

PR1　Procedures(过程)　6

[{ ROL }]　Role(任务)　12

}]

[{ GT1 }]　Guarantor(担保人信息)　6

[{

IN1　Insurance(保险信息)　6

[IN2]　Insurance Additional Info.(保险附加信息)　6

[{ IN3 }]　Insurance Additional Info-Cert.(保险附加信息——确认)　6

[{ ROL }]　Role(任务)　12

}]

[ACC]　Accident Information (事故信息)　6

[UB1]　Universal Bill Information(通用账单信息)　6

[UB2]　Universal Bill 92 Information(通用账单 92 信息)　6

[PDA]　Patient Death and Autopsy(病人死亡或尸检信息)　3

说明:[]表示框内的一组段是可选的,{}表示框内的一组段可以有一个或者更多的重复,[]和{}都有则表示既是可选的也是重复的。{[]}和[{}]是等价的。

再给一个中文环境下 HL7 消息的实例:

实际信息:转院患者,患者王海于 2002 年 12 月 1 日上午 11 点 12 分由市三医院急诊室转往浙二医院急诊外科刘航。市三医院转诊系统转诊确认后 2 分钟向浙二医院发出患者转诊信息和患者基本情况:王海,身份证号 3301081974040×××××,男性,住址:西湖区教工路 38 号,电话:85591234。转成 HL7 消息后为:

MSH| ^~ \ &| 005^ 急诊室| 0802^ 市三医院| 0052^ 急诊外科| 0801^ 浙二医院 | 200212011114 | SECURITY| RPA^ I08 |MSG00001| P| 2. 4| < cr >

EVN| I08| 200212011112| | < cr >

PID| | | | 330108197404012346| | 王海| 19740401| 男| |C | 西湖区^教工路^38 号^100083| 8559—1234| | | < cr >

PV1| | 急诊外科| | | |0007^ 刘航| | | 急诊科| < cr >

其中 MSH 、EVN 、PID 、PV1 等含义如前所述。

HL7 数据通过 TCP/IP Socket 消息通讯的过程可简单概括如下:

①客户端建立到服务端的连接,通常服务器端的监听端口是 4320;

②客户端发送消息;

③客户端等待服务器端对于每个消息的响应;

④连接关闭。

7.2.2　集成方案的选择

普通医疗信息的交换方式有很多种，目前国内使用最多的是自定义数据格式，通过对双方数据库直接访问来交换数据的方式。虽然这种方法能够快速解决信息交换问题，但是其缺陷也非常明显：

①缺乏通用性。每当需要与新系统交换数据时都需要重新编写接口代码。

②不规范。各个信息系统中对同一医疗信息的表达各不相同，缺乏规范。

③难以维护。当医院内某一信息系统升级换代后，需要对所有其他相关信息系统重新编写接口代码。

由于有上述缺点，这种非标准的自定义信息交换方法将逐步被淘汰，取而代之的将是标准化的信息交换方式，即所有信息系统都遵循同一标准进行信息交换，只要符合标准的信息系统都可以互联互通。

HL7 和 DICOM 是信息系统——影像系统 ISIS（Information System-Imaging System）模型中的组成部分。ISIS 模型是 HL7 和 DICOM 等现实世界模型的一个公共映像，确保它们之间的一致性。如在 DICOM 第 3 章的附录 G 中谈到：服务期是一个管理上的概念，它出现在扩展模型中，以为将来适应其他标准组织，包括 HL7、CEN TC 251 等支持的公共模型，即为 ISIS 铺平道路。在 HL7 的第 7 章中对计算机系统间传送结构化的、面向病人的临床数据所必需的事务（Transaction）进行了描述。其中谈到：事务所携带的是作为文本、数字或绝对值报告的信息。消息本身并不携带图像，图像的有关传输及标准见 DICOM 标准。实际上，HL7 用来指导生成 HIS 和 RIS 系统，主要涉及文本信息及其管理；涉及图像信息时交由支持 DICOM 标准的 PACS 系统处理或调用。HL7 允许传输封装成 HL7 信息的 DICOM SOP 实例（信息对象）。而 DICOM 不仅规范了医学图像存储和通信的标准，而且也提供了病人统计信息、检查信息和诊断报告等与图像相关信息的规范和服务。DICOM 标准的这部分被称为“DICOM 和 HIS 接口”，其中列出了与建立 HIS 接口相关的 DICOM 信息对象定义 IOD（Information Object Definitions）、服务元素 SE（Service Elements）、工作表（Work List Management）以及 IOD（Waveform IOD）等 PACS 和 HIS 相关的通信协议。HL7/DICOM 中的这些规范，为 PACS 和 HIS 的集成奠定了基础。DICOM 与 HL7 网关的好处是开发和维护软件时保证了较好的灵活性。DICOM 与 HL7 网关可以提供必要的处理能力和存储。在不削弱 RIS/HIS 和 PACS 的保密性的条件下，第三方可以从 RIS/HIS 和 PACS 得到帮助。

DICOM 标准规定了设备和系统间信息交换的内容和协议，是实现医学影像信息有效管理与共享、远程放射学系统的基础。而 HL7 是关于住院、护理、检测设备、医生等各类文本形式的医疗信息对象之间的数据交换协议，定义了各类医学信息系统和医疗应用程序之间医疗信息交换的方式以及数据格式的规范。HL7 是 HIS/RIS 遵从的国际标准，是实现与 PACS 交互信息的基础。然而不少软件产品都称是依据上述系统当前的国际标准开发，但事实上由于对标准的支持程度不同，造成实际系统启用时不能集成的情况很多。因此对系统集成的方式的选择显得极为重要了。

目前国内外 HIS/RIS 和 PACS 系统按照集成的程度可分为：低层次的集成、高层次的集成和完全集成三种。

低层次的集成是在集成双方任一系统（PACS 或 HIS/RIS）没有开放接口或未开放其内部结构时，在较低层次将 HIS/RIS 和 PACS 集成，其结果往往能实现 PACS 与 HIS/RIS 的部分功能交互，但是有相当部分信息、功能不能集成。典型的低层次的 PACS 与 HIS/RIS 集成如工作站集成、仿真终端集成、WWW 集成，这三种集成方式的最大问题在于其信息交互都必须要由人工来完成。

高层次的集成指的是建立 HIS/RIS 和 PACS 之间的完全接口，通过这种集成方法可以基本实现所有的 HIS/RIS 和 PACS 之间的信息、功能、系统集成的要求。实现高层次集成的一个好方法就是 HIS/RIS 和 PACS 采用标准化的交互接口，方法有 HIS/RIS 和 PACS 接口的 DICOM 解决方案、HL7 和 DICOM 网关。PACS 与 HIS/RIS 接口的 DICOM 解决方案：DICOM 的应用领域虽然主要集中在医学数字图像通讯，但是它并不仅局限于图像通讯领域，近年来 DICOM 还增加了工作表（Work List Management）和波形 IOD（Waveform IOD）等 PACS 与 HIS/RIS 接口相关的通用协议。因为 DICOM 本身提供了很好的 PACS 与 HIS/RIS 接口中相应的规范，因此建立遵从 DICOM 的 PACS 与 HIS/RIS 接口是一个很好的 PACS 与 HIS/RIS 集成的方案。DICOM 与 HL7 网关：这是目前国际上普遍采用的一种方案，HL7 是在医疗环境中（尤其是在院病人治疗）交换电子数据的标准。HL7 目前主要规范在 HIS/RIS 及其设备之间的通讯信息，目前国外厂商生产的 HIS/RIS 大部分采用 HL7 标准，而 DICOM 是规范 PACS 通讯的标准，这样符合 HL7 的 HIS/RIS 与符合 DICOM 的 PACS 相连就需要一个 DICOM 与 HL7 网关。DICOM 与 HL7 网关在国外已有应用。

完全集成是指对 HIS/RIS 和 PACS 统一设计实施，这将是今后建设 HIS/RIS 和 PACS 的趋势，但是对于现有产品和系统无法实现。

7.2.3 集成方案设计

DICOM/HL7 网关典型地采用了面向消息的中间件技术。利用该网关，能够隐藏底层网络环境的复杂性，将复杂的协议转换和处理过程、分割的内存空间、数据副本等问题与应用程序隔离开来。它可以隐藏不同系统体系结构、操作系统、编程语言等方面的异构性，从而使得原有系统只要遵循 DICOM 和 HL7 标准，则无须修改或改动较小，就能实现系统间的紧密集成。该技术是目前国际上最为成熟和流行的集成方案。经过精心设计的网关可以实现完整的数据集成和流程集成，并可允许医院针对不同的系统选择不同的供应商。PACS 与 HIS/RIS 集成网关相当于三个系统之间通讯的中间层，在网关中将分别实现 DICOM 通讯协议和 HL7 通讯协议，以实现分别与 PACS 和 HIS/RIS 的通讯。网关接收到通讯请求后，选择相应的事件（HIS/RIS）或者服务类（PACS），构造数据集合，然后分别按照各自的通讯协议进行通讯。本节以图 7.6 虚线框内 DICOM/HL7 网关为例，介绍 DICOM/HL7 网关的设计，其中各个组成部分的作用如下：

①与 PACS 端接口：完成各种 DICOM 服务类的功能，在工作单服务类（Modality

Worklist SCP)、MPPS 服务类和结构化报告服务类(SR Storage)中作为 SCP,需要监听 PACS 端 SCU 的请求,接收请求后要将请求保存下来交给网关转换处理引擎处理;在病人管理服务类中作为(Patient Management)SCU,当 HIS/RIS 存在信息更动时,网关建立 SCU,请求更新数据。

②与 HIS/RIS 接口端:通过消息传递,完成各种 HL7 事件处理功能,在检查报告服务中作为客户端,发起连接请求;在其他情况下,监听 HL7 连接请求,并将请求信息保存,交给网关转换处理引擎处理。

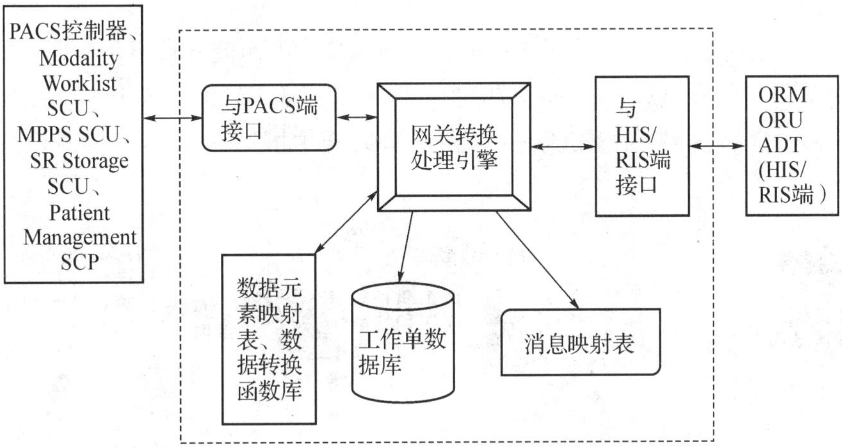

图 7.6　DICOM/HL7 网关体系结构设计图

③网关转换处理引擎:网关的核心,根据请求类型,通过协议映射表,确定对应的通讯过程;从暂存数据或者数据库中抽取出所需的请求信息或应答信息,利用数据元素映射表和数据转换函数库构造新的数据集合,启动相应的端口程序。

④数据元素映射表和数据转换函数库。

⑤保存和信息交互相关的 DICOM 与 HL7 数据元素的对应信息。

⑥消息映射表保存 DICOM 服务类与 HL7 消息的对应关系。

⑦工作单数据库保存从 HIS/RIS 中获取的工作单信息。

在这样的网关设计中,对于构造 DICOM 信息对象和 HL7 消息所需要的规则库没有提及,这是因为目前这两个规则库以及利用规则库处理问题的底层接口已经有很多可以使用的产品,只要在网关的实现时调用 API 函数即可。

PACS 与 HIS/RIS 集成网关的设计存在两种工作模式:即时响应模式和间断模式。在即时响应模式中,网关可以通过一次完整的通讯处理过程中完成 PACS 与 HIS/RIS 之间的数据传送;而在间断响应中,数据需要在网关中保存一段时间,只有客户端发出信息请求时才完成数据在 PACS 与 HIS/RIS 之间的传送。其中,间断模式用于工作单数据的传送;其他的数据传送都基于即时响应传送,PACS 与 HIS/RIS 集成网关的即时响应的一次处理过程是:①接收请求或应答数据;②数据暂存;③确定对应通讯过程;④构造数据集合;⑤发送请求或应答数据。

PACS 需要从 HIS/RIS 中获取工作单数据,但是 HL7 标准中不存在对工作单数据的查询事件。在工作单建立、修改或者删除的情况下才使用的医嘱(ORM)消息，每次使用都将改变工作单的内容，而 PACS 在需要做放射检查的时候才会查询工作单信息，和 HIS/RIS 并不同步，因此，工作单数据需要在网关中存储一段时间。工作单信息的传送过程如下：①接收 HIS/RIS 发送的 ORM 消息；②工作单信息暂存；③通过协议映射表确定对应工作单服务；④存储工作单信息于网关数据库；⑤接收 PACS 工作单请求；⑥工作单请求信息暂存；⑦通过协议映射表确定对应 ORM 消息；⑧查询网关数据库工作单信息；⑨构造 DICOM 工作单数据集合；⑩通过 Modality Worklist SCP 发送工作单信息到 PACS。

事实上，工作流分析是系统集成关键的影响因素。工作流分析不是对现有放射科工作的需求调研，而是对以往工作流的优化。图 7.7 是 IHE(Integrating the Healthcare Enterprise)设定的放射科工作流程图，在这里结合中国医院的实际情况做进一步的分析。

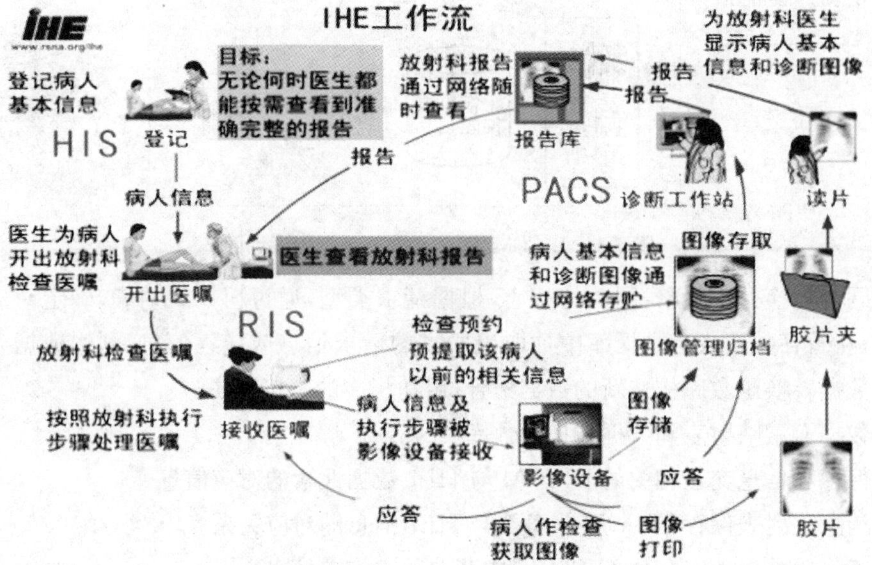

图 7.7　IHE 放射科工作流程图

影像检查针对门诊病人和住院病人，下面是实施集成前后病人到放射科就诊的影像科室工作流程分析概括：

原有模式：门诊病人：检查申请单→门诊交费→检查预约→影像检查→诊断报告→用药→治疗；住院病人：检查申请单→住院划价→检查预约→影像检查→诊断报告→用药→治疗。其中，住院划价、检查预约、影像检查、诊断报告由影像科室完成；预约是对病人检查时间的安排；对病人身份的确认由检查申请单和交费凭证结合完成；病人影像检查的顺序依靠交检查申请单的先后确定；诊断报告的书写按不同的检查类如 CT、MR、X 线分成不同的报告室；门诊病人诊断报告的领取靠喊名字发放，住院病人统一派人送达。

PACS/HIS 集成下的工作模式：基于 PACS 的技术支持，病人进行影像检查的流程在影像科室统一成如下模式：检查登记→分诊→影像检查→诊断报告→报告发送（打印）。对于门诊病人，检查登记完成从交费记录中提取已交检查费信息，并形成检查申请单记录；对于住院病人，检查登记提取通过住院医生工作站开出的检查申请单记录完成费用的登记。经检查登记确认的申请单，由分诊程序根据检查类和部位分派到相应检查室的候诊队列上并生成序号，检查登记人员打印出候诊凭条交病人。在影像检查室，检查技师依计算机显示的候诊队列信息依次喊号并确认病人，在检查设备上对病人进行检查，所产生的影像通过图像获取网关自动传送到诊断中心的诊断工作站上。在诊断中心，医生在专业级显示器上进行读片，不需要等待病人影像检查的胶片；同时打破了按不同的检查类进行诊断报告书写的分工，在同一个诊断工作站上可以观看和书写CT、MR、X线等影像报告；严格实行三级把关制度，疑难影像的诊断报告由当班主任签发，签发后的诊断报告通过PACS与HIS/RIS集成网关送到门诊医生工作站或住院医生工作站，并由签发医生发送到在取报告处的网络打印机上统一打印，分发给病人保存。门诊病人做完检查后，在取报告处领取检查报告和打印的图像胶片。住院病人直接回病房，检查报告和打印的图像胶片依病人需要由工作人员直接送达。在检查过程中，对病人身份的确认由病人在门诊挂号时发给的IC卡完成。在IC卡中记录有病人的ID号、姓名、联系电话及密码等信息，要求病人在就诊检查时携带。

从上面这个过程中可以看出，病人到放射科就诊，PACS、HIS、RIS之间存在着信息交互，总结如下：①PACS从HIS/RIS中获取相关资料；②PACS通知RIS放射检查开始；③PACS通知RIS放射检查结束；④HIS/RIS从PACS获取检查报告。

其中，①和④是数据传递，②和③是事件通知。这里涉及的主要数据是工作单资料和检查报告。在PACS中产生的数据和在HIS/RIS中产生的数据都存在更新情况，例如，HIS修改了病人的基本信息，PACS修改了检查报告。

因此，通过网关进行信息交互时，按照信息交换双方各自的标准组织数据是网关的核心工作之一。PACS与HIS/RIS集成网关涉及的DICOM服务类和HL7消息很多。每个DICOM服务类涉及多个SOP Class，每个SOP Class又涉及很多数据元素；每个HL7消息由多个数据段组成，每个数据段包含的数据元素也很多。总的说来，DICOM和HL7之间需要通信的有4类信息：患者信息数据、诊断信息数据、波形信息数据和图像信息数据。由于HL7是对整个HIS都适用的协议，它比DICOM的范围要大得多。因此要实现它们之间的数据交换，需要以HL7作为桥梁。而HL7定义了一系列消息和触发事件，可以很好地完成它们之间的数据交换。以下就主要的患者信息数据、诊断信息数据和相关事务消息进行讨论。患者信息是医疗信息管理最基础的信息，它包含患者的基本信息和入院信息。表7.3给出了DICOM和HL7共同关心的主要的患者基本信息。

表 7.3 DICOM 和 HL7 患者基本信息对照表

DICOM		HL7	
信息名称	所属模块\标签	信息名称	所属段—字段(序号)
患者姓名	患者识别模块(0010,0010)	患者姓名	PID-5
患者 ID	患者识别模块(0010,0020)	患者 ID	PID-3
患者性别	患者识别模块(0010,0030)	患者性别	PID-5
患者出生日期	患者统计模块(0010,0032)	患者出生日期	PID-8
患者出生时间	患者统计模块(0010,0040)	患者出生时间	PID-5

患者检查信息:检查信息(不包括图像信息)是医生在对患者检查后的结果。DICOM 将诊断信息封装在"患者检查模块"和"一般检查模块"中。而 HL7 的 OBR 和 OBX 段中包含了患者的检查信息。DICOM 和 HL7 共同关心的主要患者检查信息包括检查日期、检查时间、检查部位、检查描述以及检查医师的信息。DICOM 中这些信息都包含在一般检查模块和患者检查模块中(表 7.4)。

表 7.4 DICOM 和 HL7 患者检查信息对照表

DICOM		HL7	
信息名称	所属模块\标签	信息名称	所属段—字段(序号)
检查日期	一般检查模块\(0008,0020)	检查日期	OBR-7
检查时间	一般检查模块\(0008,0030)	检查时间	OBR-7
检查部位	一般系列模块\(0018,0015)	样本来源	OBR-15
检查医师	一般检查模块\(0008,0090)	检查医师	OBR-15
诊断描述	一般检查模块\(0008,1080)	诊断信息	OBR-31

PACS 中需要的检查单信息除了上面的一些信息还有其他很多信息,其中重要的如表 7.5 所示。

表 7.5 DICOM 工作单部分重要数据

数据元素	中文说明
Scheduled Station Title	安排的检查设备 AE 名称
Scheduled Performing Physician's Name	计划中的检查技师姓名
Scheduled Procedure Step Description	检查步骤描述
Scheduled Procedure Step ID	检查步骤编号
Requested Procedure ID	要求步骤编号
Requested Procedure ID Description	要求步骤描述
Study Instance UID	检查实例 UID
SOP Instance UID	图像实例 UID

表 7.5 中的信息不是从 HIS/RIS 中获取,而是取自 DICOM Worklist SCP。由上面的分析不难看出,在信息交换过程中,双方都只需要获得自己想要的数据,这里存在着数据多余和数据缺失问题。数据多余主要体现在 HIS/RIS 从 PACS 获取信息的过程中,因为 HL7 标准对于数据段的信息组成限制很少,而 DICOM 标准中的数据组织相对而言

严密得多，而且只针对PACS本身所使用，不像HL7应用的范围比较广。基于同样的原因，数据缺失大都发生在PACS从HIS/RIS获取数据的时候，比如PACS获取工作单信息时，只能从HIS/RIS中获取表7.4中的数据元素，而其他一些必要信息需要网关来补充，而这些信息往往是通讯过程中需要的信息，如表7.5中的数据元素。

网关需要完成的工作有：

①存在映射关系的数据元素，提取对应的数据元素内容，并且根据数据类型的转换规则进行转换。

②缺少的数据网关根据相关内容或者约定规则进行构造。数据元素的映射是根据语义进行的，比如表7.3与表7.4中的数据元素的映射。数据元素映射的实现是一个复杂的过程，需要对每个数据元素的作用和含义进行分析。

数据元素有名称，也有数据类型，数据类型也是需要映射的。在一种数据类型向另一种数据类型的映射过程中，通常存在着某种程度的妥协。DICOM数据类型比HL7数据类型更为具体，因此两者之间的映射会存在信息缺失。另外，在DICOM中定义了数据元素的值表示法(Value Representation, VR)，描述了数据类型和数据格式。例如，DICOM中的AS(Age String，年龄串)类型，在DICOM中的描述是“字符组成的串，可以为以下格式——nnnD，nnnW，nnnM，nnnY：nnn表示数字，D表示天，W表示周，M表示月，Y表示年。当映射到HL7的数据类型ST(Character String)就失去了格式信息。类型映射还存在某些无法完全对应的数据类型，例如DICOM的TM(Time)类型表示为hhmmss. uuuu，而HL7中不存在对应类型，只定义了TM类型，表示为yyyymmddhhmmss. uuuu，只是TS的右半部分。DICOM的DA(Date)类型(表示为yyyymmdd)可以通过把TS的右半部分忽略的方法进行映射，但是TS的左半部分是不可以忽略的。DICOM数据类型和HL7数据类型映射关系见表7.6。

表7.6 DICOM数据类型和HL7数据类型映射表

DICOM数据类型		HL7数据类型		说明
VR	全名	标记	全名	
AE	Application Entity	ST	Character String	
AS	Age String	ST	Character String	
AT	Attribute Tag**	SET	Set	需要转换函数
CS	Code String	ST	Character String	
DA	Date	TS	Point in Time	忽略hhmmss. uuuu部分
DS	Decimal String	REAL	Real Number	需要转换函数**
DT	Date Time	TS	Point in Time	
FL	Floating Point Single	REAL	Real Number	
FD	Floating Point Double	REAL	Real Number	
IS	Integer String	INT	Integer Number	需要转换函数
LO	Long String	ST	Character String	
LT	Long Text	ST	Character String	
OB	Other Byte String**	ST	Character String	不够好

续表 7.6

DICOM 数据类型		HL7 数据类型		说明
VR	全名	标记	全名	
OW	Other Word String	ST	Character String	对应不够好
PN	Person Name	PN	Person Name	
SH	Short String	ST	Character String	
SL	Signed Long	INT	Integer Number	
SQ	Sequence of Items	LIST	Sequence	
SS	Signed Short	INT	Integer Number	
ST	Short Text	ST	Character String	
UI	Unique Identifier(UID)	II	Instance Identifier	
UL	Unsigned Long	INT	Integer Number	
UN	Unknown	ST	Character String	对应不够好
US	Unsigned Short	INT	Integer Number	
UT	Unlimited Text	ST	Character String	

DICOM AT(Attribute Tag),是 16 位无符号整数的有序对(gggg,eeee),gggg 表示组号,eeee 表示元素在组中的位置,以 16 进制表示。可以考虑两种映射方式:一是包含两个 INT 的 SET,分别表示组号和元素号,另外是两个 INT 的连接——ggggeeee。这两种方式都需要转换函数 DICOM OW(Other Word String),OB(Other Byte String)是字或者字节的串,编码内容由传输语法决定。映射时要具体分析。

在 DICOM/HL7 网关集成过程中所涉及的主要集成事件包括:

①工作单传送:发生于放射检查开始之前,检查设备工作台通过 DICOM 工作单服务类中的设备工作单服务类 Modality Worklist Information Model-FIND 提供的C-FIND消息服务元素发出工作单获取请求。HIS/RIS 通过 HL7 的 ORM(Pharmacy/Treatment Order Message)消息(对应事件 001)类传送工作单相关信息。ORM 消息的结构如表 7.7。

表 7.7 HL7 标准的 ORM 消息结构

ORM 消息段	描述
MSH	Message Header
PID	Patient Identification
ORC	Common Order
OBR	Order Detail

②检查状态报告:PACS 通过 DICOM 检查管理服务类中的设备执行步骤类 Modality Performed Procedure Step SOP Class 完成检查状态的报告,包括:检查开始、检查进行中和检查结束。HIS/RIS 通过 HL7 的 ORU(Unsolicited Transmission of an Observation Message)消息(对应事件 R01)接收检查状态报告。ORU 消息的结构如表 7.8。

表 7.8　HL7 标准的 ORU 消息结构

ORU 消息段	描述
MSH	Message Header
PID	Patient Identification
ORC	Common Order
OBR	Order Detail
OBX	Observation Results

③报告传送：DICOM 标准通过结构化报告存储服务类实现结构化报告的存储。此服务类是存储服务类的扩充。HIS/RIS 通过 HL7 的 ORU(Unsolicited Transmission of an Observation Message)消息接收检查状态报告。病人相关文本信息更新主要是指 HIS/RIS 对于病人信息的修改引起对 PACS 数据内容的修改，以保持信息一致。病人信息修改大都和 ADT 事件相关，与 PACS 相关的 ADT 消息和事件如下：A01，Admit，Visit Notification，此信息保证病人在医院时影像保留在短期存储中。A02，传送一个病人(仅对住院病人)，用来保持对病人当前状态的追踪。A03，DISCHARGE/END Visit，当病人已离开医院，PACS 可以用此信息将该病人的影像数据移出短期存储。A04，注册一个病人，PACS 就产生一个病人(有时用 A01，……)。A08，更新一个病人，比如病人搬家了，就要更新人口信息。A34，合并个人信息。其他消息，如 A05——Preadmission，A11——Cancel Admit，A12——Cancel Transfer，A13——Cancel Discharge。

与此相对应的 DICOM 标准规范见表 7.9。

表 7.9　与 HL7 ADT 消息对应的 DICOM 规范

DICOM IOD	Serice Elements	SOP Class	Service Class
Patient	N-EVENT-REPORT N-GET	Detached Patient Management	Patient Management
Visit	N-EVENT-REPORT N-GET N-SET	Detached Visit Management	
Study	N-EVENT-REPORT N-GET N-SET	Detached Study Management	Study Management
Study Component	N-EVENT-REPORT N-GET N-SET	Study Component Management	
Results	N-EVENT-REPORT N-GET	Detached Results Management	Esults Management
Interpretation	N-EVENT-REPORT N-GET N-SET	Detached Interpretation Management	

④病人检查报告更新：与报告传送的处理方式是一致的，只是数据内容有所区别。

PACS 与 HIS/RIS 网关主要功能是实现 PACS 与 HIS 的信息交换及信息流的传

递,完成两端协议的解释、转换工作:

①从 HIS 系统接收触发事件,解析消息后,保存到 PACS 数据库中;

②从 PACS 数据库中得到检查结果或状态,发送触发事件给 HIS 系统;

③主动向 PACS 数据库中查询病人、检查或报告信息。

7.3 WWW 与 DICOM 网关功能与分析

WWW 是 Internet 网上最受欢迎的检索服务程序。它能够把静态、动态图像、文本、声音和数据等各种类型的信息资源集成在一起,实现网上数据共享。WWW 在远程医疗上的应用正在迅速发展。

WWW 与 DICOM 网关是将 WWW 与 DICOM 结合起来,利用 WWW 的方便和通用性及 DICOM 在医学信息系统专业领域中应用的广泛性建立起高层次协议转换服务程序。WWW 和 DICOM 网关的作用如下:

①建立 WWW 与 DICOM 网关后,有利于医院内部医疗信息系统的集成。WWW 与 DICOM 网关可以集成符合 DICOM 标准的医疗仪器及 PACS 系统。同时,可通过 WWW 集成如医院信息系统(HIS)及放射信息系统(RIS)等医疗信息系统,使各分离系统有机地结合起来,形成医院内部的 Intranet。

②建立 WWW 与 DICOM 网关后,有利于医院之间医疗信息的共享及国际合作。利用 Internet、Intranet 及 WWW 与 DICOM 网关对各医院进行集成,使医院之间医学图像信息共享,避免了病人转院后的重复检查,节省了存储空间和费用。另外,通过 WWW 与 DICOM 网关及 Internet 也可以实现国际间的医学信息共享。

③建立 WWW 与 DICOM 网关后,有利于远程医疗信息系统的建立。由于 WWW 在 Internet 上应用的广泛性,使得通过 WWW 建立远程医疗信息系统特别方便。通过 WWW 与 DICOM 网关及 Internet,医生可以利用简单的浏览器为缺少医疗专家的边远地区的病人进行诊断治疗。进一步,医生可以通过 WWW 与 DICOM 网关在家中为病人诊断。

④建立 WWW 与 DICOM 网关后,医疗信息更加丰富。由于 WWW 已经成为 Internet 上的主要信息服务工具,其信息丰富多彩,有关医疗的信息也极其丰富。通过 WWW 与 DICOM 网关的应用,医生不仅可以方便地获得医学图像,还可以获得丰富的其他医疗信息。

⑤建立 WWW 与 DICOM 网关后,医院内部可通过 Intranet 对医生进行统一培训,也可通过 Internet 对乡村医生进行远程教育。WWW 与 DICOM 网关的实现可以为医疗培训提供医学图像。

使用 WWW 与 DICOM 网关首先要运行浏览器软件(如 IE、Netscape、Mosaic 等)。选择 WWW 与 DICOM 网关所在的 URL。待浏览器中出现查询表格后,输入病人姓名或医疗记录号,提交给 WWW 与 DICOM 网关,WWW 与 DICOM 网关通过与 DICOM 兼容的 PACS 或医学图像设备交换信息并将查询结果返回给浏览器,医生根据结果提示再进行类似操作,最后得到病人的医学图像。医生可对这个图像进行相应操作并作出诊断。

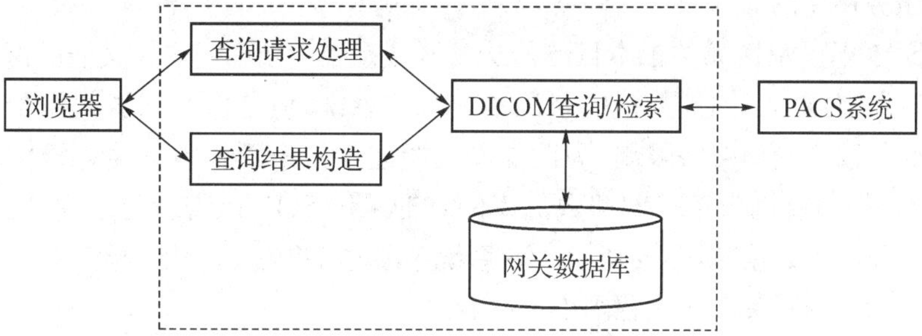

图 7.8 WWW 与 PACS 网关体系结构图

图 7.8 的虚线框内为 WWW 与 PACS 网关。主要由三部分组成：

查询请求处理：根据客户端浏览器传送的数据，提取查询请求，传递给 DICOM 查询/检索模块进行处理。此模块和查询结果模块都将由 Web 服务器的 CGI(Common Gate Interface，CGI)程序完成。

DICOM 查询/检索：与 PACS 系统进行通讯。根据查询请求从 PACS 系统或者网关数据库中获取相关数据，提交给 Web 服务器的查询结果构造模块。此模块是一个动态链接库，由 Web 服务器的 CGI 程序调用。

网关数据库：网关中建立的一个数据缓存，采用访问频率和最后访问时间相结合来管理从 PACS 中获取的一部分数据。

查询结果构造：将获得的查询结果数据嵌入 Web 页面中传送到客户浏览器端。

PACS 与 WWW 网关的基本工作原理如下：

①WWW 与 DICOM 网关查询工作原理。WWW 与 DICOM 网关在 Web 服务器上通过 Web 浏览器为用户提供一个查询表格，用户提供查询条件并提交给 Web 服务器。Web 服务器通过公共网关接口(CGI)，调用 DICOM 查询/检索模块，此模块先在网关数据库中进行查询，如果数据库中不存在，就建立 DICOM SCU。DICOM SCU 根据查询条件产生 C-FIND-RQ 消息，传递给 DICOM 兼容医学图像设备或 PACS。DICOM 兼容医学图像设备或 PACS 将查询结果打包在 C-FIND-RSP 消息中返回给 DICOM SCU。CGI 按 DICOM SCU 返回结果构造新的 HTML 文件，由 Web 服务器传递给浏览器。浏览器显示查询结果的同时，提供下一个层次的查询表格。

②WWW 与 DICOM 网关提取图像工作原理。当用户查询到系列层，欲查看序列中的图像时，必须选定某一序列并提交给 Web 服务器。Web 服务器通过 CGI 调用 DICOM 查询/检索模块，此模块先在网关数据库中进行查询，如果数据库中不存在，就建立 DICOM SCP。DICOM SCU 产生 C-MOVE-RQ 消息传递给 DICOM 兼容医学图像设备或 PACS。DICOM 兼容医学图像设备或 PACS 返回 C-MOVE-RSP 给 DICOM SCU，并产生包含图像数据的 C-STORE 消息给 DICOM SCP。DICOM SCP 将图像数据传递给 CGI，CGI 对图像进行转换及缩小后，构造新的 HTML 文件，并将之返回 Web 服务器。Web 服务器将图像及 HTML 传递给浏览器。这样，用户在浏览器中观察到的就是排列在一起的一个序列中包含的所有图像的缩小版本。点击缩略图得到的就是该图的原图。

在此流程中，判断是否需要图像传送的依据是查询请求的输入条件是否精确到了序列级。如果查询请求中仅仅包含病人信息、检查信息就采用 C-FIND 服务，否则采用

C-MOVE服务传递图像内容。

PACS与WWW网关的根本目的是从PACS系统中获取用户所关注的医学图像，在客户端浏览器中显示。图像数据的来源是PACS系统，但是由于图像数据量很大，过多的图像数据传输会受到网络限制，为此在网关中建立一个图像数据缓存数据库，以减少网络传输量，提高查询效率。网关数据库的查询采用SQL语言就可以完成。当网关数据库中不存在所需数据时，需要从PACS系统中通过DICOM查询/检索服务类来获取。此过程在图7.9的网关工作流程图中可以看出。

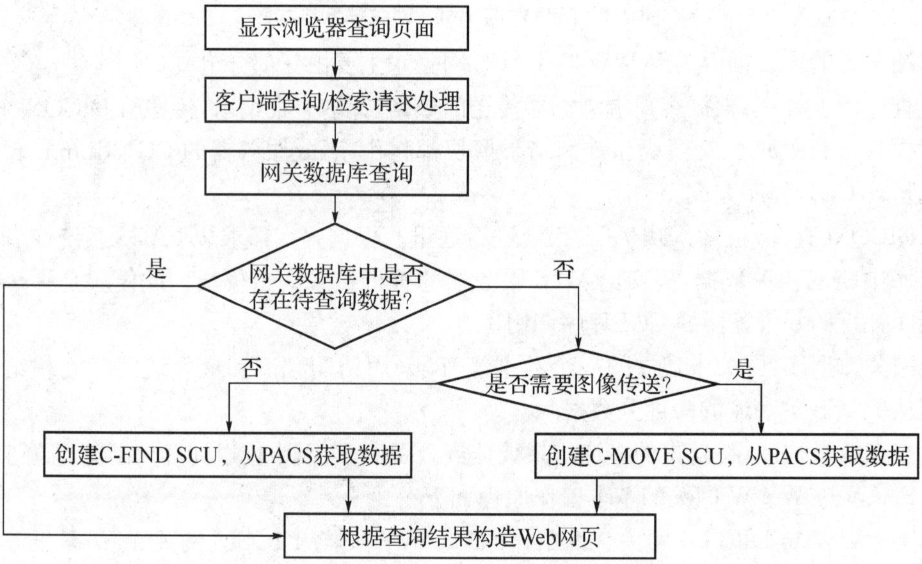

图7.9 PACS与WWW网关工作流程图

DICOM标准规定了自己的查询/检索策略，不提供全面复杂的数据库查询机制，如SQL。查询/检索服务类注重于基本复合对象实例信息的查询，使用通用的键属性。PACS与WWW网关作为DICOM查询/检索服务的SCU端，需要遵循其通讯规范以及数据组织方式。

查询/检索服务对于涉及的数据采取分层组织的方式，将各个属性分成四个级别：患者级别、检查级别、序列级别、图像级别。在DICOM标准中，将查询/检索请求和响应的各个数据域称为键属性。键属性按照重要性分为三类：

唯一键属性：唯一键对应唯一的实体，每一层中只能有一个唯一键属性。可能包含在C-FIND请求中，必须包含在C-MOVE和C-GET请求中。

必要键属性：SCP必须支持的一组属性，可以为空。可以包含在C-FIND请求中，不能包含在C-MOVE和C-GET请求中。

可选键属性：不做强制性要求，但是允许存在的属性。可以出现在C-FIND请求中，但是不可以出现在C-MOVE和C-GET请求中。

在DICOM标准的PS 3.4中列举了所有的键属性。在网关设计中，根据需要选取了其中的一部分，如表7.10。

表 7.10 PACS 与 WWW 网关查询属性列表

键盘性类型	描述	标签	VR	级别
唯一键属性	Patient ID	(0010,0020)	LO	Patient level
	Study Instance UID	(0020,000D)	UI	Study level
	Series Instance UID	(0020,000E)	UI	Series level
	SOP Instance UID	(0008,0018)	UI	Image level
必要键属性	Patient 's Name	(0010,0010)	PN	Patient level
	Study Date	(0008,0020)	DA	Study level
	Study Time	(0008,0030)	TM	
	Accession Number	(0008,0050)	SH	
	Study ID	(0020,0010)	SH	
	Modality	(0008,0060)	CS	Series level
	Series Number	(0020,0011)	IS	
	Instance Number	(0020,0013)	IS	Image level
可选键属性	Patient's Birth Date	(0010,0030)	DA	Patient level
	Patient 's Sex	(0010,0040)	CS	
	Ethnic Group	(0010,2160)	SH	
	Patient's Age	(0010,1010)	AS	Study level
	Patient's Size	(0010,1020)	DS	
	Patient's Weight	(0010,1030)	DS	
	Occupation	(0010,2180)	SH	

DICOM 查询/检索服务包括三个消息服务元素：C-FIND，C-MOVE，C-GET。下面是对 C-FIND 和 C-MOVE 服务基本原理的概括：

①C-FIND：SCU 发出 C-FIND 查询请求，请求中包含作为查询条件的键和需要返回的键，SCP 根据查询条件键值在数据源中进行匹配，如果存在相应的匹配，则在响应中返回请求中存在的所有键值。对于每个符合条件的匹配，SCP 都要发回一个响应。SCU 可以在任何时候发出终止请求，放弃查询。

②C-MOVE：SCU 发出包含唯一键（Unique Key）和传送目的实体名称，SCP 接受请求之后，如果在数据源中存在相应匹配，就初始化一个存储服务类子操作 C-STORE，激发一个新的应用实体，和传送目的实体之间进行通讯连接，将数据源中的图像信息等通过传送目的实体进行存储。存储子服务实体传送数据的过程中，C-MOVE 的 SCP 可以选择向 SCU 发回响应，说明当前进行的状况：传送成功的数量、失败的数量、剩余的数量等，整个传送过程结束之后，需要发回一个结束响应。C-MOVE 的 SCU 也可以在任何时候发出终止请求，用于将图像数据传送到第三方。

DICOM 标准的查询/检索过程与通用的关系查询/检索方法有所不同。在 DICOM 中，定义了三种查询/检索信息模型，分别为：以病人为根、以检查为根和仅包含病人/检查。在查询/检索请求中可以使用的键是有所限制的。对于每一种信息模型，都要根据不同的 DICOM 消息服务元素和查询/检索级别（Query/Retrieve Level）的值来确定哪些键可以出现，哪些键必须出现，哪些键不可以出现。在 C-FIND 服务中，对于查询/检索级别之上的层，只可以并且必须出现唯一键；对于查询/检索级别中定义的层；唯一键必须出现，必要键和可选键可以出现；对于查询/检索级别之下的层，任何键都可以出现。用以病人为根的模型为例，当查询/检索级别的值为“STUDY”的时候，病人层的键只可以有并且必须有唯一键病人号；检查层的键必须有唯一键检查实例 UID，其他键可以出现也可以不出现，序列层和图像层的键都不可以出现。在 C-MOVE 和 C-GET 服务中，只有唯一键可以出现，并且查询/检索级别层及其之上层的唯一键必须出现，之下的层的键不能出现。存在这些限制的原因在于 DICOM 查询/检索服务的查询机制。在 DICOM 中，查询是分层进行、逐层匹配的，从最上层开始，使用当前层的键值和其之上层已经查询出的键值作为查询条件进行查询。

习题

PACS 网关的种类及功能分别是什么？

第八章　PACS 发展趋势与 IHE

与 HIS/RIS 融合、进行影像信息和文字信息交互是 PACS 的未来发展趋势和现实需求。国外厂商生产的 HIS 和 RIS 大多遵循 HL7 标准，PACS 和 HIS 之间通过 DICOM 和 HL7 网关进行通信，实现 PACS 和 HIS 的信息共享。近年来出现的 IHE(医用信息系统集成)，由 HIMSS 和 RSNA 联合发起。它基于一个标准的医院模型，集成医院的各种医疗设备和系统，实现信息资源的整合和综合利用，提供了一个很好的医疗信息系统集成框架。

8.1　基于 PACS 的医学影像应用、发展趋势及其应用拓展

8.1.1　基于 PACS 的医学影像应用

随着医院信息系统(HIS)、放射科信息系统(RIS)、医疗企业集成(IHE)及整个社会医疗信息化和网络化的发展。PACS 已和 HIS、RIS 及 IHE 等密切相关，成为医院信息化和网络化的重要组成部分，目前开发的 PACS 主要功能是提高影像保存质量，用计算机中存储的、信息丰富的“活”图像替代胶片上的“死”图像，节省胶片(无片化)，产生经济效益。具体来说，在病人进行检查登记的时候，由电脑记录下相关信息。经相关的影像检查设备如 CT、MR、DSA、DR、CR、US、内窥镜、PET、NM 和病理电子显微镜等得到病人的医学影像通过网络传送到 PACS 中来，自动与登记的相关信息融合。医生可以在 PACS 上进行图像处理(强大的后处理功能，如冠矢状位重建、斜面重建、图像增强、图像滤波、血管造影、三维重建、容积重建和虚拟内窥镜等)，可以任意调节窗宽、窗位；书写诊断报告时，由于有结构化模板库可轻松填写诸如检查方法、疾病表现、诊断结果等多个栏目，还可自定义新词组，可以插入响应的图像，最后打印签名后发给病人。在 PACS 上查找病人图像时，可以是模糊查找，也可根据某些病人信息进行查找。智能化的检索功能可以方便地定位影像，也能对时间、部位、年龄、人数、金额、诊断结果的阳性率和病种等多种医学信息进行统计和管理。上述工作过程组成了无胶片化工作流程，使得经济效益、临床工作和科室管理效率都得以提高。已经开始出现大容量的存储装置，如光盘塔或磁带库和 RAID 等。通过网关还可与医院原来的 HIS/RIS 连通，实现影像共享；通过 Internet 实现远程会诊。为了减少投资，出现了功能强大的图像浏览工作站和图像处理工作站。作为一个个性化的系统产品，PACS 要根据不同医院的不同情况，在采用标准 DICOM 协议的基础上，对于工作流程进行必要的调整，以切实满足不同医院的需要，而国外的 PACS 产品大都无法满足个性化的需要，且国外的工作流程、习惯、语言等与我国相差太远，同时，其产品价格昂贵，所以国外的 PACS 产品不一定适用于国内的医院。随着医疗信息系统一体化的进展，将 PACS 与医院其他信息系统结合非常重要，大规模实施电子病历(Electronic Patient Records，EPR)成为医疗保健体系信息化的重要方向。数

字化影像是电子病历的重要组成部分，将 PACS 同 EPR 系统相结合就能提供完整的病人健康信息，实现病人信息的异地共享。健全与落实 IHE 方案有助于促进各类医疗信息系统的充分整合；同时，需要继续开发更大规模的数据存储和管理设备，建设便捷快速的传输网络，特别是积极探索利用无线移动网络技术和新一代 Internet 技术开发智能的适应临床需求的读片方式，将三维重建和计算机辅助诊断（CAD）等技术整合进影像诊断工作站，从而使未来的 PACS 具有更强的功能。

PACS 基于 DICOM 标准将医学设备、工作站和服务器以一定的网络拓扑结构连接起来，在采用 DICOM 标准的信息网络系统中，所有 DICOM 设备之间都可以按照 DICOM 的网络上层协议进行互相连接和操作。临床医生可以在办公室查看 B 超设备的图像和结果，可以在 CT 机上调用核磁共振图像进行图像的叠加融合，也可以通过网络调用存储在其他医院的图像结果。无论是本院、本地还是相距很远的外地，DICOM 设备都可以通过网络相互联系，交换信息。概括起来，PACS 的主要用途包括：

①用数字影像数据库（Digital Image Database）来取代传统的胶片库将影像归档。

②用医生诊断工作站（Review Station）取代传统胶片与胶片灯。

③用数字影像共享（Digital Image Share）取代传统的胶片邮寄。

④用 DICOM 3.0 将全院各种医疗影像设备连成网络以实现影像通信（Image Communication）。

⑤进行影像处理和计算机辅助诊断（Image Processing and Computer Aided Diagnoses）。

⑥通过 Internet 进行远程诊断与专家会诊（Tele-Radiology）。

影像显示处理系统是 PACS 系统比较重要的组成部分，主要可以分为三类：

· 诊断工作站：影像学部门医师执行医学影像诊断过程操作的人机界面和影像软拷贝显示界面。其中最关键性的要求是显示分辨率。

· 后处理工作站：用于医学影像后处理操作，作为影像诊断或科研过程的辅助和支持。

· 浏览工作站：应用于临床医学影像浏览目的的工作站。

影像显示处理系统作为 PACS 系统应用和操作的界面，需要相应的专业图像处理软件，其主要实现的功能有：

①在各采集、阅片工作站上均可进行图像和病历的观察、处理、诊断和打印。

②图像处理功能如灰度调整、角度测量、锐化、图像增强、直方图、放大、漫游等功能。

③测量功能，可对病灶进行各种测量，并可将轨迹和标注保留在图像上，也可打印在报告单上。

④图像可多幅显示、动态回放，并可实现不同速度、正/逆向、负像电影回放等。

⑤结构化报告模板功能。系统有完善的专家库和标准报告模板，用户可根据需要自定义或修改模板。

⑥多种图像和数据的查询、浏览、统计、打印功能，可进行多内容（病历号、日期、阳性率、检查部位、送检医生等）的查询、统计和报表打印功能。

实际上，一切与医学图像相关的应用或多或少都是基于 PACS 平台而得以在医院中应用的，随着 PACS 系统在医院应用的不断发展并走向成熟，各种高级医学图像处理系统也开始提供 DICOM 接口并逐步集成入 PACS 中，这使得 PACS 功能更加强大。这些高级医学图像处理应用系统包括计算机辅助检测(CAD)系统、基于内容的医学图像检索系统、放疗计划系统、仿真内镜和仿真手术系统、三维适形放射治疗系统等。尤其3D技术和PACS的集成是许多厂商一直在努力和关注的热点问题。他们都在积极提高基于PACS的相关应用的可视化。如高级医学图像可视化的领先供应商TeraRecon所研发的Aquarius iNtuition产品,可提供全套的工作站级的临床工具,包括心脏和血管的分析、主动脉腔内的修复计划、肺部和结肠的审查以及时间密度分析,而且可以通过该公司的客户服务器完整的集成到PACS,对PACS工作站的处理资源和医院的网络基础建设要求很低。此外,iNtuition支持TeraRecon PACS的应用编程接口(Application Programming Interface,API),也支持多个PACS厂商的产品,主要包括爱克发、富士、飞利浦、麦克森、GE、Amicas、DR Systems等等。在未来发展中,医学图像处理应用系统与PACS集成、融合的趋势必将更加明显和深入。

8.1.2 DICOM Waveform 扩展及其文件和数据组织

随着医学图像标准化进程的进一步发展,国际上出现了针对医学图像存储和传输的DICOM标准,经过十多年的发展,该标准已经被医疗界广泛接受,现在大型医院使用的PACS系统都基本采用DICOM作为医学数字影像存档、通讯和管理的基本标准,大大提高了医学影像管理的效率。

随着DICOM标准的不断应用,它已经不止用于常规的影像设备,包括心电信号在内的各种医疗过程中产生的波形信号都将成为DICOM应用的对象,这对于完善医院信息系统有重要意义。DICOM Waveform规范了医学波形的交换,对波形数据进行了完整的定义、构造和测试。对于ECG信号而言,DICOM心电波形图与传统的普通心电图相比有着巨大的优势:无损存储波形数据;通用存储格式使数据能在任何支持DICOM标准的设备上读取和显示;可以实现系统间的数据交换等,这些都是现有的"纸质"心电图无法做到的。

DICOM波形文件与传统影像DICOM文件一样,仍然是DICOM文件,有文件头,有自己的IOD和数据属性,其基本结构和数据组织方式与传统DICOM图像相同。但与存储传统图像数据的方法完全不同的是,波形数据并不像普通图像对每个像素点进行存储,而是将所有波形的原始数据都以数字形式保存下来,对波形数据进行无损存储,即存储的是波形,是波形的各个点与轴线的差值,不是图像从上到下从左到右像素点的值。DICOM波形文件的数据元素的基本结构如图8.1所示。

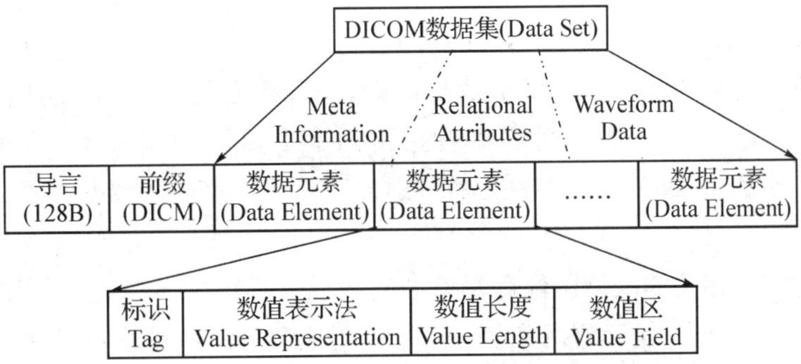

图8.1 DICOM波形文件及数据元素的基本结构

DICOM 波形交换标准由 DICOM WG I 负责制定，在 2000 年以 Supplement 3.0 的形式正式加入 DICOM 3.0 标准。它在之前的曲线 IOD 的基础上定义了波形 IOD，并且对基于时间的波形的特殊需要做出了提高和改进。DICOM 波形交换标准是针对成像环境中的波形获取而制定的，特别适合获取波形用来与其他由 DICOM 协议传输和管理的数据进行综合分析的场合使用。目前，DICOM 标准共定义了六种波形 IOD，分别是：基本音频 IOD、十二导联心电 IOD、普通心电 IOD、动态心电 IOD、心脏电生理学 IOD。DICOM 为每一张波形 IOD 定义了存储服务，还可以根据未来发展的需要基于 DICOM 标准框架不断进行扩展。

目前，对于常规心电设备，可以设置 DICOM 心电网关与 PACS 控制器相连。HL7 被用于把波形观察转换为通用临床信息的系统。DICOM 波形信息对象的定义已经被特别的与 HL7 波形信息格式在语义层上协调了，包括信道属性定义和同步获取信道的多元组的使用等。通用对象模型的应用允许在 DICOM 的波形交换和 HL7 的波形交换之间进行直接的代码转换和协同，它也可以被看做是两个信息系统之间的不同语义的通用语义工具。HL7 允许传输封装成 HL7 信息的 DICOM SOP 实例(信息对象)。由于 DICOM 与 HL7 波形在语义上是协调的，所以 DICOM 波形服务对象的实例不需要用压缩数据传输。这使得 DICOM 在波形方面的扩展更有应用发展潜力和动力。

8.2 远程 PACS 系统与网络安全

PACS 的发展和医学影像学临床实践中影像基于互联网异地传输的需求，推动着远程放射学的基础研究。远程放射学最具有吸引力的特征在于能够打破空间局限，实现远距离浏览和会诊医学影像，这对于改善医学影像学诊断服务质量，提高边远或不发达地区的医学影像学服务和保障能力，改善和优化医学的影像学科的继续教育之类任务的实施过程等方面具有较大的发展和应用潜力。对于远程放射学而言，比较重要的是医学影像的压缩和传输技术的应用，因为存在远程放射学服务支持需求的主要是边远地区或不发达地区，在这类地区常常很难具有较高带宽的通讯系统支持，影像压缩技术对于节省带宽、提高传输效率至关重要。由于远程放射学主要应用于影像诊断和会诊过程，因此 ACR 标准要求执行远程放射学过程的有损压缩影像，必须对压缩技术以及压缩的倍率给以清晰的标示和注释，以便使医学影像学科医师能够确切地知道其所操作影像的质量和可靠性。如此，将感兴趣区域和非感兴趣区域加以区别对待和处理的 DICOM JPEG 2000 压缩模式在远程放射学中将大有可为。需要强调的是，在远程放射系统中，如果两端的工作站或系统软件均可提供相应的 DICOM 通讯和操作能力，如 DICOM Storage SOP 或 DICOM Query/Retrieve SOP 支持能力，一旦建立起 TCP/IP 连接，则位于同一个局域网环境下的 2 个 PACS 应用终端的通讯情况完全相同，这可大大方便远程放射学系统的开发和实现，因此 DICOM 标准在远程放射学系统研发过程中，将具有极大的发展和应用潜力。

与 PACS 密切相关的医学图像远程诊断或者说远程 PACS 是指对医院内病人的医学图像进行远程诊断，它是远程医疗的一个重要组成部分。经过 20 多年的发展，我国在医学图像的远程诊断方面也取得了一定的成绩，涌现出一批医学图像远程诊断的解决方案。同时,一些系统(金卫工程等)已经投入到实际的应用中。在我国现有医学图像远程诊断的解决方案中,许多采用专用的图像传输信道,如宽带、卫星等,这虽然能够稳定、快速地传输医学图像,但专用性较强,未能充分利用现有的互联网资源。同时,医生在远程会诊时一般采用视频会议的形式,这必然要求医院在硬件和软件上有较大的投入。从充分利用现有的互联网资源着手,使人们不仅可以快速地获得存储在各医院、各诊所中的病人图像,而且可以随时请远在外地的专家进行会诊(图像将同时在各自的显示器上出现),将远程放射系统完全同 PACS 合并,提供基于互联网的医学图像远程诊断的解决方案是未来发展的重要趋势,远程诊断也必将成为 PACS 的重要功能之一。在 2005 年美国 ANSA 展会上,一家法国公司已经推出了完全基于 WEB 的 PACS 系统,这将是以后 PACS 发展的一种方向。

PACS 的引入改变了临床医生与放射医生各自为政、自我封闭的工作方式,也改变了面对面会诊的方式。但这种电子交换的最大隐患便是其安全性。尽管 PACS 存在于医院内部甚至科室内部的封闭网,但依然有着病人医疗档案被窃取或窜改的危险。目前常用的授权资格认证及口令密码作为一般防范来讲是安全的,但涉及远程医疗问题,这还很不够。远程 PACS 系统和远程诊断技术的发展使得 PACS 网络安全问题逐步成为 PACS 研究的重点和热点之一。

为使得异地的医生能通过医学图像的远程诊断平台对图像进行诊断,并通过此平台与同行交流经验,医院所提供的医学图像的远程诊断平台在既有 HIS/RIS/PACS 平台基础之上,至少应涉及以下五个方面基本功能:

(1) 医学图像的远程传输、查看和处理

对图像进行远程诊断之前,图像需通过互联网传输到医生端。在传输医学图像的过程中,需采用必要的安全性措施以保证医学图像不被修改。图像传输到医生端后,需要提供图像查看器供医生对医学图像进行查看和处理。

(2) 视频交流平台

为了让医生们更好地交流经验,也为了让医生更好地了解病人,需提供一个视频交流平台。在远程诊断的过程中,医生可通过此平台与同行交流经验或询问病人的病情等。

(3) 整合 PACS 和 HIS

对于拥有 PACS 的医院而言,图像存储在 PACS 图像库中。因而,图像在远程诊断之前,首先需从 PACS 图像库中提取之,然后才能通过互联网传输到医生端。由此,需要整合 PACS 以提取医学图像。整个过程一般要遵循 DICOM 标准。

医生在远程诊断时,往往需要参考病人的一些相关信息,如住院期间的用药信息等。但这些信息存储在医院内部的 HIS 中。目前很多远程医疗活动都采取传统的资料采集方法,未与 HIS 和 PACS 很好结合,不能利用医疗单位现有的信息化建设成果。特别是医学图像,因按传统的方法收集,其质量受到很大的影响,造成专家诊断困难。由此,需要整合 HIS,以从中提取病人的相关信息。整个过程一般要遵循 HL7 标准。

(4) 对外开放 Web Service 接口

为了让外部系统更好地与远程医疗系统衔接,系统对授权的外部系统至少可开放两个 Web Service：提取病人医学图像的 Web Service 和提取病人住院信息的 Web Service。

(5) 远程医疗的安全性问题

当前 DICOM 标准只应用于医疗机构的内部网络中，安全问题考虑的很少。随着远程医疗家庭护理和保险业的发展，分布式的应用越来越广。越来越多的用户或机构通过远程与 PACS 系统相连，当通过公共网络如 Internet 交换卫生保健信息时就要考虑安全问题。为实现 PACS 系统的安全性，DICOM 在其标准文档的第十五部分进行了详细地说明。DICOM 标准将其所涉及的安全问题限制在与对象传输和编码直接相关方面。更确切地讲，DICOM 支持或将支持：

①对等实体身份鉴别，消息的完整性和使用安全的通信协议；

②用于实现各个单独对象鉴别和完整性的数字签名；

③存储在交换介质中对象的机密性；

④网络传输时或存储介质中属性的机密性；

⑤保护患者的个人隐私。

在 DICOM 标准中已制定了以下几个安全性概要：

①安全使用概要(Secure Use Profiles)，用于实现数据完整性安全服务；

②安全传输连接概要(Secure Transport Connection Profiles)，用于实现通信双方身份鉴别、通信数据机密性和数据完整性安全服务；

③数字签名概要(Digital Signature Profiles)，用于实现数据完整性和抗抵赖安全服务；

④介质存储概要(Media Storage Profiles)，用于实现离线数据机密性安全服务；

⑤属性机密性概要(Attribute Confidentiality Profiles)，用于实现部分数据机密性安全服务。

在 DICOM 未来版本的发布中，网络安全将是重点扩展内容和方向之一。

8.3 PACS 与 IHE 框架

遵循 DICOM 3.0 标准兼容的重要性已经被各 PACS 系统生产商所认同，目前基本上所有的 PACS 系统都支持 DICOM 的存储服务，可接收从成像设备传来的影像数据。但是对广义上的 PACS 来说，只是实现影像数据接收还不够，还需要通过和其他系统的连接，实现影像检查的数字化工作流。现在很多涉及工作流集成的 DICOM 服务都尚未被广泛支持，包括 DICOM Q/R、Worklist/MPPS，Storage Commitment、Study Management、Patient Management 等等。

IHE(Integrated Healthcare Enterprise)是国际上 1998 年提出的医疗工作流集成框架，在国外已相当普及，国内对它也已逐步开始认识并予以重视，已有部分 PACS 生产商把 IHE 兼容作为系统与产品的发展目标。

8.3.1 IHE 概述

医疗企业集成(IHE)是一项推进整合现代医疗保健机构信息系统的规范。它的基本目标是确保提供给医疗保健专业人员对病人诊断必需的所有信息是正确、可用的。HIMSS和RSNA是这项规范的主办单位。IHE规范既是鼓励整合的一个过程，也为其提供了一个论坛。为了获得特定的临床应用目标，它在现有消息通讯标准（如DICOM和HL7等）的基础上定义了一个技术框架。其中包含了为实现这个框架的一个严格的验证过程。IHE通过在各类医疗专业学会上组织教育性的讲座和展览来宣传和证明这个框架的优势，鼓励业界厂商和医院用户采纳和使用本规范。IHE规范使用的方法不是去定义新的整合标准，而是支持现有的标准（目前包括DICOM、HL7等）的应用，适当时也会采纳其他有针对性的标准。在应用这些标准时，IHE从整体考虑出发，根据需要定义配置选项。当有必要对现有的标准进行进一步解释或扩展的时候，IHE的做法是向有关的标准组织提出建议，而不是擅自定义一些新的标准或标准的延伸。

IHE提供了一系列的活动和设施来促进医疗行业的信息集成：

(1) 连通性测试

作为IHE的一部分，IHE委员会每年秋季都会组织一次为期一周的各个厂商间的连通性测试活动（Connectathon），不同供应商的产品在活动中互相交换信息，按照给定的集成概要（Integration Profiles），扮演特定的IHE角色（Actors）来运行各类事务（Transactions）。届时，IHE将会公布连通性测试的结果。这个活动已经逐渐成为医疗影像和信息系统行业的一个标志性事件，它提供给各厂商一个独一无二的机会与同行进行连通性测试。

(2) 技术框架

IHE项目组通过指定并维护IHE技术框架来指导各设备和系统厂商进行系统集成。它是各个厂商设计和测试IHE产品的依据，是用户的指导手册。它通过抽象出“角色执行事务”这一模型来实现特定的过程，并依此将不同的事务都统一成集成概要模式。

(3) 公共词汇和统一视角

IHE提供了一组基于标准信息模型（如HL7、DICOM等）的公共词汇，在规范编码和其意义的同时，也便于厂商和用户之间交流业务需求和设计思想。同时，它还提供了一致的视角，让厂商和用户能更好地理解整个集成环境。

(4) 测试工具和遵循性声明

IHE提供了一整套完整的测试工具（MESA Test Tool），帮助开发人员验证他们的产品，也给用户提供一定的参考。除此之外，IHE还提供了一份统一格式的遵循性声明，用以描述给定的产品对应哪些IHE角色，哪些集成概要，以及实现了哪些可选事务和可选项。

(5) 可视化论坛

RSNA和HIMSS通过多年资助的一个演示计划提供关于医疗信息系统集成的可视化论坛。在演示中，不同开发商的产品分别扮演模拟医疗环境（Simulated Healthcare Environment，SHE）中的一个成员，SHE中的这些成员根据技术框架中定义的事务进行通讯，以完成一个典型的临床工作流过程。通过它来证明IHE能实现系统集成的目标，激励厂商采用IHE架构的决心，培养用户对该集成计划的信心，并通过这个可视化论坛，促使用户和厂商更进一步的讨论、交流和合作。

(6) 本地化扩展

IHE 允许其他国家和地区在遵循 IHE 框架体系的同时,根据自己国家的发展水平和实际情况,发展符合自己流程习惯的 IHE 集成方案,使得 IHE 技术框架更加适应本国的医疗体系结构。目前,欧美和日本已经通过了自己的本地化支持,国内的 IHE 本地化也在研究和探索过程中。

遵循 IHE 所提供的集成模式,医疗机构不仅能优化放射科的工作流程,还能进一步改善临床图像质量。IHE 的影像系统集成说明书保证图像能在校正后的各种图像显示系统(计算机显示或胶片显示)中没有质量上的偏差,给用户和供应商所带来的好处是显而易见的。用户再也不必寻求工程师帮助纠正胶片和显示器中图像的质量差异。

IHE 也为经销商和生产商之间创造了交流的机会,增加彼此之间对集成需求的共识。有了 IHE 建立的标准,经销商能更好地与生产商达成一致。IHE 的存在使 PACS 集成商以前要花几个月时间来完成的技术分析和安装过程缩减到几个星期,并且能提供更高性能的产品。IHE 将促进整个业界的数字化进程,减少数据和功能的冗余,增强数据完整性、一致性和可访问度,改善放射科的工作流,提高工作效率。以放射科为例,存在着三个需要集成的重要部分,IHE 闭合了由 RIS、成像设备和 PACS 组成的回路,在其中起着重要作用:首先,成像设备产生数字化图像,图像的数字化是进一步提高效率、改善医护质量的前提。其次,图像信息必须与管理信息分别处理,图像被传入 PACS,PACS 与 RIS 之间集成,通过 Web 方式图像和报告信息可在整个医院范围内发布,这要求成像设备生产商与 IT 部分密切合作来实现。通过强有力的链接,PACS 与 RIS 之间的界限被打破了,发展出一种新的信息系统。这种新型的信息系统促使放射科主任与信息科主任之间形成一种更紧密的协同工作方式。第三,应对了提高工作效率、降低成本的需要,同时改善了医护质量,减少了医疗误差。因此,患者所有信息的集成就成为一种趋势。在使用纸张和胶片的时代,患者信息与图像之间的联系完全是一种手工的过程,既容易犯错又浪费时间;而在数字化的时代,患者信息管理的主要内容就变成病人预约、检查、图像浏览和诊断几个步骤之间的完全自动集成。

IHE 的主要概念是角色(Actor)、事务(Transaction)、集成概要(Integration Profiles)和技术框架(Technical Framework)。角色是指信息系统或者程序中产生、管理或者处理信息的功能单位,是通用化系统的成员。每一个角色支持一组 IHE 事务,每一个信息系统可能包括一个或者多个角色。事务是指在角色之间进行的、预定义的、在现存标准(比如 HL7 和 DICOM)基础上的消息交互,是角色之间的各类功能活动。集成概要是 IHE 技术框架的基本单位。每一个集成概要都是几个特定的角色和对应事务组成的情景。集成概要为用户和厂商提供了一种方便地理解或引用 IHE 技术框架功能子集的方式,使用户在不涉及角色和事务细节的情况下,能更加准确地描述对 IHE 的支持,而不是仅仅简单地声明与 IHE 相兼容。

8.3.2 IHE 发展与年度计划

1997 年,RSNA 召开会议广泛听取了各方代表的意见,为医用信息系统集成的方法收集建议。第二年,RSNA 和 HIMSS 做了进一步讨论,并发起一个由这两个组织牵头开发,由有关学会和设备厂商共同建立的医用信息系统集成(IHE)委员会。由于认识到 IHE 涉及众多的厂商和医疗机构,而集成方案的推广也需要一个渐进的过程,IHE 委员会从成立之初就确定 IHE 是一个将实施多年的项目。为了到达既定的目标,委员会每年都有一个年度计划来逐渐普及该举措。以下是 IHE 发展初期 5 年的年度计划。

①1999 年:架构功能性的结构,将放射科集成于 HIS,包括病人登记、ADT(入院、出院和转院)、检查计划和影像通讯(如采集、存储和浏览)。

②2000 年:扩展放射科事务,做到了科室间的信息共享。确定影像位置,方便产生后期检查报告;允许其他科室访问放射科信息(影像和报告);允许放射科访问非放射科信息,如实验室数据等;添加了病人信息协调和图像表现一致性两个集成概要;基本实现了简单的报告管理。

③2001 年:巩固了前两年的实施,开始将 IHE 推向市场和实际应用。在前两年经验的基础上,改进了检查状态更新(检查跟踪),将临床数据和警报通知医护人员;创建结构化报告的模板,定义连接影像和报告的规则;扩大了临床范围,与 HIS 进一步集成;将 IHE 推向其他国家,主要是欧美和日本等发达国家,做了部分本地化的工作。

④2002 年:促进了放射科信息继续纵向增长。改善了报告和审查流程,使用通用的工作列表来产生临床解释,报告和报告审查;添加了基本安全特性的集成概括,提供审计、访问控制等安全措施;规范了收费记录和财务交易;支持错误管理(使用成像设备工作列表来修复操作错误和其他意外错误)。

⑤2003 年以后:提供标准化的代码和术语;集成更多的科室,如心脏科、临床实验室等;连接放射科和其他临床应用的集成化桌面;鼓励其他临床领域的内部相互集成;进一步优化已有的工作流程;加强对结构化报告的查询;促进科室间信息共享;改善和扩展医院 IT 基础设施。

8.3.3　IHE 放射科技术框架

IHE 技术框架是一份详细的结构严谨的文档,它将信息系统(基于 HL7)和影像系统(基于 DICOM)有机结合成为一个完整的实体,是实现 IHE 集成功能的综合性指南。目前的 IHE 技术框架共包括四个子框架:IT 底层构造技术框架、放射科技术框架、心脏科技术框架和实验室技术框架,分别对应不同的医疗应用领域。与 PACS 密切相关的是放射科技术框架,它涉及的就是放射科的工作流程。

放射科技术框架是 IHE 里应用最为广泛、最为成熟、发展最为活跃的框架,如在 IHE 的 Rev5.5 版中定义了 12 个集成概要(图 8.2)。每个集成概要都对应一个特定的医疗过程。它定义了实现该医疗过程所涉及的角色,以及角色之间交互的事务。这些集成概要可分为 3 类:内容概要、工作流概要和底层构造概要。

每个集成模型都对应一个特定的医疗过程,它定义了实现该医疗过程所涉及的角色,以及角色之间交互的事务。

集成模型共可分为 3 类:内容模型、工作流模型和底层构造模型。

内容模型描述了对某种特定类型内容对象的创建、存储、管理、获取和使用。它包括图像一致性表示模型(Consistent Presentation of Images,CPI)、关键图像注释模型(Key

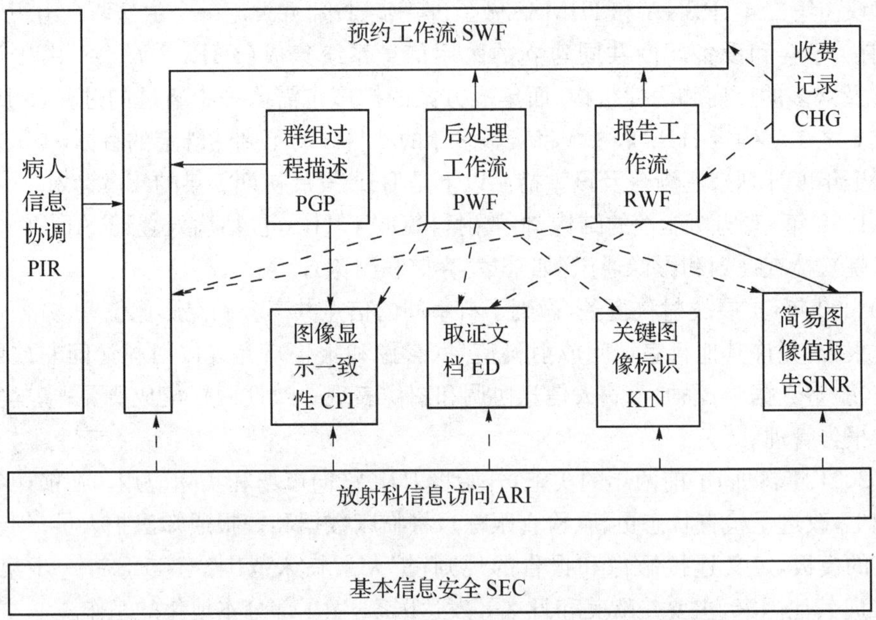

图 8.2　放射科技术框架各集成概要关系图(Rev5.5)

Image Note，KIN)、取证文档模型(Evidence Documents，ED)和简单图像数值报告模型(Simple Image and Numeric Report，SINR)，图像内容的处理在预约工作流模型中描述。这些模型是"工作流中性"的，即只规定了对象的创建、存储、查询和获取，并未规定工作流的管理过程。

工作流模型描述了对工作流的管理，如提供工作列表、汇报/监控工作项目的进展和完成情况等，整个流程中所涉及的内容对象的创建在内容模型中规定。工作流模型包括预约工作流模型(Scheduled Workflow，SWF)，后处理工作流模型(Post-Processing Workflow，PWP)和报告工作流模型(Reporting Workflow，RWP)。病人信息一致(Patient Information Reconciliation，PIR)模型是对预约工作流模型的扩展，而收费处理模型(Charge Posting，CHG)则是对所有工作流模型的扩展。

底层构造模型描述科室共性的问题，如基本安全模型(Basic Security，SEC)和放射信息访问模型(Access to Radiology Information，ARI)。结合医院实际业务流，分析图8.2：预约工作流是所有集成模型的基础，其他模型可以看做是对预约的一些补充；病人信息一致保证病人资料的快速一致更新；群组过程描述体现申请过程与得到结果过程的一致对称；后处理工作流保证常规成像工作之后的附加处理信息一致；报告工作流保证后处理之后实际产生医疗文书过程的规范统一，直接与简单图像数值报告关联，保证诊断信息的一致性；图像表示一致性从图像本身的角度保证信息一致；取证文档规范后处理部分的统一性和合法性；关键图像标识加强检查科室的临床科室衔接，进行信息筛选，保障诊断和治疗的良好配合和高效率；简单图像数值报告统一了报告格式，保证流通中的一致性；放射科信息访问从全院与其他信息系统整合角度，强调信息共享和利用。所有的集成单元必须建立在基本安全的基础之上。

内容概要描述了对某种特定类型内容对象的创建、存储、管理、获取和使用。它包括图像一致性表示概要、关键图像注释概要、取证文档概要和简单图像数值报告概要，而图像内容的处理则在预约工作流概要中描述。这些概要是"工作流中性"的，即只规定了对象的创建、存储、查询和获取，并未规定工作流的管理过程。工作流概要描述了对工作流的管理，如提供工作列表、汇报/监控工作项目的进展和完成情况等，在整个流程中所涉及到的内容对象的创建在内容概要中规定。这些工作流概要包括：预约工作流概要、后处理工作流概要和报告工作流概要。病人协调概要是对预约工作流概要的扩展，而收费处理概要则是所有工作流概要的扩展。底层构造概要描述科室共性的问题，如基本安全概要和放射信息访问概要。

以下分别对 IHE 的 Rev 5.5 版中定义的 12 个集成概要进行简要介绍：

(1) 预约工作流(Scheduled Workflow，SWF)

该集成概要的目的在于保证放射科内从申请、检查到图像获取整个过程的数据连贯性和完整性。它包含了保持病人和申请信息一致性的事务，定义了预约和图像获取过程步骤的事务，确定图像和其他取证文档是否被归档或是否可用的事务，以及用于协调图像处理和报告步骤结束状态的事务。预约工作流的常规流程如图 8.3 所示。从图中可以看出病人基本信息只需在登记处录入一次就可以实现信息在不同设备和系统间的流转。同时相互之间消息的传递也使得不同设备和系统间的联系和融合更加紧密。

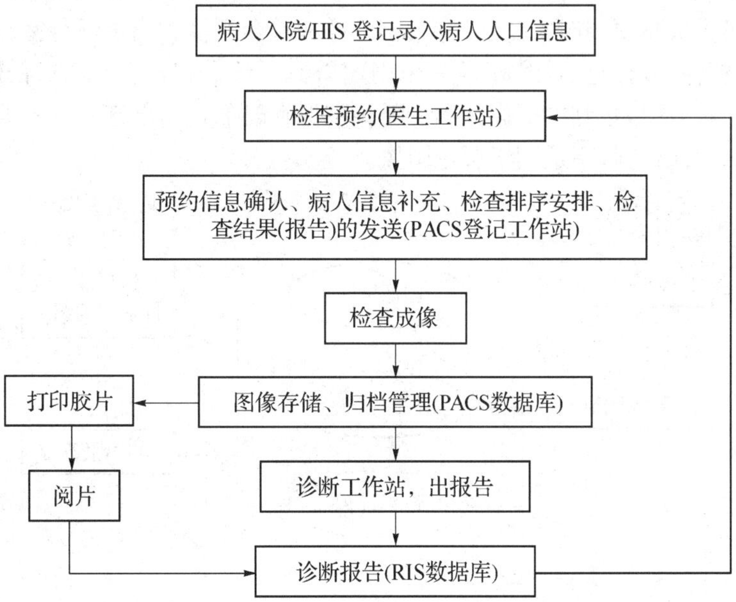

图 8.3 预约工作流

(2) 病人信息协调(Patient Information Reconciliation，PIR)

如图 8.4 所示，该集成概要是对 SWF 模型的扩展，它在紧急情况下，为误标识和未标识的病人提供图像、诊断报告和其他取证文档的匹配方法。以重度外伤病人为例，由于病人生命垂危，没有时间登记，该集成概要允许该病人在 ADT(Admit-Discharge-Transfer)注册前进行图像检查，随后进行病人信息的补登记，并协调各系统保持数据一致。该模型极大地简化了这些例外情况的处理。

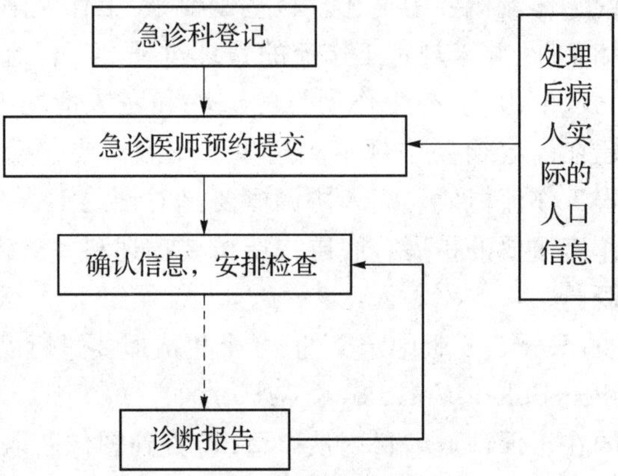

图 8.4　病人信息协调

(3) 图像表示一致性(Consistent Presentation of Images，CPI)

如图 8.5，该集成概要定义了保存灰度图像的图像显示状态信息(如标注、窗宽/窗位、遮罩、旋转、镜像、局部显示和缩放等)的一致性，同时也定义了标准对比度曲线(灰度标准显示函数，Grayscale Standard Display Function)，以供不同类型显示器和硬拷贝设备的校准。该集成概要同时支持硬拷贝、软拷贝和混合环境。当诊断科室对灰阶图像进行了如标注、镜像、局部显示、缩放等一系列操作后，一经保存，任何地方、任何方式(如打印、临床显示、报告等)看到的图像都和诊断科室保存时的显示状态一样。但这一集成概要仅适用于灰度图像，暂不适用于彩色图像。

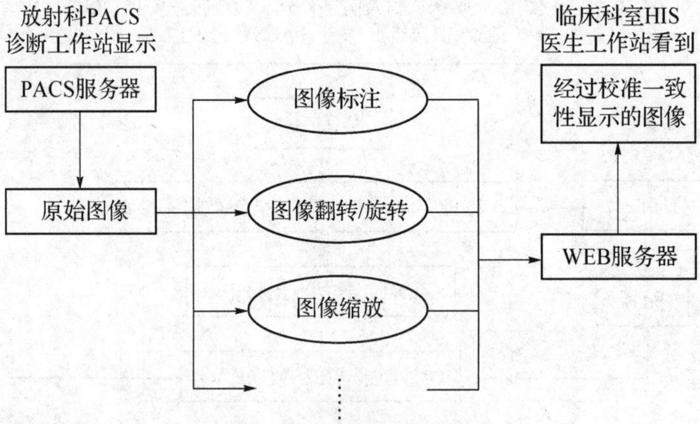

图 8.5　图像表示一致性

(4) 群组过程描述(Presentation of Grouped Procedures，PGP)

该集成概要提供了对"群组检查"的支持。所谓"群组检查"是从提高工作效率和使病患更为舒适的角度出发，用于解决由于多个预约信息而产生的综合信息管理问题。比如一个病人要做胸部、腹部和骨盆的 CT，只用一次申请，同时针对每个部位各做一次预约，就可以在一次检查中做这三个部位，也就是把这三个过程组化了。该集成概要保证在报告制作、影像显示时，可针对每个部位进行操作。该"群组检查"产生单一的图像集，但是通过预约工作流事务和图像一致性表示事务的组合，允许分别显示和解析与每个检查过程相关的图像子集(图 8.6)。

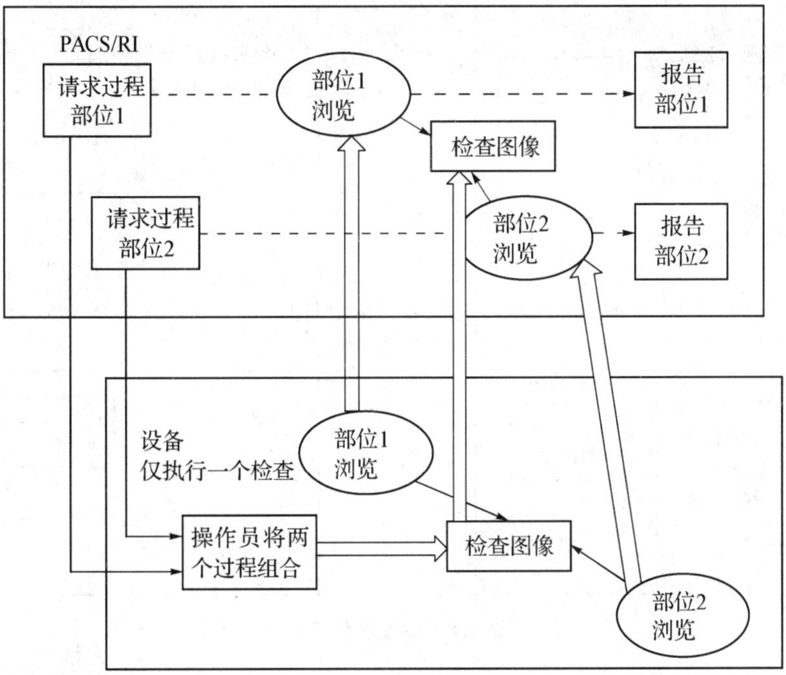

图 8.6　群组过程描述

(5) 放射科信息访问(Access to Radiology Information,ARI)

该集成概要定义了对放射信息的访问,规定了许多有权使用放射信息(包括基于 DICOM 格式的图像和相关报告)的查询和检索事务。该事务不但接受来自放射科内部的访问,对于病理科、肿瘤科、外科和远程医生等同样适用,而且对于非放射信息如实验报告、取证文档等,只要它符合 DICOM 格式,也同样可以查询或检索(图 8.7)。

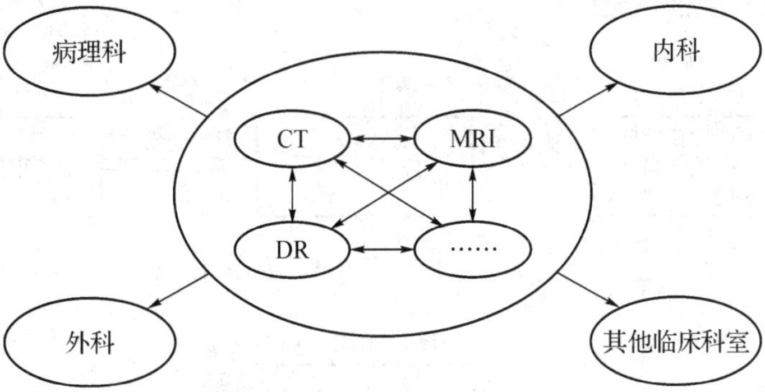

图 8.7　放射科信息访问

(6) 关键图像标识(Key Image Notes,KIN)

关键图像标识集成概要定义了允许用户将一个检查中的一个或多个图像设置为关键帧的事件。用户可以通过将标识附加到图像上从而达到设置关键帧的目的。标识可以包括标题描述和标记目的、注记者评论等部分。用户可以出于为临床医生提供参考、教学档案选取、部门会诊、图像品质问题等的考虑,给图像标记上不同的标签,方便今后按特定的目的进行检索(图 8.8)。

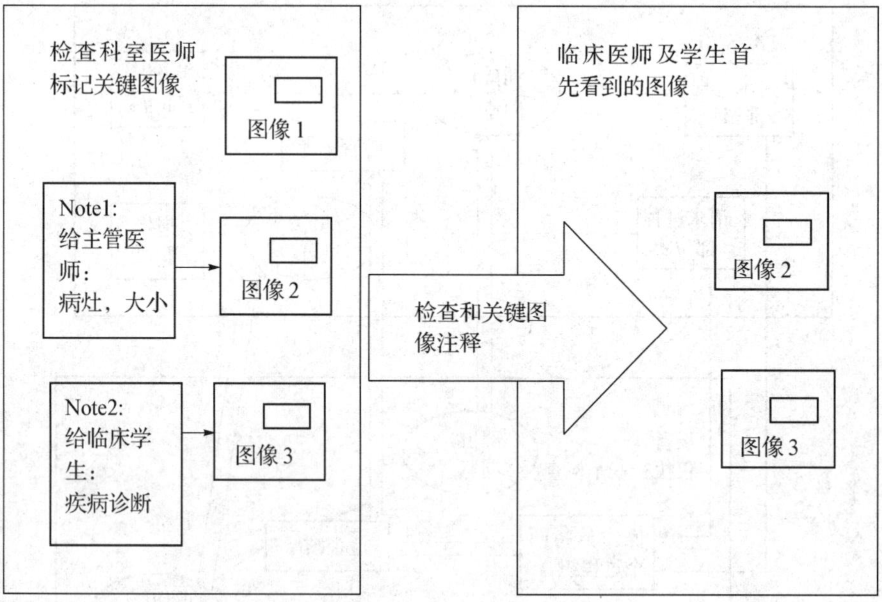

图 8.8　关键图像标识

(7) 简易图像和数值报告(Simple Image and Numeric Report，SINR)

该集成概要是为了适应数字录音、声音识别和其他特殊软件包的使用，把报告功能分散为生成、管理、存储、显示等多个角色，促进数字化指令、声音识别和专科报告包的使用。其中报告是作为文件存储在存储设备上的，有别于以往将报告存在数据库中，这样可以通过 XML 和 HL7 更方便地和其他系统共享信息。该集成概要允许厂商在实际系统中只包含其中一个或几个功能(图 8.9)。

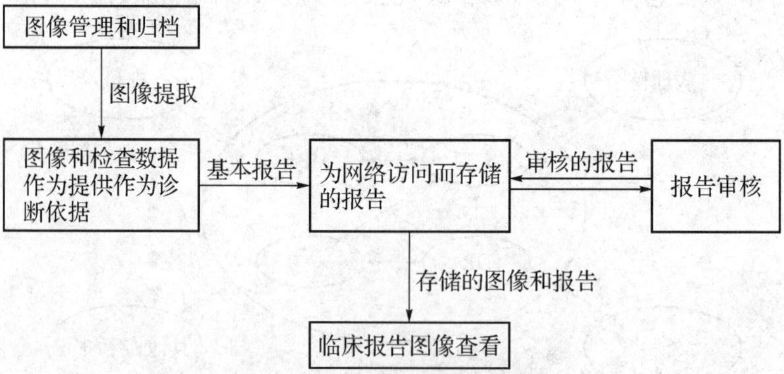

图 8.9　简单图像和数值报告

(8) 基本安全(Basic Security，SEC)

由于放射信息中的影像、报告、申请预约信息都是受保护的病人隐私，所以为了保证这些信息的完整性、机密性、真实性和有效性，必须强调系统的安全性。可采取的措施是对用户进行访问控制，并建立针对每个用户和系统的使用记录、安全证书等。但由于牵涉到多个不同厂家的设备和系统，因此需要制定一个统一的有关安全的标准。基本安全作为协调全部安全策略和企业程序的一部分，可以帮助保护病人信息。它也提供了对多系统下用户行为进行跟踪记录的安全机制。基本安全中的安全措施采取了用户验证、节点验证和产生审核记录(图 8.10)。

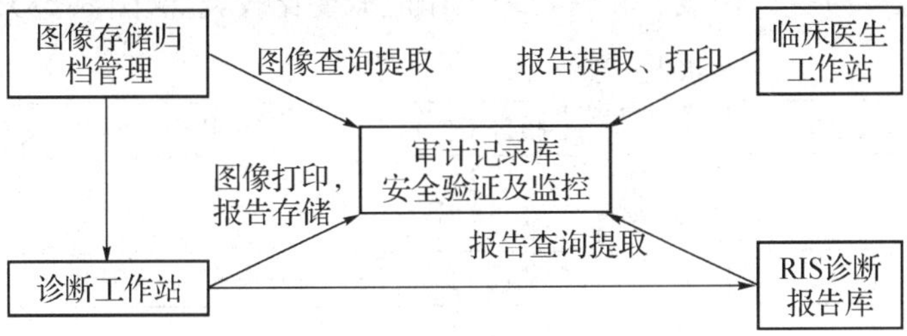

图 8.10　基本安全

(9) 收费记录(Charge Posting,CHG)

收费记录规定了从科室系统预约/医嘱执行(Department System Scheduler/Order Filler)角色到收费处理器(Charge Processor)角色的费用信息通讯事务,并定义了 ADT/病人登记(Patient Registration)角色与收费处理器角色之间的有关病人信息、账户、保险和保证人等信息的通讯事务。在 IHE 技术框架中包含该事务的目的是使收费处理标准化,减少临床系统和收费处理系统之间的接口调试,避免了收费系统必须了解放射信息系统内部结构的需要,使得收费处理系统能接收到更完整、更及时和更准确的数据(图 8.11)。

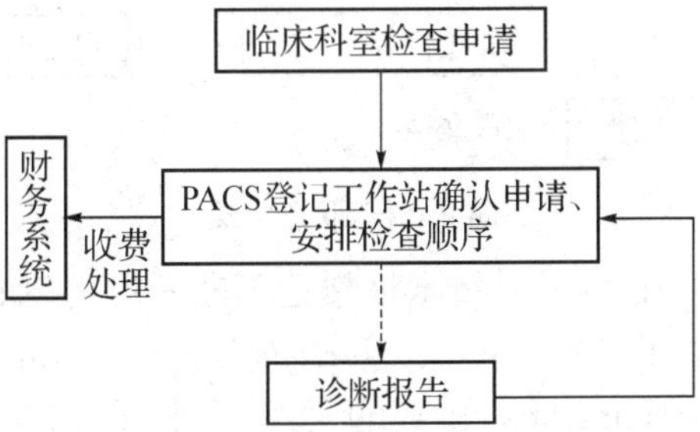

图 8.11　收费处理

(10) 后处理工作流(Post-Processing Workflow,PWF)

后处理工作流集成概要解决了典型的后处理工作(如计算机辅助诊断或图像处理等)有关的预约、分配以及状态跟踪等方面的需求。该概要包括产生和查询工作列表,选择工作项目,从执行系统返回结果状态给管理系统等事务(图 8.12)。

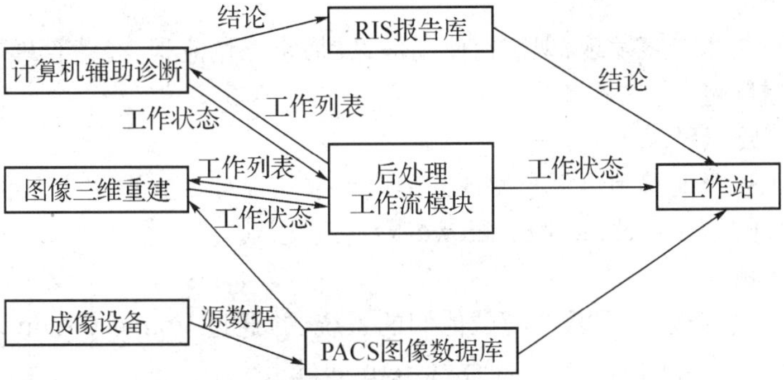

图 8.12　后处理工作流

(11) 报告工作流(Reporting Workflow,RWF)

该集成概要解决了对报告工作任务(如书写、确认、修改、对照和审核)的预约、分配以及状态跟踪的需求。包括产生和查询工作列表，选择工作项目，从执行系统返回结果状态给管理系统等事务。该概要和后处理工作流概要比较类似(图 8.13)。

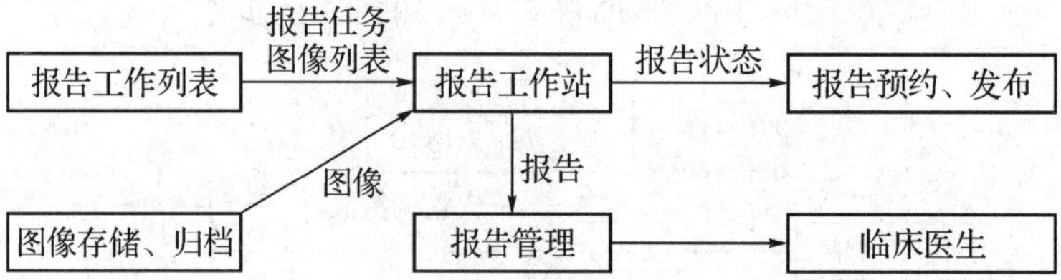

图 8.13　报告工作流

(12) 取证文档(Evidence Document，ED)

该集成概要定义了对观察值、测量值、结果和其他执行某项过程步骤所记录下的过程细节进行互操作的方法。如由设备(如检查设备或其他工作站)进行输出；由归档系统进行存储和管理；由显示和报告系统进行获取和表示等。它允许把非图像的细节信息，如测量值、计算机辅助诊断结果、记录过程的日志文件等作为输入项用于诊断报告的制作(图 8.14)。

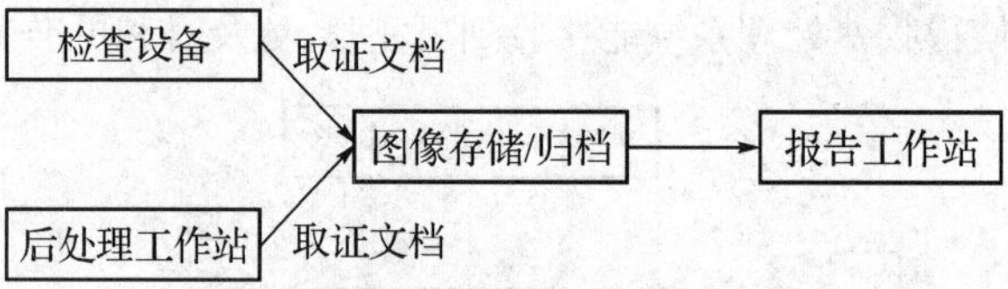

图 8.14　取证文档

需要强调指出的是，IHE 放射科技术框架是不断发展的，如 2007 年 8 月 30 日发布的 IHE 8.0 版本中就增加了核医学图像(Nuclear Medicine Image，NM)、输入协调工作流(Import Reconciliation Workflow，IRWF)、乳腺摄影图像(Mammography Image)、图像的企业交互文档共享(Cross-Enterprise Document Sharing for Imaging，XDS-I)四个新集成概要。关于最新增加的集成概要的内容，感兴趣的读者可查阅 IHE 网站。

8.3.4　IHE 工作流程与信息发布

IHE 建立了一套各个不同机构间合作与沟通的工作程序，可以分为四步：

(1) 发现问题

临床和信息技术专家发现、识别在使用信息、临床工作流程、经营管理以及底层构架时共同性的集成问题。

(2) 集成概要配置

主管负责人选择能够满足每个发现的集成需求的标准。应用这些标准的技术配置，在 IHE 的技术框架中(Technical Framework)形成文档。

(3) 执行和测试

供应商应用这些概要，用软件测试他们的系统，并通过 Connectathon 现场测试来确认他们与其他供应商之间的工作协同性(Interoperability)。

(4) 综合报告和准备发布

供应商发布报告声明其产品支持该集成概要。用户可以在准备方案时参阅需要的集成概要以节省时间。

与医学信息系统对 DICOM 标准的一致性声明一样，系统提供商同样可以提交和发布一个专用说明文档，以便对用户或潜在用户陈述其系统对 IHE 技术架构集成概要的支持状态，这便是 IHE 集成一致性声明文档，是一个以 IHE 专用术语，如 Actors 和集成框架等，描述系统产品所具备的特定 IHE 集成执行能力的专用文档。由于 IHE 技术框架主要是基于现行的医学标准及相关处理机制，因此 IHE 一致性声明需与这些相关标准的一致性声明相结合，并不能取代有关医学应用标准（如 DICOM 标准）的一致性声明文档。

系统提供商建立和发布的 IHE 集成一致性说明文档应该包含下述内容：

提供商的名称；IHE 集成声明所应用的商品化产品名、产品版本以及产品发布日期；应包含如下声明："此产品将执行 IHE 技术框架中支持下述 IHE 集成概要、Actors 以及选配项所要求的全部 Transactions"；包括一个产品所支持的集成概要的列表，对列表中每一个集成概要应该提供一个所支持的 Actors 列表。所支持的列表中集成概要和 Actor 所关联的 IHE 技术框架定义的选配项也应予以声明。IHE 集成声明文档还应包含一些相关资料的参考和链接信息，譬如，提供商的 IHE 集成一致性声明文档发布的网址、提供商产品的与 IHE Transactions 执行相关的标准（如 DICOM 或 HL7 标准）机制执行的一致性声明文档的发布网址，以及获取 IHE 动向和信息的 IHE 相关组织的网址。下面是 IHE 技术架构提供的一份 IHE 集成声明文档的示例，系统提供商可以根据其产品的情况以及其他考虑在声明文档中增加有关产品执行的有意义的信息（图 8.15）。

<table>
<tr><td colspan="2">IHE 集成陈述</td><td>Date</td><td>2002.10.12</td></tr>
<tr><td>系统提供商</td><td>产品名</td><td colspan="2">软件版本</td></tr>
<tr><td>（系统商名）</td><td>（系统/软件名）</td><td colspan="2">（版本编号）</td></tr>
<tr><td colspan="4">本产品将执行下述 IHE Technical Framework 定义的 IHE Profiles Actors 及其选配项要求的全部 Transactions。</td></tr>
<tr><td>集成概要执行</td><td>Actors 执行</td><td colspan="2">选配项执行</td></tr>
<tr><td rowspan="4">Scheduled Workflow</td><td>Image Manager/Image Archive</td><td colspan="2">None</td></tr>
<tr><td>Image Display</td><td colspan="2">None</td></tr>
<tr><td>Image Creator</td><td colspan="2">Performed Procedure Step</td></tr>
<tr><td>Order Filler</td><td colspan="2">PPS Exception Management</td></tr>
<tr><td>Simple Image and Numeric Report</td><td>Report Creator</td><td colspan="2">None</td></tr>
<tr><td colspan="4">系统提供商 IHE 信息发布网址：http://xxx.xxx.com/xx</td></tr>
<tr><td colspan="4">提供商相关标准遵从文档发布网址</td></tr>
<tr><td>HL7</td><td colspan="3"></td></tr>
<tr><td>DICOM</td><td colspan="3"></td></tr>
<tr><td colspan="4">IHE 信息资源链接</td></tr>
<tr><td>北美：www.rsna.org/IHE</td><td>欧洲：www.iheeurope.org</td><td colspan="2">日本：www.jira-net.or.jp/ihej</td></tr>
</table>

图 8.15 IHE 集成声明文档的示例

此外，IHE 组织和委员会为不同的系统提供商提供测试环境和平台，以便不同来源的产品能够测试和评价其交互和集成能力，如前述 IHE 委员会定期举办的连通性测试平台。但 IHE 和组织不负责对系统供应商的 IHE 集成一致性声明或提供商对其系统产品其他声明的合法性给予任何形式的证明。

8.4 IHE 系统改造和实现方法

在 IHE 技术架构中，定义了大量的医院信息化流程中的执行角色，以及操作和处理机制。这类定义主要基于现行的被医疗行业广泛应用和执行的标准 DICOM 和 HL7。这些医学标准提供 IHE 所关注的医院信息化流程中的角色、操作和处理的定义，IHE 则为这类角色、操作和处理机制构建优化整合及合理应用的架构和概要。因此，在基于 IHE 的系统实现过程中有几点注意事项：

①在具体执行的时候，角色和事务的实现首先应考虑满足一定的医疗行业标准（如 DICOM，HL7 等）。因此，不能一味追求 IHE 的集成性而去违背现行的行业标准。

②对于每个功能模块，可以选择组合哪些角色，但部分角色是必须组合使用，例如图像存档（Image Archive）和图像管理者（Image Manager），而且如果 Image Manager 参加预约工作流或者报告工作流集成模型，就必须加入执行过程步骤管理者（PPS Manager）角色。

③对于每个选定的角色，可以选择其参加的集成概要。其参加集成概要的所有必需事务必须实现，可选择实现可选事务。此外，其参加的集成概要所依赖的集成概要的必需事务也必须实现。

要实现 IHE，开发者一般可采用重新开发和对现有系统进行升级两种方法，前者需要按照 IHE 技术架构进行定制，设计一个全新的放射科影像系统，其研究主要集中在对某些功能模块按照 IHE 技术架构进行定制，包括图像存储及管理、诊断工作站、检查预约登记和报告模块等。对要实现的功能模块进行分析，选定一个或者多个角色组合，实现相应的所有事务。对完成的功能模块进行测试，在实际使用中不断完善。后者在既有系统功能和 IHE 技术架构基础上，增加现有子系统或工作站之间的交互能力，优化工作流，实现升级。这需要从现有的资源和市场情况考虑，分析现有子系统或工作站的功能，确定其角色，对其相应事务功能进行完善。

习 题

1. 列举基于 PACS 的医学影像的相关应用。
2. 什么是 DICOM Waveform?
3. 简述远程 PACS 系统概念及其关键问题。
4. 简述 IHE 放射科技术框架各组成部分。

参考文献

[1] Editorial. Some historical remarks on picture archiving and communication systems. Computerized Medical Imaging and Graphics,2003 (27):93-99

[2] Xinhua Cao,H. K. Huang. Current status and future advances of digital radiography and PACS. IEEE Engineering in Medicine and Biology Magazine,2000,19(5):80-88

[3] H. K. Huang. Picture Archiving and Communication Systems:Principles and Applications. Wiley&Sons,N. Y. ,1999:521

[4] 钟金宏,等. 医学影像建档与通信传输系统综述. 计算机工程与应用,2003,14:22-24

[5] HIMSS,RSNA. IHE Technical Framework Volume I. 2003,6(12)

[6] 邱明辉,刘海一,薛万国,等. PACS与HIS/RIS集成方法的研究. 计算机应用研究,2004,7:38-40

[7] http://www. w3. org/XML

[8] 何亚奇,唐秉航,梁健雄,等. 第二代PACS的临床应用. 临床放射学杂志,2004,23(12)

[9] 刘海一. PACS发展动态. http://www. cmia. org. cn

[10] 赵喜平,郑崇勋,等. PACS的发展趋势[J]. 中华放射学杂志,1998,32:5-7

[11] 中国医疗科技影像网. PACS的发展趋势. http://www. china009. com

[12] 傅海鸿. PACS效益评估模型. 中华放射学杂志,1998,32(1):44-46

[13] De Backer A. I. ,Monde K. J. ,De Keulenaer B. L. Picture archiving and Communication system-Part2 cost-benefit consider actions for Picture archiving and Communication system. JBR-BTR,2004,87(6):296-299

[14] 刘付杰,郭树. PACS效益评估. 医疗设备信息,2003,16(9):22

[15] Lepanto L. Pare G. ,Gauvin A. Impact of PACS Deployment strategy on Dictation Turnaround Time of Chest Radio graphs. Acad Radiol, 2006, 3(4):447-452

[16] Lepanto L. ,Pare G. ,Aubry Detal. Impact of PACS on Dictation Turnaround Time and Productivity. J Digit Imaging, 2006,19(1):92-97

[17] 蒋红兵. 医院PACS系统的建设及效益评估. 医疗设备信息,2005,20(1):59-61

[18] Yu P,Hilton P. Work practice changes caused by the introduction of a picture archiving and communication system. J Telemed Telecare, 2005,11(2):104-107

[19] 李坤成,梁志刚. PACS在临床及教学工作中的应用. 医疗设备信息,2005,20(2):1-4

[20] 魏梦绮,赵海涛,等. PACS在医学影像学教学中的应用. 西北医学教育,2004,12(6):553-554

[21] Blunt D., O'Regan D. Using PACS as a teaching resource. Br J Radiol, 2005 Jun, 78(930):483-484
[22] 张圣栋,杨海然.信息化在医学影像诊断及档案管理中的应用.科技情报开发与经济,2004,14(4):58-59
[23] 张渝,王放,李初民.对医院PACS系统的分析.医疗设备信息,2004,19(4):19-20
[24] 李桂祥,王放,等.PACS/HIS对影像科室工作流程的优化.医疗卫生装备,2003,7:40-41
[25] 陈克敏,赵永国,潘自来.PACS与数字化影像进展.上海:上海科学技术出版社,2005
[26] 罗立民.仿真影像学技术.北京:科学出版社,2008
[27] A. Macovski. Medical Imaging Systems. Prentice-Hall, Inc, 1983
[28] 高上凯.医学成像系统.北京:清华大学出版社,2000
[29] 张尤赛,陈福民.医学图像窗口变换的加速算法.计算机工程与应用,2003,13:218-220
[30] 章毓晋.图像分析和处理.北京:清华大学出版社,2003
[31] 马平.数字图像处理和压缩.北京:电子工业出版社,2007
[32] 何东健.数字图像处理.第二版.西安:西安电子科技大学出版社,2008:253
[33] 张春田,苏育挺,张静.数字图像压缩编码.北京:清华大学出版社,2006
[34] 杨建国.小波分析及其工程应用.北京:机械工业出版社,2005
[35] Z. Wang, A. C. Bovik. Modern Image Quality Assessment. New York: Morgan&Claypool, 2006
[36] 成礼智,王红霞,罗永.小波的理论与应用.北京:科学出版社,2006
[37] 刘文耀.数字图像采集与处理.北京:电子工业出版社,2007
[38] D. A. Huffman. A method for the construction of minimum redundancy codes. Proc. IRE, 1952, 40:1098-1101
[39] 原岛博.图像信息压缩.薛培鼎,徐国鼐,译.北京:科学出版社,2005
[40] 王桥.数字图像处理.北京:科学出版社,2009
[41] J. W. Woods, S. D. O'Neil. Subband coding of images, IEEE Trans. Aconst. Speech. Signal Processing, 1986, (34), 1278-1288
[42] Geoffrey M. Davis. A Wavelet-Based Analysis of Fractal Image Compression. IEEE Transactions on Image Processing, 1997:100-112
[43] David S. Taubman, Michael W. Marcellin. JPEG2000图像压缩基础、标准和实践.魏江力,柏正尧,译.北京:电子工业出版社,2004
[44] 罗建国.基于DCT算法变换的图像压缩技术研究.科技广场,2008,7:119-120
[45] Brunelli R., Poggio T. Face recognition: features versus templates. IEEE Trans Patt Anal and Mach Intell, 1993, 15(10):1042-1052
[46] S. Mallat. A theory of multiresolution signal decomposition: The wavelet transform. IEEE Trans, 1989, 1(7):674-693
[47] 张奎刚,刘雪松,龚华.JPEG标准格式的编码方法.微处理机,2002,1
[48] 洪志良,周荣政,苏彦锋,等.基于图像内容和人眼视觉特征的JPEG压缩编码.系统

工程与电子技术，2002，24(2)
[49] Proposal of the Arithmetic Coder for JPEG 2000. ISO/IEC JTCl/SC29/WGl N762，1998
[50] M. Boliek，C. Christopoulos. E. Majani. JPEG 2000 Part I Final Draft International Standard. ISO/IEC FDIS 15444-1，ISO/IEC JECl/SC29/WGlN1855，2000
[51] Thiel A.，Bemarding J.，Hohmann J.，cosic D.，et al. Security extensions to DICOM. Proc. of the EuroPACS，Barcelona，1998：177－180
[52] Lou SL，et al. Methods of automatically acquiring images from digital medical systems. Computerized Medical Imaging and Graphics，1995
[53] 张凯，等. 基于 DICOM 标准的医学图像数据库. 中国生物医学工程学报，2002，21(6)：548－551，572
[54] 马海波. 医学影像通信准 DICO 通信协议流程分析. 大连铁道学院院报，2005，26(2)：60－63，79
[55] 陈衍斯，李彬，田联房，等. PACS 中 DICOM 图像传输与存取系统的设计. 生物医学工程研究. 2008，27：103－106
[56] 于凤海. DICOM 标准综述. 红外，2003，9：31－33
[57] 田捷，薛健，戴亚康. 医学影像算法设计与平台构建. 北京：清华大学出版社，2007
[58] 何斌，金永杰. DICOM 医学图像文件格式. 中国科技论文在线. www. paper. edu. cn/scholar/downpaper/jinyongjie-3
[59] 钟国康，陈星荣，等. PACS 硬件配置的探讨，中国医学计算机成像杂志. 2000，6(3)：207－208
[60] 王智勇，李惠明. PACS 的基本概念与组成及展望. 内蒙古医学杂志，2004，36(10)：813－816
[61] 陈东. PACS 系统存储方案的设计与实现. 沈阳：东北大学，2004，02(01)
[62] 欧阳林，许孟君. PACS 在放射影像科的应用效益评估. 医疗设备信息，2004，19(6)：51－53
[63] 李定生，王重，付丽萍. PACS 系统的应用体会. 中国医学计算机成像杂志，2000，6(5)：352－354
[64] 蒋建波. PACS 在医学影像信息系统应用中的探讨. 医疗装备，2001，14(11)：1－12
[65] Lemke Hu，Heuser H.，Pollack T. Niedeulag W. Request for proposal for proposal for PACS and evaluation of tenders. HrubyW：Digital(r)evolution in radiology. Springer Verlag，Wien，2001：35－39
[66] 张健、池峰、高新波，等. 基于 DICOM 标准的大型医学影像分布式存储系统研究，计算机应用研究，2004. 4：p85－87
[67] 陈迎霞. 医院信息系统从 C/S 结构到 B/S 结构的拓展. 兰州：西北国防医学杂志，2000. 6，21(2)：147－148
[68] 钟军，汪晓平. Delphi 网络通信协议分析与应用实现. 北京：人民邮电出版社，2003
[69] 吴洁. XML 应用教程. 北京：清华大学出版社，2005
[70] 杨小燕，郭文明. 基于 B/S 架构的 DICOM 结构化报告的设计与应用. 中国医学物理

学杂志,2006,23(5):370－372
[71] You Xiaozhen, Yao Zhihong. Application of XML in DICOM. Medical Imaging 2005. PACS and Imaging Informatics. 2005:446－454
[72] K. P. Lee, Jingkun Hu. XML Schema Representation of DICOM Structured Reporting. J Am. Med Inform Assoc. 2003,10(2):213－223
[73] 萨师煊,王珊. 数据库系统概论. 北京:高等教育出版社,2000
[74] 程启明. 图像数据库系统的设计与实现. 计算机工程,2000
[75] 李宸,郭文明,朱旭阳. 基于 IHE 的 DICOM SR 原理及其在 PACS 中的设计与实现. 北京生物医学工程,2004,9:188－191
[76] Wenchao Tan. Optimization of the Image Cache Throughput for UCLA PACS Archive Systems. Proceedings of SPIE Medical Imaging,1998,33:39－40
[77] 毛卫东,祝军,等. 图像存档和通信系统(PACS)及其相关技术,医疗设备信息,2001,1:1－3
[78] 赵喜平,郑崇勋,毛松寿. PACS 的发展趋势. 中华放射学杂志,1998,32(1):5－7
[79] 林天毅,陈思平,陶笃纯,等. PACS 与 HIS/RIS 集成及其在我国实现的相关问题. 中国医疗器械信息. 2000,6(1)
[80] HL7 Version 2. 3. 1, http://www. hl7. org
[81] U. Tachinardi, M. A. Gutierrez, L. Mouraet et al. Integrating PACS and HIS in a Nuclear Cardiology Department. Proceedings of Computers in Cardiology, 1993:819－822
[82] Hu J. et al. UML Modeling and XML Representation for DICOM Structured Reporting. IHE Symposium at RSNA, 2001
[83] Smedema K. Integrating the Healthcare Enterprise: The Radiological Perspective. Medicamundi, 2000:44(1):39－47
[84] 孟成博,张继武. HL7 与 DICOM 之间数据交换的分析与实现. 医学信息,2004,17(12)
[85] M. A. Gutierrez, S. S. Furuie, T. C. Carvalho, et al. A superhighway Network to Exchange Cardiac Images in a Metropolitan. Proceedings of Computers in Cardiology, 1999:435－438
[86] National Committee on Vital and Health Statistics Report to the Secretary of the U. S. Department of Health and Human Services on Uniform Data Standards for Patient Medical Record Information, 2000, 7(6)
[87] Routh H. F., et al. The Role of Quantification in Ultrasound. Medicamundi, 1999, 43(3):11－16
[88] Systematized Nomenclature of Medicine. http://www. snomed. corn/
[89] 辜丽川. PACS 控制器及其网关的研究与设计. 合肥:合肥工业大学,2005
[90] 陈东. PACS 系统存储方案的设计与实现. 沈阳:东北大学,2004
[91] E. Kotter, M. Langer. Integrating HIS-RIS-PACS: the Freiburg experience European Radiology, 1998, 8:1707－1718
[92] Glombitza G., Evers H., Hassfeld S, et al. Virtual surgery in a (tele-) radiology frame-

work, IEEE Trans Inf Technol Biomed, 1999 Sep, 3(3): 186 - 96
[93] 徐遄,贾克斌,张立. 远程医疗系统的实现及其关键技术的研究. 计算机工程,2004,30(10):172
[94] 刘翔,朱士俊,李信春. 我国远程医疗发展现状、难点和对策分析. 中国医院,2004,8(6):8 - 10
[95] 何鲲. 基于 Web 的分布式 PACS 系统研究. 合肥工业大学学报:自然科学版,2002,25(2):308 - 311
[96] 王继伟. 我国远程医疗的现状及发展. 现代医药卫生,2004,20(18)
[97] 钟国康,沈星荣. 医疗信息系统集成的进展. 中国医学计算机成像杂志,2004,4:281 - 283
[98] 吕旭东. IHE 技术框架与医疗工作流集成. 中国医疗器械信息,2004,5:26 - 31
[99] 姚伟华,朱旭阳,端妮. 医疗信息整合研究概述. 第一军医大学学报,2003,12:1334 - 1337
[100] 王世威,吕旭东,许茂盛. 基于 IHE 技术框架实现工作流集成. 中国医学计算机成像,2007,13(1)
[101] 贾克斌. 数字医学图像处理、存档及传输技术. 北京:科学出版社,2006
[102] 陶勇浩,刘荣波. 医学影像信息学. 北京:人民卫生出版社,2008
[103] H. K. Huang. PACS and Imaging Informatics: Basic Principles and Applications. Wiley-Liss Publication, 2004
[104] Keith J. Dreyer, Amit Mehta, James H. Thrall. A Guide to the Digital Revolution. New York, N. Y., 2002